# 《中西医学融合之道》编委会

导　师　许自诚
主　编　李振英
副主编　王克万　张兆元　罗克贤
参　编（以姓氏音序排序）
　　　　安真光　陈建中　陈汝贞　焦　健　李发旺　梁正培
　　　　马登科　彭有嘉　强志鹏　沈正高　陶晓林　吴世华
　　　　杨巷锁　张　炜　张性贤　朱　玉

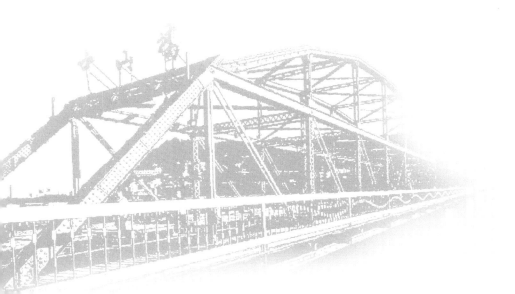

中西医学融合之道

The Fusion Theory of Traditional Chinese Medicine and Western Medicine

导　师　许自诚

主　编　李振英

兰州大学出版社
LANZHOU UNIVERSITY PRESS

**图书在版编目（ＣＩＰ）数据**

中西医学融合之道 / 李振英主编. -- 兰州：兰州
大学出版社，2017.12
ISBN 978-7-311-05280-5

Ⅰ．①中… Ⅱ．①李… Ⅲ．①中西医结合 Ⅳ.
①R2-031

中国版本图书馆CIP数据核字(2017)第316189号


| 策划编辑 | 濮丽霞 |
| 责任编辑 | 王颢瑾 |
| 封面题签 | 郎宗权 |
| 封面设计 | 郇 海 |

| 书　　名 | 中西医学融合之道 |
| 作　　者 | 李振英　主编 |
| 出版发行 | 兰州大学出版社　（地址：兰州市天水南路222号　730000） |
| 电　　话 | 0931-8912613(总编办公室)　0931-8617156(营销中心)<br>0931-8914298(读者服务部) |
| 网　　址 | http://press.lzu.edu.cn |
| 电子信箱 | press@lzu.edu.cn |
| 印　　刷 | 虎彩印艺股份有限公司 |
| 开　　本 | 710 mm×1020 mm　1/16 |
| 印　　张 | 25.5(插页8) |
| 字　　数 | 350千 |
| 版　　次 | 2017年12月第1版 |
| 印　　次 | 2017年12月第1次印刷 |
| 书　　号 | ISBN 978-7-311-05280-5 |
| 定　　价 | 46.00元 |

（图书若有破损、缺页、掉页可随时与本社联系）

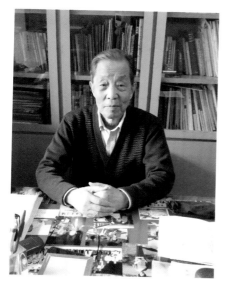

## 我的导师许自诚简况

　　1924年9月4日生，甘肃省临洮县人。1950年毕业于兰州大学医学院，1958年参加湖北中医学院第二届西医离职学习中医班，3年毕业。历任兰州医学院中医教研室主任，首届中西医结合临床专业硕士生导师，兰州大学第一医院中西医结合内科教授、主任医师。2004年被评为甘肃省首届名中医。曾兼任中央卫生部医学科学委员会中医专题委员会委员，中国中西医结合学会第1~2届理事及甘肃分会第一副理事长，《中国中西医结合杂志》第1~5届编委，《中国医学百科全书·中医基础理论》副主编等职。从事中西医结合胃肠病和皮肤病的临床工作60年，尤擅长慢性萎缩性胃炎及胃癌前期病变的治疗，并证明中药具有良好的阻断癌变作用。不断探索中西医理论结合及临床结合问题，1962年提出"脏腑学说是中医理论体系的核心"；1964年率先提出"'辨证'与'辨病'相结合的治疗方法"，"对于中西医结合上将是一个良好的途径"；1986年提出"愿为中西医结合架桥梁"等学术观点。1999年对我提出的中医"证"与现代医学"病理过程"相关的医学命题，给予了"思路新颖，见解独到"的励志性评语；对于我们所提出的《现代医学"病理过程"与我国传统医学"证"结合假说》及《中西医结合点之研究》一书，给予了"中西医结合临床理论研究的新起点"的前瞻性点评。许教授的科研成果曾获省部级奖3项。主要著作有《中医脏腑学说的研究与应用》《脏腑学说是中医理论体系的核心》《许自诚中西医结合理论与治验集》和《脏腑学说与近代研究》等12部。1949年8月参加工作，1990年离休。时至今日，在我省内，能为中西医结合呐喊者、践行者、探索者，舍九旬有四之许公自诚教授其谁属哉！

李振英　敬述

2017年9月4日

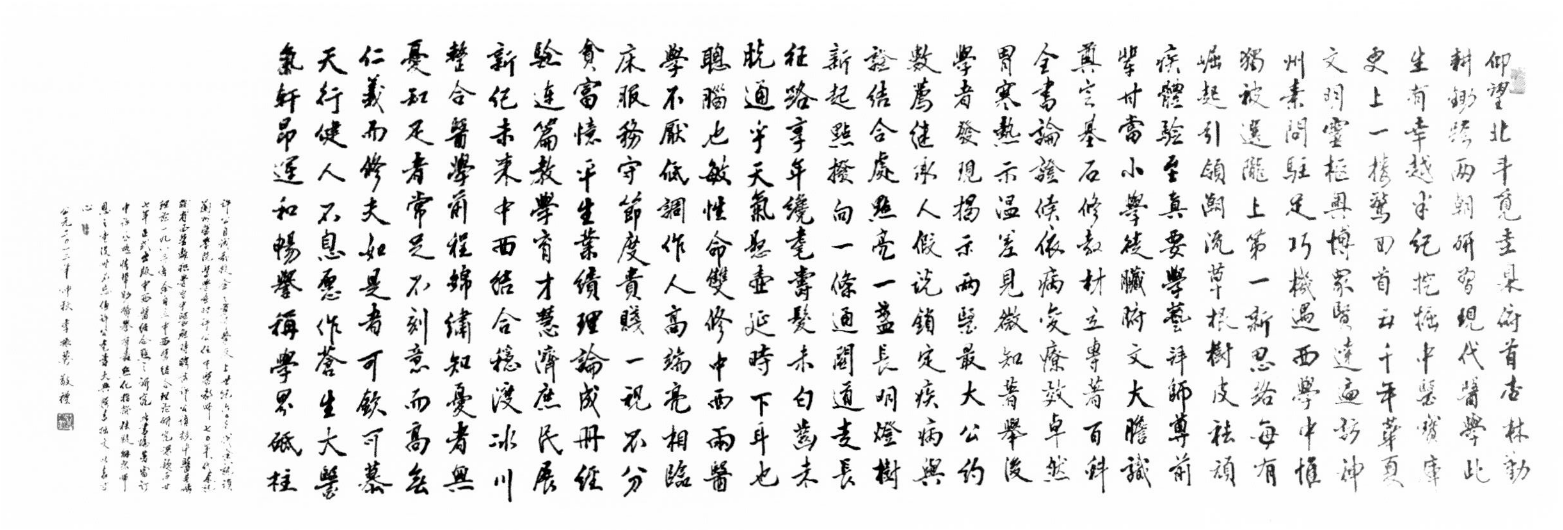

此匾文系李振英于2013年为许公自诚老师九秩华诞敬撰之“耄寿赋”

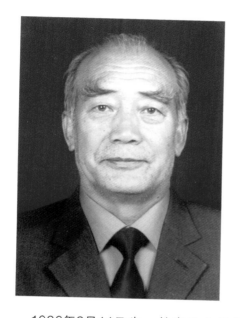

李振英自述

　　1936年3月11日生，甘肃省白银市白银区四龙口人。1967年毕业于兰州医学院医学系。1970—1980年从事甘肃省西医离职学习中医班第三、四、五、六期教学业务管理工作，并参与策划、编写甘肃省西学中教材《伤寒论讲义》《中医基础理论》《中医内科学讲义》及《中药学》等科目。1981年赴北京中国中医研究院西苑医院消化科进修。1982—1984年在兰州医学院第二附属医院内科协作学习。曾任甘肃省新医药学研究所副所长、甘肃省肿瘤医院内科主任。技术职称为肿瘤内科副主任医师。主要著作有兰州大学出版社于2010年12月出版的《中西医结合点之研究》和2017年12月出版的《中西医学融合之道》。

医道之难难于上青天

忆吁嚱危乎高哉医道之难难于上青天自尔神农尝百草

又有医缓代代传岐轩堂奥西学东渐各擅胜场胡为异端

汗牛充栋老蠹鱼盍寻中西结合点却有靖远之子李家后

慧根原植鬓年常视蒙师如亚父总忆嫂娘恩如山风雨

求学路寂寂书窗寒渴饮生水饥吞炒面梦冷蓬窗困卧冰

箪一豆青灯照书影总是青胜蓝王侯将相宁有种乎自古

贫家出俊贤带头大哥同窗敬创业教务学友赞砭砭廿七

探幽微冥思不觉衣带宽一字一行一寸田中西融合谱新

篇大作面世惊四座堪笑流霞驻童颜呕血骨犹存萧散送

流年冉冉斜阳年华晚七旬光阴一指弹岂能名利长萦绊

俯仰无愧地与天医道难医道难多岐路今安在吾兄瘿骨

处当有苍松千尺入云天

杨增勇撰　眷钦明书　丁酉年秋月

# 大医精诚

唐·孙思邈

张湛曰："夫经方之难精，由来尚矣。"今病有内同而外异，亦有内异而外同，故五脏六腑之盈虚，血脉荣卫之通塞，固非耳目之所察，必先诊候以审之。而寸口关尺，有浮沉弦紧之乱；腧穴流注，有高下浅深之差；肌肤筋骨，有厚薄刚柔之异。唯用心精微者，始可与言于兹矣。今以至精至微之事，求之于至麤至浅之思，岂不殆哉？若盈而益之，虚而损之，通而彻之，塞而壅之，寒而冷之，热而温之，是重加其疾而望其生，吾见其死矣。故医方卜筮，艺能之难精者也。既非神授，何以得其幽微？世有愚者，读方三年，便谓天下无病可治；及治病三年，乃知天下无方可用。故学者必须博极医源，精勤不倦，不得道听途说，而言医道已了，深自误哉！

凡大医治病，必当安神定志，无欲无求，先发大慈恻隐之心，誓愿普救含灵之苦。若有疾厄来求救者，不得问其贵贱、贫富、长幼、妍媸、怨亲、善恶、华夷、愚智，普同一等，皆如至亲之想；亦不得瞻前顾后，自虑吉凶，护惜身命。见彼苦恼，若己有之，深心凄怆。勿避险巇、昼夜、寒暑、饥渴、疲劳，一心赴救，无作工夫形迹之心。如此可为苍生大医，反此则是含灵巨贼。自古名贤治病，多用生命以济危急，虽曰贱畜贵人，至于爱命，人畜一也。损彼益己，物情同患，况于人乎！夫杀生求生，去生更远。吾今此方，所以不用生命为药者，良由此也。其虻虫、水蛭之属，市有先死者，则市而用之，不在此例。只如鸡卵一物，以其混沌未分，必有大段要急之处，不得已隐忍而用之。能不用者，斯为大哲，亦吾所不及也。其有患疮痍下痢，臭秽不可瞻视，人

001

大医精诚

所恶见者，但发惭愧、凄怜、忧恤之意，不得起一念蒂芥之心，是吾之志也。

夫大医之体，欲得澄神内视，望之俨然，宽裕汪汪，不皎不昧。省病诊疾，至意深心。详察形候，纤毫勿失。处判针药，无得参差。虽曰病宜速救，要须临事不惑。唯当审谛覃思，不得于性命之上，率尔自逞俊快，邀射名誉，甚不仁矣！又到病家，纵绮罗满目，勿左右顾眄；丝竹凑耳，无得似有所娱；珍馐迭荐，食如无味；醽醁兼陈，看有若无。所以尔者，夫一人向隅，满堂不乐，而况病人苦楚，不离斯须，而医者安然欢娱，傲然自得，兹乃人神之所共耻，至人之所不为，斯盖"医"之本意也。

夫为医之法，不得多语调笑，谈谑喧哗，道说是非，议论人物，炫耀声名，訾毁诸医，自矜己德。偶然治瘥一病，则昂头戴面，而有自许之貌，谓天下无双，此医人之膏肓也。

所以医人不得恃己所长，专心经略财物，但作救苦之心，于冥运道中，自感多福者耳。又不得以彼富贵，处以珍贵之药，令彼难求，自炫功能，谅非忠恕之道。

志存救济，故亦曲碎论之，学者不可耻言之鄙俚也。

【作者按】此篇原文出自甘肃中医药大学（原甘肃中医学院）吴正中教授主编的《医古文精篇注译解析》一书。书称，作者孙思邈（581—682年），京兆华原（今陕西耀州区）人。据《韩城县志》载，他本为屈原后裔，耀县城东北十五里之孙家塬据说即是其子孙生活繁衍之地。孙思邈出生于此。

孙思邈是中国自汉末张仲景之后至唐代最杰出、最有成就的医药学家，世有"药王"之称誉。唐高宗永徽三年（652年），著成《备急千金要方》三十卷，三十年后又著成《千金翼方》三十卷。其书名之所以被命名为"千金"，正如孙氏本人所云："人命至重，贵于千金，一方济之，德逾于此。"孙氏济世活人之宏图大愿，于此可见一斑。

　　古希腊医学创始人希波克拉底氏所写《誓言》，直到现在，还作为西方一些国家医科大学毕业典礼或授予学位时之誓词。作为医生，吾人向来尊崇孙氏之《大医精诚》为圭臬。孙氏宏论，昭示了医者的道德规范与行为准则，明示"如此可为苍生大医，反此则是含灵巨贼"。非此即彼，别无选择。孙氏的思想旗帜何其鲜明。笔者乃尊训拼就长联一帧，以与同道共勉，且奉为座右铭：

　　　　　　安神定志无欲无求可为苍生大医；
　　　　　　邀射名誉故作行迹则是含灵巨贼。

# 序　一

　　振英主编的这本《中西医学融合之道》，是对2010年12月出版的《中西医结合点之研究》（兰州大学出版社）一书的修订、增补与充实，实际上是同一种思路的继续和拓展。

　　1983年春，在一次偶然的机遇中，振英发现中医的"证"与现代医学的"病理过程"之间存在着平行相关关系，遂将这一发现作为一项医学命题进行研究。

　　1999年夏，他邀请我指导这项研究。在以后的十八年中，我们在学术研究中达到了"共识共鸣"，在师生关系上也堪称"亦师亦友"。当《中西医学融合之道》出版之际，振英请我做导师，并为本书写序，甚感荣幸。

　　回顾中西医结合研究的历史，从晚清至今，已经走过了一百多年的历程。早期的"中西汇通"学派，尝试着沟通中西医学，是中西两个医学理论体系的整体碰撞，在中西医学结合的初创阶段，起到了先导作用。

　　20世纪60年代以来，我国医学界启动的中西医结合系统工程，是我国也是人类医学史上的伟大创举，具有划时代的里程碑意义。主要开展了中医"证"本质的研究，特别是在"证"的病理组织学改变、生化改变、超微结构变化以及分子水平上的变化等方面，取得了前所未有的成就。在中西医结合临床中，形成了"病证结合"的模式。这一模式，已经深入到西医的"疾病"与中医的"证"这样两个基本概念和临床认识单位，开创了运用现代医学科学理论从不同层面与侧面破译中医理论的先河。陈可冀院士指出，"病证结合是中西医结合临床的最佳模式"。但是，正如我国著名中医病理学家、中西医结合专家匡调元教授早已指出的那样："'病证结合'只是中西医结合的初级阶段，要使之发展到一个高级阶段，就应强调患病机体的整体统一性，强调机能、结构、代谢的统一性。"我也认为，为了将中西医结合研究推向高级阶段，应当自觉地充分地运用现代医学特别是病理生理学的原理及陈心广教授推介的"整体医学观"（Holistic Medicine）的思想，从理论上阐释"证"的本质，探究"病证结合"模式的病理生理学基础，为中西医结合临床理论研究建立一个新起点。

在中西医结合新思路的研究中，我们主张，有必要将西方医学在分析还原论时代以至系统论时代的研究成果拿来为我所用。因为，中医"证"的病理生理学基础就是现代医学的"病理过程"，"证"的本质就是"病理过程"所包括的代谢、机能和形态结构的异常变化。"病理过程"是患病机体在疾病不同阶段所产生的一系列代谢、机能和形态结构的异常变化，"证"则是症状、体征和社会行为异常表现的综合。疾病过程中不同阶段所出现的"病理过程"与"证"，是同一病理生理学变化的两个内外相关的不可分割的侧面。

这本书的主要贡献在于它所建立的现代医学"病理过程"与我国传统医学"证"结合假说，为"病证结合"模式找到了"疾病"与"证"的结合点，这个结合点就是"病理过程"。此外，需要指出的是，振英对《伤寒论》《温病条辨》和《金匮要略》中主要病证的现代类编，是前人所未曾做过的一件事。这种大胆的尝试是一个创举，是该书的一大亮点，不仅为中医"证"的研究，还为"病证结合"研究提供了新的内容与条件。我也认同本书所论述的现代医学"病理过程"与我国传统医学"证"结合假说的学术意义在于：

一是有利于促进中医"辨证论治"的客观化、规范化，为循证医学在中西医结合研究领域落脚创造条件。从理论上讲：有什么"证"，就会有什么"病理过程"；有多少"证"，就会有多少"病理过程"；没有无"证"的"病理过程"，也没有无"病理过程"的"证"。"证"的客观化、规范化，旨在追求"病理过程"与"证"结合的自觉性。"病理过程"与"证"结合，实质是"实验医学"与"经验医学"的结合，是基础医学与临床医学的结合，也是运用现代医学科学理论对中医"证"的诠释与提高。在"辨证论治"中，只要能够着眼于"证"所赖以产生的病理生理学变化，就可以克服可能出现的盲目性与主观臆测。

二是有利于实施科学有序的"个体化"治疗原则。数量有限的"病理过程"与其相关的"证"，在中西医结合诊疗中，统治着数以千计的感染性疾病和非感染性疾病，作为中西医结合治疗的共同靶向，彰显着中医整体调节的卓越效能以及现代医学的最新理论与诊疗技术。

三是通过现代医学"病理过程"与我国传统医学"证"结合，将会进一步显现"病证结合""病证同治""病证同愈"的临床效果。

在中西医结合临床理论研究领域，这本书称得起是一部思路新颖、见解独到的原创性论著。匡调元教授曾预言，"在'病'与'证'的交叉点上存在着一个大'缺口'"，"如果能够设法把这个'缺口'从理论认识上和物质基础上填补起来，建立一个新的体系，则将有可能把'病'与'证'完全地统一起来，或许还能找到一个新的规律"。我认为，这个新的规律就是现代医学的"病理过程"所包括的病理生理学变化已成为"病证结合"的理论基础，而这一研究将为中西结合的临床理论研究建立一个新起点。

于兰州大学第一医院　悟静斋

2017年11月

# 序　二

　　振英挚友的专著《中西医学融合之道》，是他多年临床实践与理论探索的重要成果。让我们一个学物理的教书匠、一个从事美术创作的画者来为之作序，实在有些为难。听了他一句"外行有时也是大内行"的话，受了鼓舞，情难自禁，只好以别论、随笔的形式助力喝彩。

　　中医的科学思维，是和先秦文化（如《易经》等）直接联系的。其哲学基础是天人合一、阴阳五行学说。渗透到辨证论治的临床思维中，阴阳、表里、虚实、寒热、升降、浮沉、四气、五味等概念，则成为推理的要素。这和现代医学的科学思维存在着显著差异。中医往往以其意识流间的类比，去认识和治疗病痛，并以其试探性的结果，经过反复多次的鉴别、积累，逐步形成相似性理论。这种思维，也与以希波克拉底和盖伦为代表的古代西方医学有对应之处。

　　中医和西医，犹若两条学术流。在这两条学术流中，振英能够切中各自的一点，即抓住中医的"证"和西医的"病理过程"不放，开掘出一条沟通渠道，使之"两点联通"。"两点联通"的"等势点"有两个，一个是中医的"证"，另一个是与之平行相关的西医的"病理过程"。两个"等势点"所形成的"交汇点"，则是"证"与"病理过程"的同一个病理生理学基础。振英在书中说："有什么'证'，就有什么'病理过程'；有多少'证'，就有多少'病理过程'；没有'证'，就没有'病理过程'；没有'病理过程'，也就没有'证'。"联想到物理学的一些知识，我们不由得想打这样一个比喻："证"与"病理过程"的平行相关关系，以及二者共同具有的五个特征的宏观现象，酷似一对量子纠缠的超微观现象。但这毕竟只是一个比喻而已。本书《绪论》明言："病理过程"与"证"的结合，实质是两个"横断医学"的系统融合。这是中西医结合的新思路，是振英三十余年来谷底耕耘的收获。其学术意义，本书已有比较系统的讨论。涅槃之日，定能得到欲望的寂灭、灵魂的安静。

　　果能达到"两流沟通"即"病理过程"与"证"结合的话，则是一次比较美好的融合。这种融合是在发展中求融合、在融合中求发展，是中西医学互联、互通、互动、互补的正道，也是世界上各种医学流派发展与完善的大道。诚如本书所言，这种融合，既无悖于英国人李约瑟博士关于东西方医学大汇合的愿景（李约瑟博士认为，将现代医学融入传统医学之中，使后者建立于生物学学科基础之上，将传统医学的临床经验、特殊技术与理论见解纳入现代医学之中，才能算是真正地普遍地成为现代的医学）[1]，也能满足陈心广教授早年在《论整体医学观》一文中对整体医学所提出的技术要求（整体医学在技术上要求，除了今天行之有效的生物医学技术，包括古代的、现代的、国外的、国内的以及所有科学有用的技术）[2]。从现代科学的发展趋势来看，由于人类对自身及其所患疾病的认识，还在朝更高、更深的宏观和微观、超微观两个方向发展，还在不断完善之中。中医处于经验科学阶段，西医在某些方面也还是经验科学。在中西医学中，都还存在着未知数。有不少病种（包括综合征）的根本原因还不完全清楚。有些学说，比如中医的经络学说，现时的生物物理学方法，虽可初步认定它的存在，有学者甚至称其为"中华第一大发明"，但科学技术发展水平还不能阐明经络学说的实质。这说明，中医和西医都需要发展

---

①李约瑟：《中国科学技术史·第六卷·生物学及相关技术·第六分册·医学》，科学出版社 2013年版，第59-60页。

②陈心广：《整体医学观》，载《国际医学·社会医学分册》，1983年第1卷第1期，第34-37页。

和完善！

中国传统医学与中国绘画的文化背景和传承方式也有相通之处，并且都面临着与时俱进、中西结合的必然过程。19世纪末以来，西学东渐，新思想、新技术影响着我国各个学术领域。戊戌变法的主将康有为强调："全地球画若宋画，所惜元、明后高谈写神弃形，攻宋画为匠笔，中国画遂衰，今宜取欧画写形之精，以补吾国之短。开创美术学院，内合中西，他日必有英才。"美术事业的先觉者，乃走出国门，奔向日本，继而远赴欧洲，以巴黎为中心，学习西方美术。徐悲鸿留学欧洲八年，取得了艺术与科学相结合的"真经"，开创了美术教育的新天地，踏上了东西方美术相互借鉴、融合、创新、发展的征程。他以其所学的结构与解剖知识，在观察写生的基础上，创作出"奔马"和"吼狮"等水墨画，将西画坚实的造型功底融入了中国水墨画的意韵之中，成为中西结合、形神兼备的经典之作。当代绘画大师吴冠中，以西方形式美与东方意境美相结合，创造性地构成了具有中华民族特色的"自然—形韵"新体系，找到了自己的艺术语言，而被世界认可。他指出："东西方艺术到高峰就是相通的，好比爬山，东西两面风光不同，在山顶就相遇了。"他发现，"对西方艺术排斥打击，其实是束缚自己，结果只会因袭古人，不会创新，中国画家凡是有点创新的，都学过西画"。回顾中国美术近代史，能为之增添浓墨重彩者，首推徐悲鸿、刘海粟、林风眠、傅抱石等海归派文化精英。在艺术领域，尚且能够做到中西结合、形神兼备、创新发展的跨越性进步。在医学领域，想来更有条件实行中西医结合，创新发展中、西医学，继续创造出如粪菌移植术在美国用于临床治疗、青蒿素独立研制用于病区、复方丹参滴丸接受国际验证、麝香保心丸实行国际合作等令人咋舌的人间奇迹！

振英是中西医结合事业至诚的奉献者、拓展者、探索者；他对病人"皆如至亲"，他是"以德入药"的医者；他对学业力求"博极医源，精勤不倦"。令吾辈钦佩者，他以耄耋之岁，散余热于斯书，而引以为乐趣。对于他所提出的"病理过程"与"证"结合假说，自称是在"病证结合"模式基础上的跬步之举。而在我们看来，这个假说则可能正是中西医结合理论研究的关键与实质所在。而今的一家之言，则很有可能成为学界关注的科学理论。

2017年9月19日

序二

---

* 昝钦明：甘肃省物理学会副理事长，甘肃省首批中学物理特级教师，全国中学生物理竞赛委员会竞赛委员。
韦博文：中国美术家协会会员，甘肃省美协副主席，国家一级美术师，兰州画院名誉院长。

# 自 序

笔者所写的《中西医学融合之道》，其核心内容是"病理过程"与"证"结合假说，主旨是讨论"病理过程"与"证"的平行相关关系以及二者系统融合的可行性。

没有"病证结合"模式，就不可能产生"证"与"病理过程"平行相关的医学命题，也不可能提出"病理过程"与"证"结合假说。犹若没有中医，就不可能兴起中西医结合系统工程。这都是客观世界的社会存在和运行过程，就像人类在与疾病做斗争的过程中，产生了医学那样自然。

中医讲"辨证"，西医讲"诊病"。当中西医结合系统工程开掘到中西两个医学理论体系之中时，欣然抓住"证"与"病"两个基本认识单位，构建了"病证结合"模式。这标志着中西医结合系统工程的历史性、阶段性进展，具有划时代的里程碑意义，自然也就成为中西医结合工程研究者、实践者的一面旗帜。

总结"病证结合"模式的实践经验，笔者将其概括为"纵向"和"横向"两种结合方式。"纵向结合"犹如"同病异治"，实为"病中辨证，以病带证"。"横向结合"犹如"异病同治"，实为"病间辨证，以证带病"。中西医结合临床工作者，就是循着这两种结合方式，探索着"病证结合"的途径与方法。

然则，西医"诊病"，缘于追求事物因果关系的纵向思维；中医"辨证"，则缘于探索事物相互关系的横向思维。这纵横两种不同思维方式的产物——"病"和"证"，一般来说，只可能有交叉关系，而不可能存在平行相关关系。诚如匡调元教授早在1980年所说，在"病"

"证"交叉点上存在着一个大"缺口"。

1983年春，在一次偶然机遇中，笔者发现了与中医的"证"具有平行相关关系的西医的"病理过程"，这可能就是常言所说的"无巧不成书"。进一步研究，归纳出两者所具有的五个共同特征，为建立"病理过程"与"证"结合假说找到了理论依据，也为"病""证"交叉点上存在的大"缺口"找到了具有理论和物质基础的填充物。自东汉张仲景确立辨证论治方略以来，时隔1800年，在两个千禧年交接期间，"证"与"病理过程"相逢、相识、相撞、相融，这是时空的巧合，也是历史的必然。从古至今，在自然整体医学观时代，显现的是可以看得见、摸得着的"证"。在生物医学观时代，显现的是"疾病"。而在整体医学观时代，显现的则是"病理过程"。于是，也才有了建立"病理过程"与"证"结合假说的客观条件。笔者意识到，这个假说，对中西医结合系统工程可能具有一定的学术意义。这种想法得到了我的导师许自诚教授的认同和支持。我也明白，要想使"假说"上升为具有普遍指导意义的科学理论，还需经受漫长的验证与实践过程。时间可以改变一切，时间也可以证明一切。

中医药学是我国古代科学的瑰宝。中西医结合是挖掘、整理、研究、提高中医药学的捷径，也是中医药学现代化、国际化的必由之路。中西医结合的实践证明，中医药学与多学科的交叉渗透与融合，不能取代和排斥中医药学与现代医学的交叉、渗透与融合。我们看到，中西医结合工作者经过半个多世纪的磨炼与探索，将运用现代医学的理论与方法，践行中西医结合的思维模式，变成了自觉的学术行为。放眼世界，走出国门，奔向天涯海角，和域内外有志于中医药学研究的医、药、工商界人士一起，在地球村这个小小寰球内形成了一个个科研共同体，实行异彩纷呈的国际合作与研发，已经和正在形成不可逆转和难以阻挡的世界潮流，且定能以中西医结合的研究成果，为人类健康大业做出新的贡献。

自序

李振英

2017年中秋之夜

# 总　目

# 绪　论

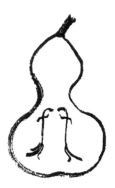

△诚者,天之道也;诚之者,人之道也。

△果能此道矣,虽愚必明,虽柔必强。

——《中庸》第十九章语录

△真实是全人类的共同追求。没有哪一个民族和哪一种文明会主张虚伪,反对真实。因此,它也是全人类的共同价值。

——《易中天中华史·魏晋风度》语录

△无论何时何地,无论何种情形下,知识分子都应该有自己独立的立场、独立的判断。不轻易受外界的影响,永远与现实保持距离,保持永不妥协的质疑态度和批判精神。

——董丽敏《视野·怎样才算真正的知识分子》摘句

△求真的人提倡质疑,老子就是个敢于质疑的人。

——马恒君《老子正宗·前言》摘句

人类医学的发展，大约经历了整体混沌、分析还原与辩证综合三个阶段。中医在发展过程中的遗憾是：未能进入分析还原论所主导的生物医学模式，留下了四百年左右的历史空白。与现代医学相比，它的致命缺陷和弱点是：缺乏知性分析，使之滞育于症状学层面的经验医学阶段而落伍。

在研究了中医的"证"与现代医学"病理过程"的共同特征后发现：二者之间存在着平行相关关系。它们共同存在于同一疾病的不同阶段或不同疾病的一定阶段，具有同一个病理生理学基础，是同一病理生理学变化的两个不同侧面（一主其外，一主其内，内外相关，不可分割）。

"病理过程"与"证"，都是在自觉和/或自发地研究疾病与疾病相互关系过程中所建立起来的医学理论体系，都是辩证逻辑横向思维的产物，可谓之"横断医学"。二者的结合，实质上是两个"横断医学"的系统融合。

"病理过程"与"证"结合假说的提出，只是在"病证结合"模式基础上的跬步之举。"病理过程"与"证"，在两个千年交接之际，相逢、相识、相撞、相融，乃是上苍的安排，是时空的巧合，也是历史的必然。

1970年，我志愿投身中西医结合事业之日，也就是开始系统学习中医、研究中医和中西医结合之时。在这个过程中，从1999年至今的十八年中，有幸得到了我的老师、中西医结合内科专家、兰州大学第一医院许自诚教授的指导。在许老师不遗余力的点拨下，坚持进行了从20世纪

80年代初就开始的关于中西医结合新思路的探索。对于20世纪80年代初我所提出的"证"与"病理过程"相关的医学命题，许教授给予的励志性评语是"思路新颖、见解独到"。而对于21世纪初我们所提出的现代医学"病理过程"与"证"结合假说及所出版的《中西医结合点之研究》，许教授给予的前瞻性点评则是"中西医结合临床理论研究的新起点"。十八年来，我们在学术研究上达到了"共识共鸣"，在师生关系上则堪称"亦师亦友"。值《中西医学融合之道》出版之际，絮叨絮叨从中西医"结合点"到中西医"融合之道"的探索过程。

## 真实是人类社会进入文明时代的最高信仰

《中庸》有言，"诚者，天之道也；诚之者，人之道也"。面对中西两个医学理论体系，应当了解其历史和现状，包括各自的纵向历史发展和横向现状比较，并力求真实地讲出自己的学习心得。

（一）就其学术发展现状而言：祖国传统医学（中医学）属于古代医学、经验医学、临床医学和症状学；而现代医学（西医学）则属于经验医学+实验医学，临床医学+基础医学+预防医学，症状学+病原学+病理学。

（二）就其现今的学术位置而言：中医学属于民族医学，补充和替代医学；而西医学则属于世界医学，主流医学。

（三）就其临床思维路线而言：中医学主张整体认识、宏观调理，辨证论治、审证求因，其主导思想为朴素系统论；而西医学则主张微观分析、局部处理，整体把握、综合平衡，其主导思想由朴素系统论到分析还原论，再到现代系统论。

（四）就其哲学基础而言：中医学是天人合一、阴阳五行学说为基础的朴素的辩证法思维；而西医学则是形式逻辑+辩证逻辑。

（五）就其医学模式而言：中医学为自然整体医学模式；而西医学则由自然整体医学模式走向生物医学模式，再由生物医学模式走向生物—心理—社会医学模式。

（六）就其理论核心而言：中医学为脏腑经络学说；而西医学则为解剖学、生理学、病原学、病理学。

（七）就其进化特点而言：中医学偏于独立性、封闭性；而西医学则偏于容纳性、开放性。

## 没有正确的历史观，就不会有正确的发展观

（八）中国传统医学在其历史进程中，存在着大约四百年的历史空白期。我们有必要借用恩格斯于1885年在《反杜林论》一书中对原始的、素朴的但实质上是正确的古希腊哲学的世界观的分析与批判，来认识中医自然整体观的局限性。他说："这种观点虽然正确地把握了现象的总画面的一般性质，却不足以说明这幅总画面的各个细节；而我们要是不知道这些细节，就看不清总画面。为了认识这些细节，我们不得不把它们从自然的或历史的联系中抽取出来，从它们的特性，它们的特殊的原因和结果等等方面来逐个加以研究。"并明确指出："这是最近四百年来在认识自然界方面获得巨大进展的基本条件。"西方医学充分利用了这些在认识自然界方面获得巨大进展的"基本条件"，从消亡走向复兴，也完成了从自然整体观向还原论的转变。在系统的实验研究中，建立了生理学、病理学、病原微生物学及药理学等基础医学学科，揭示了健康与疾病的一系列内在机制与规律，提出了一系列具有实证的、量化的理化指标，使认识更加明确、更具操作性。可见，由于社会历史的原因，中医在自身发展中，滞育于症状学层面的经验医学阶段，未能进入分析还原论主导下的生物医学阶段，形成了大约四百年的历史空白期，也因此造成了中西医之间的巨大落差。历史空白期的存在，需要历史的内容去填充，这关系到中医药学现代化、国际化的进程。

（九）中医理论缺乏"知性分析"的研究过程。王洪图教授曾经指出，"中医理论缺乏知性分析这一发展阶段和研究过程"，致使"产生致命缺陷和弱点"。他还进一步指出，"科学技术知识及其系统理论，是宇宙自然规律与本质的反映，它的形成和发展总是经历感性直观—知性分

析—理性综合辩证过程；而其研究方法，必须符合逻辑与历史相统一，抽象与具体相统一，分析与综合相统一的原则"（《中医药高级丛书·内经》，人民卫生出版社2002年版，第158-161页）。可见，中医理论的这个缺陷和弱点是客观存在。

（十）中医理论大都属于推理所产生的论证。欧洲实验科学的真正先锋罗吉尔·培根（Roger Bacon，1214—1294年）说过，"有一种科学，比其他科学都完善，要证明其他科学，就需要它，那便是实验科学。实验科学胜过各种依靠论证的科学，因为无论推理如何有力，这些科学都不可能提供确定性，除非有实验证明它们的结论"（丹皮尔：《科学史》，广西师范大学出版社2001年版，第23-103页）。实验科学从欧洲兴起以后，就变成了全人类的智慧。中医药学的进步，需要这种智慧。

### 学问之道：缺者补之，讹者绳之

"病证结合"模式的建立，在中西医结合的研究历程中，具有划时代的里程碑意义，是中西医结合系统工程中的第一座大桥。这一模式的建立，标志着中西医结合研究已经进入了中西医学两个理论体系之中，抓住了中医的"证"和西医的"病"这样两个最基本的临床医学认识单位，开展了中医"证"实质的大量而长期的实验与临床观察研究，也开展了对"病证结合"模式的理论探索。

（十一）作者于20世纪80年代初所提出的中医"证"与现代医学"病理过程"相关的医学命题，还有21世纪初所提出的"病理过程"与"证"结合假说，揭示了中医理论的历史缺憾，为中医的"证"拿来了坚实的病理生理学基础，也就等于拿来了填补历史空白的历史内容。

（十二）在"病证结合"模式的探索中，匡调元教授曾经提出过一个"人体新系设想"。他指出，在"病"与"证"的交叉点上存在着一个大"缺口"（《中医病理研究》，上海科技出版社1980年版，第108-114页）。作者在"病证结合"模式的探索中，也曾提出，"某一特定的

'证'所能结合的只是疾病过程中某一阶段所产生的'病理过程'，而不可能是疾病全过程"（《试论"证"与"病理过程"的相关关系》，辽宁中医杂志，1985年第8期，第3-6页）。之后，在2002年9月北京第二次世界中西医结合大会上，提出了"现代医学'病理过程'与中国传统医学'证'结合假说"。如果我们在"假说"中所说的"病理过程"能够填补匡教授"人体新系设想"中所指出的大"缺口"，从而使中西医结合理论研究能够逐步走向高级阶段，那该是一件多么美好的事情。

（十三）中医的"证"与现代医学的"症"同源同构。疾病过程中存在着一系列机体内在的代谢、机能与形态结构的异常变化，并表现为一系列机体外在的症状、体征和社会行为的异常。这些机体内在的异常变化正是"病理过程"，而表现于机体外在的异常变化则是"证"。因此，作者认为，中医的"证"应该这样定义：证是疾病过程一定阶段产生的机体外在的症候群与综合征的综合。其实质是"病理过程"所包括的代谢、机能与形态结构的异常变化。

（十四）"病理过程"是中医"证"客观化、规范化的病理生理学基础；"病理过程"还有助于克服中医临床过程可能存在的盲目性和主观臆测。

## "病理过程"与"证"的结合，实质是两个"横断医学"的系统融合

作者将中医的"证"与现代医学的"病理过程"喻为"横断医学"，那是因为两者都是辩证逻辑横向思维的产物，都是在自发和/或自觉地研究"疾病"与"疾病"相互关系过程中所建立起来的医学理论体系。"病理过程"与"证"系统融合的意义是：

（十五）为"病证结合"模式中的"疾病"与"证"找到了结合点。这个结合点就是"病理过程"。

（十六）为中医的"证"走向循证医学研究提供了理论基础。从理论上讲：有什么"证"，就有什么"病理过程"；有多少"证"，就有多少"病理过程"；没有"证"，就没有"病理过程"；没有"病理过程"，

也就没有"证"。可见,"证"与"病理过程"是同一病理生理学变化的两个内外相关、一主其内、一主其外、不可分割的侧面。

(十七)"病理过程"可以定义中医的"证"。"证"与"病理过程"具有共同的特征:(1)都无特异性;(2)均呈横向发展;(3)同属治疗单位;(4)皆具层次性;(5)数量都有限。"病理过程"是"证"的天然的内在根据,是内因决定外因,而非外因决定外因。

(十八)两个"横断医学"的系统融合,或可成为中西医结合临床理论研究的新起点。

**在中、西医学的理论与方法研究中,"拿来主义"都是一种科学行为**

人类医学的发展,大致经历了总体混沌、分析还原以至现代的辩证综合认识阶段。在每一个发展阶段中,都有着相关学科的共生共荣。从长远来说,不论哪一种学科,不可能永久是独树一帜、独放异彩的状态。去伪存真,去粗取精;由此及彼,由表入里;人在选择,天也在选择。科技的发展,通过大浪淘沙,总会把最光辉、最逼真的一面奉献给人间。

(十九)"生物医学模式"的建立。欧洲文艺复兴运动以来,西方的医学研究者率先从生物学、化学、物理学、天文学、地理学、数学等学科中,"拿来"了与医学相关联的研究成果,在分析还原论主导下,结合人体特质,创造性地建立了解剖学、生理学、组织胚胎学、病理学、药理学、病原学等基础医学学科,形成了生物医学模式和具有确定性的、国际通用的"疾病"概念。通过实验科学,使医学研究从宏观走向微观,为人类医疗保健做出了巨大贡献。

(二十)"生物—心理—社会医学模式"的建立。进入20世纪,医学科学的发展,开始向整体医学前行。全球的医学科学研究者,在现代系统论指引下,从心理学、社会学、遗传学等学科中"拿来"了与医学有关联的科学研究成果,建立了病理生理学、心理医学、社会医学、遗传学、免疫学、环境医学、气象医学等跨学科和/或边缘学科,形成了生物

—心理—社会医学模式，又使医学从微观研究回归宏观研究，从生物医学时代走向整体医学观时代，正在为人类医疗、保健和康复提供更加生态化、人性化的服务。

（二十一）"他山之石，可以攻玉。"近半个世纪以来，中西医结合人从现代医学理论体系中拿来"疾病"这个科学概念，建立了"病证结合"模式；又从现代医学理论体系中拿来"病理过程"这个科学概念，提出了"病理过程"与"证"结合假说。前者为中西医结合系统工程架起了第一座大桥，后者则为中西医学的系统融合搭建了一座小巧的便桥。展望未来中西医学的整体融合与统一，取决于科学发展的必然规律。世界上只可能有一种医学，就像世界上只能有一种物理学、化学、天文学、地理学、生物学、数学等学科一样。不管哪一个系列的科学，都是全人类、全世界的科学。看来，东西方科学的融合，也仰仗于"拿来主义"这个先进思想。

## 质疑与批判永远是医学科学发展的动力

（二十二）古代医学经历了感性直观阶段以后，从欧洲文艺复兴运动开始，在分析还原论主导下，质疑并批判了整体混沌的原始认识，建立起生物医学模式，通过知性分析，使医学科学研究第一次破天荒地从宏观走向了微观。在医学科学的发展进程中，这是一次巨大的转变，凸现了人类认识自然和自身的不可估量的潜能。

（二十三）进入20世纪，现代医学在整体医学观指引下，质疑并批判了生物医学模式，建立起生物—心理—社会医学模式，使医学研究从微观又回归到了宏观，开展了辩证综合的、更加全面系统的、宏观与微观相结合的研究。21世纪，还有可能迎来以人基因组学为理论基础的个体化、定制化的医学革命。

（二十四）一部医学科学研究史，就是从宏观到微观，又在微观研究基础上回归到宏观的过程。这种周而复始的循环，都是螺旋上升中的循环，并不是"驴推磨式"的原地转圈。这每次循环，都意味着发展和进步。而发展和进步的动力，大都来源于对已有科学研究结果的质疑与批判。马恒君教授在其专著《老子正宗·前言》中说过这样一句话："求真的人提倡质疑，老子就是个敢于质疑的人。"故而，作者撰《变之道》（"变废旧成利器，通古今仰易理；久守恒立规矩，常青树也受批"）以明德。

　　以上所述，是作者四十七年来对中医学和中西医结合研究的思索。人（道）在做，天（道）在看，不揣井底蛙见，但求同道指南。

# 第一篇

## 两医融合　理论探索

李振英　汇集

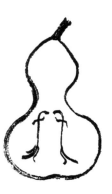

Δ匡调元教授最先指出，"病证结合"只是中西医结合的初级阶段，并指出，在"病"与"证"的交叉点上存在着一个大"缺口"。"如果能够设法把这个'缺口'从理论上和物质基础上填补起来"，"则将有可能把'病'与'证'完全统一起来，或许还能找到一个新的规律"。

——匡调元《中医病理研究》

Δ"从'病'与'证'的交叉点入手进行研究，是最现实、最具可行性的研究方向，是能促使'辨证'与'辨病'统一起来的首要途径。"

——祝世讷《中西医结合临床研究思路与方法》

Δ在我应用现代医学的病理生理学变化与"证"结合的治病过程中，逐渐认识到"证"与现代医学"病理过程"结合的深远意义。2005年，李振英、张性贤等人和我共同提出"证"与"病理过程"结合的假说(以《中西医结合点之研究》为题，发表于《中国中西医结合杂志》，2005年25卷3期)。因为"病理过程"是机体的整体性变化，存在于不同疾病中共有的功能、代谢和形态结构的病理变化，"证"是同一疾病的不同阶段(和不同疾病存在同一个"证")，二者是纵(病)横(证)联系的关系，主要"证"的病理生理学基础，就是基本的病理过程。中西医结合发展到今天——辨证与辨病结合，宏观与微观结合阶段，若从机体的整体统一性出发，将"证"与"病理过程"作为结合点，使病证统一在功能、代谢和结构上探讨，能促进中西医临床结合走向整体结合的理论发展阶段。

——许自诚教授医学家传稿《中西医结合勤求索，征途艰辛路漫漫》

# 中西医学融合之道①

## ——从"病证结合"到"病理过程"与"证"结合

我国传统医学与现代医学之间存在着差异，这是在医学发展进入分析还原时期，我国传统医学未选择分析还原论主导下的生物医学模式而形成的态势。面对这一现实，我国传统医学与现代医学进行横向比较，有助于促进中医药学的现代化、国际化进程。

东西方科学融合，取得了统一，也获得了发展与壮大。"世界科学演进律"注定了我国传统医学与现代医学融合与统一的历史必然性。继"中西汇通"模式而后建立起来的"病证结合"模式，是中西医结合系统工程之中的首座大桥，具有划时代的里程碑意义。

中西医结合研究是一项漫长而艰巨的系统工程。笔者在"病证结合"模式基础上，之所以提出"病理过程"与"证"结合假说，其目的也是为中西医学的融合与统一构建一座桥梁。我坚信，经过几代甚或十

---

①本文由李振英完成于2017年3月11日。

△疾病（Disease）是指机体在一定病因的损害作用下，由于自稳调节（Homeostasis）紊乱而发生的异常生命活动过程。从而引起一系列机能、代谢和形态结构的变化，并表现为症状、体征和社会行为的异常，此种异常的生命活动过程称为疾病[1]。

△证（Syndrome）。笔者以为，我国传统医学的"证"与现代医学的"症"同源同构[2]。因此，中医的"证"应该这样定义：证是疾病过程一定阶段所产生的机体外在的症候群与综合征的综合，其实质是与之平行相关的机体内在的病理过程所包括的代谢、机能和形态结构的异常变化。

△病理过程（Pathological Process）。是指存在于不同疾病中共同的、成套的机能、代谢和形态结构的病理变化，如血栓形成、水肿、缺氧、发热、酸碱平衡紊乱、休克等。同一病理过程可见于不同的疾病，一种疾病可包含几种病理过程。如水肿可见于肝硬化、心力衰竭、慢性肾炎；肺炎可有发热、炎症、缺氧[1]。

几代人的不懈努力，总会迎来一个崭新的、大一统的世界医学。则如《老子》（第39章）所言，"万物得一以生"，"其致之，一也"。

## 我国传统医学与现代医学的差异

医学是人类在与疾病做斗争过程中所取得的共同财富。在古代，西方医学和中医药学同样具有整体观念和朴素的系统论思想。西方医学鼻祖希波克拉底的生平年代（约前460年—前377年）相当于《黄帝内经》的成书年代（约前475年—前221年）。至东汉张仲景时期（2世纪中至3世纪），《伤寒杂病论》的问世标志着中医理论和临床医学体系基本成形。这在其时，是无与伦比的"世界之最"，是中华民族的骄傲。时代在前进，科学在发展。西方医学得益于近400年来人类在认识自然界方面取得的巨大科学成就，特别是生物科学的先进成果，建立了解剖学、生理学、病理学、药理学等基础医学学科。19世纪后半期以来，Virchow（1821—1895年）所创立的细胞病理学，Pasteur（1822—1895年）关于病原微生物的研究成果，被认为是医学进入分析还原时代的两大支柱。在此基础上，形成了"疾病"的科学概念，建立起了"生物医学模式"。较之自然整体观和朴素系统论，分析还原论在医学发展史上是一大进步，是由整体到局部、由宏观到微观、由经验医学走向实验医学的发展，是由总体混沌走向分析还原认识阶段的进步，也为医学发展走向现代系统论，由局部再到整体、由微观再到宏观的辩证综合认识阶段奠定了基础。今天，我们在基础和临床医学领域所见到的数字化、图像化科学指标及其医学统计学的理论与方法，都是分析还原论的科学成果。李潮源先生认为，中医学在自身发展中，由于"未引入还原论和决定论"，"最终导致了中医学与现代医学的强烈差异"[3]。因此，在人类医学发展史上形成了大约400多年的历史空白，未能形成现代科学意义上的"疾病"的概念，也未能建立起"生物医学模式"。这就是王洪图教授所指出的，"中医学理论缺乏知性分析这一发展阶段和研究过程"，致使"产生致命缺陷和弱点"[4]。这个缺陷和弱点是客观存在的，只有承认并正视之，才能进步，才能发展，才能跻身于世界医学的先进行列。因为，不论现代医学，还是中医药学，只进行纵向的自我欣赏，不进行横向的比照检查，就不可能全面正确地认识自身的地位和作用（详见表1）。

表1　我国传统医学与现代医学现状比较

| 现　状 | 我国传统医学 | 现代医学 |
|---|---|---|
| 学科发育程度 | 古代医学 | 现代医学 |
| | 经验医学 | 经验医学+实验医学 |
| | 临床医学 | 临床医学+基础医学+预防医学 |
| | 症状学 | 症状学+病原学+病理学 |
| 学术位置 | 民族医学、补充与替代医学 | 世界医学、主流医学 |
| 临床思维路线 | 以病证为诊断和治疗单位 | 以疾病为诊断单位，以病理过程为治疗单位 |
| | 整体认识、宏观调理；辨证论治，审证求因 | 微观分析，局部处理；整体把握，综合平衡 |
| | 朴素系统论 | 由朴素系统论到分析还原论，再到现代系统论 |
| 哲学基础 | 天人合一，阴阳五行学说 | 形式逻辑+辩证逻辑 |
| 理论核心 | 脏腑经络学说 | 细胞病理学+病理生理学 |
| 医学模式 | 自然整体医学模式 | 由自然整体医学模式走向生物医学模式，再走向生物—心理—社会医学模式 |
| 进化特点 | 独立性、封闭性 | 容纳性、开放性 |

可见，中医药学是我国古代科学的瑰宝，是由古代医学而来，滞育于症状学（或曰病症学）和经验医学层面，落后于现代医学的中国传统医学。在临床医学领域，从我国现今社会大众的需求来说，不具备现代医学基础理论和临床技能的中医，被视为不合格的医生。而不能运用中医辨证论治的西医，则被视为不完全的医生。这表明，中西医结合既是发展中医药学的正确途径，又是社会大众对医药卫生服务的普遍要求。

# 从东西方科学融合看中西医结合研究

东西方科学融合的历程，预示着中医和西医融合与统一的必然趋向。根据英国学者李约瑟博士在《中国科学技术史》中提出的"世界科学演进律"，即"一门科学的研究对象有机程度越高，它所涉及的现象综合性越强；那么，欧洲文明与亚洲文明之间，它的超越点与融合点的时间间隔越长"[5]（详见表2）。

**表2　东西方科学的融合时间**

| 学　科 | 超越点(年份) | 融合点(年份) | 时间间隔(年) |
|---|---|---|---|
| 数学、天文学、物理学 | 1610 | 1640 | 30 |
| 化学 | 1780 | 1880 | 100 |
| 植物学 | 1700或1780 | 1880 | 180或100 |
| 医学 | 1870或1900 | 未至 | $X$ |

注：此表转引自祝世讷《中西医结合临床研究思路与方法学》，2002年版，第105页。

东西方科学融合的事实告诉我们，科学没有国界，不因地域而另类。这个星球上只有一种数学、天文学、物理学、化学、植物学，也定然不会存在"两种成熟的医学体系"[6]。"世界科学演进律"则注定了中西医学融合的历史必然性，也注定了中西医结合历程的长期性、曲折性与艰巨性。

## （一）"中西汇通"模式

"中西汇通"模式是指晚清至民国时期曾经兴起的试图使中医和西医汇通的思维模式。西洋医学涌入中国以后，曾经掀起过中西汇通思潮。晚清著名医家唐宗海（1862—1918年）是试图汇通中西医学的代表人物之一，著有《中西汇通》等医书五种。民国时期恽铁樵（1875—1939年）也是中西汇通的主要人物，主张"吸取西医之长，与之化合，以产生新中医"。民国初年，张锡纯著《医学衷中参西录》，也尝试着沟通中西医学。中西汇通模式，在中西医结合的初创阶段，起到了先导作用。然而，由于"中学为体，西学为用"的思想束缚，他们未能深入到中西两个医学理论体系之中，就只能提出"产生新中医"的空泛的设想。而所谓"汇通"，其结局是汇而未通，仅仅是擦肩而过的整体碰撞而已。

### （二）"病证结合"模式

"病证结合"模式是指现代医学的"疾病"与我国传统医学的"证"结合的思维模式。中华人民共和国成立以后，政府始终以"中西医结合"作为卫生工作的指导方针之一。20世纪50年代至70年代，全国各地陆续举办西医学习中医研究班，培养了一大批高资质的中西医结合临床和基础研究的工作人员，可以认为是"病证结合"模式孕育以至形成的高潮时期。早在1964年，许自诚教授就率先提出了"'辨证'与'辨病'相结合的治疗方法"，"对于中西医结合上将是一个良好的途径"[7]。"病证结合"这一模式，形成于20世纪70年代，经过长期的中西医结合临床实践，逐步将"病证结合"模式固化了下来，遂成为中西医结合系统工程的首座大桥。这是我国中西医结合人的创造，是史无前例的，也是跨世纪的重大事件，具有划时代的里程碑意义。

1. 突破了晚清至民国时期在中医药学界同时存在的"中学为体，西学为用"的思想束缚，破天荒提出了"病证结合"的新思路。哲学家康德说过，"思想是伟大的、敏捷的、自由的，是世界的光明，是人类的最大荣耀"。新思路是建立"病证结合"模式的思想基础，是认识的飞跃。偏离了这一思想基础，不言"结合"，只呈现"西医辨病""中医辨证"的事实，不能说明其思路。如20世纪30年代，肖龙友、施今墨等虽然说过"西医辨病""中医辨证"的事实，施今墨甚至"主张中医吸取西医之长"，但是不能因此认为他们提出了"病证结合"模式，这恰恰表明，他们的思路还属于"中体西用"。至于说，"张仲景开创了'病证结合'的先河"，那就要看医圣所说的"病"是否就是现代医学的"病"。根据杨麦青教授运用现代病理生理学的原理研究中医"证"的结果，他认为，"伤寒'六病'所论述的六大症候群是指病者在病理生理状态时所呈现之症候"[16]。可见，医圣当时所说的"病"，其实质还只是"证"。

2. 将"疾病"这一分析还原时期生物医学模式所产生的科学概念，引入中西医结合研究领域，抓住了现代医学理论体系中的临床认识单位——疾病，和我国传统医学理论体系中的临床认识单位——证。在"疾病"正确诊断的基础上，肯定了中医"证"的科学价值，形成了具有划时代意义的"病证结合"模式。在这一模式指引下，经过长期、大量的中西医结合临床实践，将我国传统医学"同病异治、异病同治"辨证论治总则中的"病"创造性地衍化为现代医学的"疾病"，从而突现了"病证结合"模式与"同病异治、异病同治"总则的相关关系，并逐步明确了二者之中的"纵向结合"与"横向结合"两种结合方式。

（1）在同一疾病的不同阶段实行"病中辨证"，属于纵向的"病证结合"，犹若我国传统医学的"同病异治"的辨证论治总则，大都是"以病带证"。"病中辨证"的典型例证是吴咸中院士在 1972 年出版的《中西医结合治疗急腹症》中对急性阑尾炎（这属于现代医学的"疾病"）的分期论治法则（将阑尾炎分为瘀滞期、蕴热期和毒热期，并给予相对应的不同配方）。他强调必须通过辨证而后论治，以免变成机械的一病一方，而失去中医治病的应有特点——整体性和灵活性[8]。还有许自诚教授的中西医结合治疗"慢性萎缩性胃炎（CAG）"的"病证同治"经验[7]。

（2）在若干疾病的一定阶段，针对同一个"证"实行"病间辨证"，属于横向的"病证结合"，犹若我国传统医学的"异病同治"的辨证论治总则，大都是"以证带病"。"病间辨证"的典型例证则是上海第一医学院脏象研究所在沈自尹教授主持下，于 1959 年就在临床观察中发现，中医"补肾法"对无排卵性功能性子宫出血、支气管哮喘、系统性红斑狼疮、妊娠中毒症、冠状动脉粥样硬化症、神经衰弱（皆属于现代医学的"疾病"）等六种疾病具有"肾虚证"者，均可提高疗效[9]。还有许自诚教授的中西医结合治疗"一般慢性病"和"老年病"的"病证同治"经验[7]。

（3）在中西医结合方针指引下，中西医结合研究工作者通过近半个世纪的理论探索与临床观察研究，对我国传统医学"同病异治、异病同治"的辨证论治总则的认识，经过衍化，由自在到自为，由自发到自觉，由必然王国到自由王国，形成了中西医结合诊疗的显著特色，展现了中西医取长补短、相辅相成的局面，达到了"通古达变"的治学效果。这也是半个多世纪以来中西医结合临床实践的真实世界。因此，笔者以为，"病中辨证"和"病间辨证"，其实质是"疾病"与"证"的"纵向结合"和"横向结合"。这在"病证结合"模式的临床实践中，在中西医结合的理论研究中都起着桥梁作用。

3. 运用现代医学的理论与方法，对我国传统医学的"证"（特别是脏腑证）进行了大量的、长期的实验研究，从不同侧面对"证"进行了多学科的微观分析和局部破译，为寻求"证"的本质积累了丰富的资料与方法，并在中西医结合研究领域创造了许多享誉中外的研究成果。最引世人注目的研究成果有中医肾的研究、经络循行路线及针刺麻醉研究、血瘀证与活血化瘀研究以及青蒿素的研究等。

4. 中西医结合研究有着明确的任务和目标。祝世讷教授则更明确地指出，"从'病'与'证'的交叉点入手进行研究，是最现实、最具可行性的研究方向，是能够促使'辨证'与'辨病'统一起来的首要途径"[5]。他还进一步指出，"在结合点上的研究终归是促进中西医统一的一架桥梁"。笔者也认为，中西医结合研究的任务和目标不应是建立什么"学科"或"学派"，也不应是产生"新中医"或"人体新系"，而是要探索一条正确途径与方法，亦即为之铺路、架桥，最终达到中西医学的融合与统一，形成大一统的世界医学。

5. "病证结合"模式存在着局限性。匡调元教授最先指出，"病证结合"只是中西医结合的初级阶段，并指出，在"病"与"证"的交叉点上存在着一个大"缺口"。"如果能够设法把这个'缺口'从理论认识上和物质基础上填补起来"，"则将有可能把'病'与'证'完全统一起来，或许还能找到一个新的规律"[10]。笔者也认为，西医"诊病"和中医"辨证"之间存在着"两张皮"状态[2]。西医的"疾病"概念是追求因果关系的形式逻辑纵向思维的产物，而中医的"证"则是自发地探寻"疾病"相互关系的辩证逻辑横向思维的产物。一般说来，一个呈纵向发展的事物与另一个呈横向发展的事物之间，只能有一个"交叉点"的关系，不可能存在平行相关的关系[11]。另外，"'病证结合'，实质上只是'病理过程'与'证'相结合，而不是'疾病过程'与'证'相结合。也就是说，某一特定的'证'所能结合的只是疾病过程中某一阶段所产生的特定的'病理过程'，而不可能是疾病全过程。因为各种辨证所得出的'证'或'证型'，只说明某种疾病在其发展变化过程中的一个阶段的'证'，它并不代表某种疾病全过程的'证'。在治疗期间，还要不断进行辨证论治，才能逐渐显出疾病全过程的多个'证'"[12]。"病证结合"模式需要改进与完善，需要探寻"疾病"与"证"的结合点，还应当向理论结合的高级阶段发展。

## 中西医结合研究是一项漫长而艰巨的系统工程

中西医结合研究在已经走过的100多年历程中，既有挑战也有机遇，既有高潮也有低谷。20世纪80年代初，由于全国性西医学习中医班停办，至今长达30余年之久，造成了中西医结合人员断代、研究断层的局面。这虽然无碍现代医学的发展与进步，却对中西医结合系统工程造成了难以弥补的重大损失。正是在中西医结合研究的低潮时期，从1983年至今，笔者进行了从"疾病"与"证"结合到"病理过程"与"证"结合的探索。2010年底，由兰州大学出版社出版了拙作《中西医结合点之研究》[2]。而今，《中西医学融合之道》行将付梓。这都是围绕着"病理过程"与"证"结合假说（以下简称"假说"）进行的。

（一）"假说"的缘起与基石

1983年春天，在讲授《病理生理学·总论》中，当表述"病理过程"这个概念的特征（即同一个"病理过程"可见于不同的"疾病"，而同一种"疾病"可包含几种"病理过程")时，联想到当时我们编写的西学中教材《中医内科学讲义》对中医"证"的特征有过可以对应的表述（即同一个"证"可见于不同的"疾病"，而同一种"疾病"可包含几个不同的"证"）。正是从这一联想中发现："病理过程"与"证"之间可能存在着平行相关关系。

因为，人们"多年来只是把注意力集中于如何使'疾病'与'证'结合的问题上"，于是，"从无人问津的'证'与'病理过程'的相关关系及共同特征入手，并试图为中西医结合开拓一条比较合理的途径"[11]。始有论文《试论"证"与"病理过程"的相关关系》于1985年发表，"证"与"病理过程"相关的医学命题便成为"病理过程"与"证"结合假说的缘起。明确地说，"假说"缘起于对"病证结合"模式的质疑。

2002年，在出席北京第二次世界中西医结合大会期间，理论研究组以《现代医学"病理过程"与我国传统医学"证"结合假说》[13]为题，进行了交流；其后，我等于2005年联名发表了论文《中西医结合点之研究——从"病证结合"到"病理过程"与"证"结合》[14]。

笔者是从肝肾真脏脉入手，探索高血压病[16]；从"疾病"与"证"的交叉关系入手，探索"病理过程"与"证"的平行相关关系[14]。"病理过程"与"证"，还是构建并提出二者结合"假说"的两大基石。这两大基石中的"病理过程"，来源于现代医学理论体系中的《病理生理学》。"证"则来源于东汉张仲景在《伤寒杂病论》中确立辨证论治的法则以来，继而由历代中医学家在中医理论体系形成中建树起来的"病证学"。

1.《病理生理学》的兴起，标志着现代医学科学走向了辩证综合的研究方向。19世纪，法国生理学家伯纳德和俄国病理学家谢琴诺夫开创了以研究活体为主要内容的实验病理学，于1879年在俄国成立了第一个独立的病理生理学教研室。从有关专著和高等医学院校教材中综合梳理出的分子与整体，以及各器官系统不同层次的"典型病理过程"（详见表3），乃是病理生理学这门新兴学科的基本内容。这些"病理过程"的数量虽然有限，但涵盖了已知的感染性和非感染性疾病。"病理过程"是探寻疾病相互关系的辩证逻辑横向思维的产物，可谓"横断医学"[2]。

2.以《伤寒论》《温病条辨》与《金匮要略》为代表的我国传统医学，在临床实践中是以活人的整体为观察与研究对象，以"病证学"为基本内容的临床医学经典。从历代中医药学经典、有关专著（包括张树基、罗明绮教授编著的《内科症状鉴别诊断学》）及高等中医药学院校教材中可以梳理出整体以及各器官系统的主要病证（详见表3），乃是中医药临床医学的基本内容。这些病证的数量虽然有限，但却涵盖了已知的感染性和非感染性疾病。"证"也是探寻疾病相互关系的辩证逻辑横向思维的产物，亦可谓"横断医学"[2]。

表3　现代医学的典型病理过程与中国传统医学的主要病证

| 类　编 | 典型病理过程 | 主要病证 |
|---|---|---|
| 分子与整体的病理生理 | 分子病(含基因突变、酶病、膜病、受体病、基因病)、全身炎症反应综合征、应激反应、休克、多器官功能障碍综合征、变态反应性疾病、自身免疫性疾病、缺氧、贫血、水钠代谢紊乱、酸碱平衡紊乱、自由基损伤、凝血与抗凝血平衡紊乱、弥漫性血管内凝血、肿瘤、代谢综合征、内分泌功能紊乱 | 白癜风、唇裂、腭裂、先天愚、发热、伤寒、温病、疟疾、肺痨、阴阳毒、痉证、厥脱、痹证、狐惑、瘟痒、湿疹、口疮、发绀、瘀血、失血、紫癜、症瘕积聚、虚损证、消渴、黄汗 |
| 各器官系统的病理生理 | 呼吸功能不全、循环骤停、心力衰竭、动脉粥样硬化、缺血性心脏病、血压病、肝功能不全、胆红素代谢紊乱、消化器官功能紊乱、肠道微生态紊乱、肾功能不全、生殖泌尿功能障碍、神经传导与意识障碍、脑梗塞 | 呼吸困难、痰饮咳喘与哮喘、肺痈、结胸、心悸、眩晕、血痹、黄疸、胁痛、痞满、便秘、宿食、奔豚、泄泻、郁证、腹满寒疝、肠痈、阳痿、遗精、癃闭、淋浊、腰痛、失聪、不寐、健忘、多寐、癫眩、癫痫、癫狂、脏躁、神昏谵语、中风 |

从表3可见：

（1）典型病理过程与主要病证之间存在着明显的相关关系；

（2）二者是同一病理生理学变化的机体内外相对应的两个不可分割的侧面；

（3）二者涵盖着已知的4000多种感染性和非感染性疾病；

（4）二者是存在于这4000多种具有特异性的不同疾病中的共同的、成套的、呈规律性组合的、数量有限的、具有一定时相的、非特异性的机体内在的病理生理学变化和机体外在的临床表现；

（5）因为二者在4000多种疾病之间呈横向发展与运行的主要特征，特称之为"横断医学"。"病理过程"与"证"的结合，实质是两个"横断医学"的结合，也是中西医结合系统工程多座桥梁中的一座桥梁；

（6）通过这座桥梁，或可促进中西两个医学体系系统融合的步伐。

**（二）"假说"的研究内容**

1. 现代医学"病理过程"与我国传统医学"证"的平行相关关系。"病理过程"与"证"具有共同的病理生理学特征[14]（详见表4）。二者是同一病理生理学变化的内外两个不可分割的侧面。"病理过程"主其内，"证"主其外。从理论上讲，在同一个层次上：有多少"证"，就有多少"病理过程"；有什么"证"，就有什么"病理过程"；没有"证"，就没有"病理过程"；没有"病理过程"，也就没有"证"。

2. "证"的病理生理学基础就是"病理过程"，"证"的实质就是"病理过程"所包括的代谢、机能与结构的异常变化。我们知道，疾病就是在一定病因损害下，由于自稳调节紊乱而发生的异常生命活动过程。在这个过程中，存在着一系列机体内在的代谢、机能与结构的异常变化，并表现为一系列机体外在的症状、体征和社会行为的异常。机体的内在变化正是"病理过程"，而机体的外在变化就是"证"。因此，作者认为，中医的"证"应该这样定义："证"是疾病过程一定阶段所产生的机体外在的症候群与综合征的综合，其实质是与之平行相关的机体内在的病理过程所包括的代谢、机能与形态结构的异常变化。可见，中医的"证"与现代医学的"症"同源同构。

**表4 "病理过程"与"证"的共同特征**

| 特 征 | 内 容 |
|---|---|
| 都无特异性 | "病理过程"与"证"本身无特异性,但却是构成特异性疾病的基本组成部分。同一个"证"与"病理过程",可出现于不同的疾病之中。而同一种疾病的不同阶段,又可以出现不同的"证"与"病理过程"。"病理过程"与"证"是同一病理生理学变化的两个侧面,一主其内,一主其外,内外相关,不可分割 |
| 均呈横向发展 | "病理过程"与"证"横贯于数以千计的不同疾病之中,以其共同的、成套的、呈规律性的组合,反映着机体内在的代谢、机能和形态结构的异常变化和机体外在的症候群、综合征等临床表现。"病理过程"与"证"都是自觉和/或自发地研究疾病与疾病关系的横向思维的产物。"病理过程"与"证"的产生与发展都有其一定的时相性 |
| 同属治疗单位 | "病理过程"是现代医学确定治疗原则的主要依据;"证"则是我国传统医学确定治疗原则的唯一依据。"病理过程"与"证"结合,为中西医结合临床诊疗的科学有序性及"个体化"治疗原则提供了理论基础 |
| 皆具层次性 | "病理过程"具有整体的、系统的、器官的及细胞与分子的层次之分;"证"则具有由表入里、由经络达脏腑以及伤寒六经、温病卫、气、营、血的层次之分 |
| 数量都有限 | 现代医学与我国传统医学临床面对的病种繁多、类型不一、病期各异,各有其特殊性,但所需处理的主要是一些数量有限的"病理过程"及与之相关的"证"[17] |

3. "病理过程"是"疾病"与"证"的结合点。"疾病"与"证"不可能直接结合,当"病理过程"与"证"结合以后,就可达到"疾病"与"证"的完全统一。换句话说,当疾病过程中的一系列的"病理过程"与"证"结合之时,就是"疾病"与"证"完全统一之日。可见,匡调元教授所指出的"疾病"与"证"交叉点上大"缺口"的填补,有赖于"病理过程"。而"病理过程"对"缺口"的填补,也就是对"结合点"的"焊接"。"结合点"研究的突破,能够在一定程度上消减"病

证结合"模式所存在的局限性。

### (三)"假说"的学术意义

1. 实行"拿来主义",以他山之"石"规范"证"的内涵与范畴。就像"病证结合"模式移植"疾病"的概念那样,从现代医学的《病理生理学》中移植"病理过程"这个新概念,作为"证"的客观化、规范化指标。

2. 有助于克服中医临床过程中可能存在的盲目性与主观臆测。"病理过程"是"证"之所以存在的内在根据。辨证论治一旦获得了病理生理学的理论支持,就会在克服自身弊病的同时,获得走向"循证医学"的必需条件。

3. 有可能实现科学有序的个体化治疗原则。当确定治疗方案时,在"病证结合"基础上,实行"病理过程"与"证"结合,除了个体化的中西医学理论与方法的运用,还应包括个体化的医学人文科学。在"生物—心理—社会医学模式"的实践中,还应强调自然环境对人体健康的影响,强调哲学对医学的指导作用。不是"医学远比科学复杂",而是医学需要人文科学的协力同行。

4. 有可能从根本上克服"诊病"与"辨证"的"两张皮"状态。在"病证结合"模式之下,或实行"同病异治(以病为主,以病带证)"的"纵向结合",或实行"异病同治(以证为主,以证带病)"的"横向结合"。不分中医和西医,既要"诊病",又要"辨证"。"诊病"不再是西医的专利,"辨证"也不再是中医的专利。确立"疾病"的诊断是必需的第一步,必须的第二步就是"辨证"。通过"辨证",对"疾病"进行分期、分型或分度(分级),关键是要明确与之相关的"病理过程"(含病理反应、病理改变、病理状态),这应是二级诊断所必需的具体内容。二级诊断是建立治疗方案的重要依据,也是实行"病理过程"与"证"结合的主要平台。当"疾病"与"证"完全统一以后,"诊病"与"辨证"也就会成为统一的操作程序。

20世纪,人类医学的发展,从古代的总体混沌认识阶段,通过近代的分析还原认识阶段，进入了现代的辩证综合认识阶段的"整体医学观"（holistic medicine）时代[18]。"整体医学观"时代的到来，给中医的自然整体医学观和朴素系统论带来了新的信息。这也是继生物医学模式的建立对中医的第一次挑战后的第二次挑战。但对中医的现代化、国际化来说，这又是一次机遇。因为进入新世纪以来，人类的疾病谱已经由以传染性疾病和营养不良性疾病为主转向以免疫、遗传与代谢性疾病为主，突现了预防与保健医学在整个医学领域的地位和作用，也为中医（包括中西结合）的发展开辟出更为广阔的领地和平台。

笔者投身中西医结合事业，已经四十有年。我的体会是：（1）中西医学虽有新旧之差，但无体用之分、东西方之别；（2）中西医结合的任务是铺路和架桥，目标是实现中西医学的融合与统一；（3）中西医学不应互相排斥与歧视，而应当取长补短、相辅相成，共同为促进人类健康而努力。笔者所提出的"假说"，是从"结合点"的研究入手，逐步深入到线、面、体、系的探索，《中西医学融合之道》难免井底之蛙见。但我坚信，中西医结合研究经过循环往返、周而复始，总会形成一个崭新的、大一统的世界医学，正如《老子》（第三十九章）所言，"万物得一以生"，"其致之，一也"。

## 参考文献

［1］吴其夏等.新编病理生理学［M］.北京：中国协和医科大学出版社，1999：1-2.

［2］李振英.中西医结合点之研究［M］.兰州：兰州大学出版社，2010：12-18，37-148.

［3］李潮源.医学的人择与回归［M］.世界科学出版社，1998：25-81.

［4］王洪图.中医药学高级丛书·内经［M］.北京：人民卫生出版社，2000：158-161.

［5］祝世讷.中西医结合临床研究思路与方法［M］.北京：科学出版社，2002：69-182.

［6］李致重.告别中医西化［N］.中国中医药报，2012-12-12（3）.

［7］许自诚.中医脏腑学说的研究与应用［M］.兰州：甘肃科学技术出版社，1995：59-199，171-173.

［8］天津市南开医院.中西医结合治疗急腹症［M］.北京：人民卫生出版社，1972：50

［9］王文健.现代中医药应用与研究大系.实验研究［M］.上海：上海中医药大学出版社，1995：49-68.

［10］匡调元.中医病理研究［M］.上海：上海科学技术出版社，1980：108-114.

［11］李振英，王克万.试论"证"与"病理过程"的相关关系［J］.辽宁中医杂志，1985（8）：3-6.

［12］李振英，张性贤.再论"证"与"病理过程"的相关关系［J］.辽宁中医杂志，2002，29（2）：73-76.

［13］李振英.慧济苍生——寓美学者吴世华教授学术论著选集［M］.兰州：甘肃文化出版社，2002：49-53.

［14］李振英等.中西医结合点之研究——从"病证结合"到"病理过程"与"证"结合［J］.中国中西医结合杂志，2005，25（3）：259-262.

［15］杨麦青.伤寒论现代临床研究［M］.北京：中国中医药出版社，1992：19.

［16］王克万，李振英.肝肾真脏脉与高血压病的关系［J］.辽宁中医杂志，1984（12）：1-4.

［17］田玉聚等.内科危重症的抢救（第二版）［M］.北京：人民卫生出版社，1981.

［18］陈心广.论整体医学观［J］.国外医学·社会医学分册，1983：34-37.

## 表3所列"主要病证"资料来源

［1］《伤寒论》《金匮要略》及《温病条辨》中的主要病证（取自内

科杂病及传染病部分）

［2］《本草纲目》第三卷·百病主治中之内科病证

［3］黄药中等.实用中医内科学［M］.上海：上海科学技术出版社，1985.

［4］张伯臾.中医内科学［M］.上海：上海科技出版社，1985.

［5］张树基，罗明绮.内科症状鉴别诊断学［M］.北京：科学出版社，2011.

## 表3所列"典型病理过程"资料来源

［1］田玉聚等.内科危重症的抢救［M］.北京：人民卫生出版社，1985.

［2］李慧杰，卢兴，赵修竹.临床病理生理学（上下册）［M］.广州：广东科技出版社，1990.

［3］吴其夏等.新编病理生理学［M］.北京：中国协和医科大学出版社，1999.

［4］陈主初.病理生理学［M］.北京：人民卫生出版社，2005.

# "病理过程"与"证"结合假说
# 或成中西医结合理论研究新起点①

　　在中西医结合100多年的历程中，20世纪60年代启动的中西医结合系统工程乃是人类医学史上的伟大创举。这一系统工程所建立的"病证结合"模式，在运用现代医学科学理论和技术从不同层面和侧面破译中医理论的研究中，取得了前无古人的成就。

　　"证"与"病理过程"相关关系的发现，从病理生理学基础理论上初步阐明了"证"的本质。

　　"病理过程"与"证"结合假说的提出，则为"病证结合"模式找到了"疾病"与"证"的结合点，有可能将"病证结合"模式推向理论研究的高级阶段，并成为中西医结合理论研究的新起点。

　　中西医结合是一个关乎中医生存、发展与现代化的重要课题，也是未来世界医学发展的趋向。中西医结合的历程，从晚清至今，已经走过了100多年。根据英国李约瑟博士在《中国科学技术史》中提出的"世界科学演进律"，即"一门科学研究的对象有机程度越高，它所涉及的现象综合性越强；那么，欧洲文明与亚洲文明之间，它的超越点与融合点的时间间隔越长"。据此，有人假定，中医和西医的融合还需要100～200年。中西医结合的过程，实质是中西两医融合的过程。唯中西两医的交叉、渗透与融合即中西医结合，是中医现代化正确且便捷的途径。这一过程每前进一步，都在转变着主导其行动的思维模式。早期的中西汇通学派，尝试着沟通中西医学，虽只是中西两个医学理论体系的整体

①本文由李振英发表于《中国中医药报》2012年9月24日第3版，在此有所修正。

029

第一篇　两医融合　理论探索

碰撞，但在中西医结合的初始阶段，起到了先导作用。20世纪60年代以来，我国医学界启动的中西医结合系统工程，虽经历了跌宕起伏的坎坷之路，但仍不失其为人类医学史上的伟大创举。因为，科学发展史的趋向表明，中西两医融合是历史的必然，医学科学将沿着自身的轨迹继续不断地前行。

## "病证结合"模式的建立，开创了破译中医理论的先河

早在1964年，兰州大学第一医院中西医结合内科主任医师、教授，我国第一代著名中西医结合专家许自诚先生就曾提出，中医"辨证施治"应当与西医"辨病施治"结合，并认为二者的结合"在中西医结合上将是一个良好的途径"。至20世纪70年代，在中西医结合临床实践中逐渐形成了"病证结合"模式。至20世纪90年代，"病证结合"模式被拓展为"辨病与辨证相结合""宏观辨证与微观辨证相结合"，其实质还是"病证结合"。

"病证结合"模式的主要成就在于：（1）整理传统中医"证"的证候，欲使之规范化。中国中医研究院"中医证候规范研究"课题组初审过77条脏腑证的证候。在有关中医内科证候研究的专著中，所罗列的全身证候为31条，脏腑证候为79条。（2）"证"的微观化改变的研究。通过动物模型，观察"证"的病理组织学改变、生化改变、超微结构变化以及分子水平上的变化，探索"证"的本质，取得了前无古人的成就。最具影响力的是"中医肾的研究""血瘀证与活血化瘀研究"，还有对"阴虚证""阳虚证""脾虚证""心气虚证""肾阳虚证"以及"肝阳上亢证"等的研究。（3）在中西医结合临床研究中，"病证结合"模式已经深入到西医的"疾病"和中医的"证"这样两个基本概念和临床医学的认识单位，开展了运用现代医学科学理论和技术从不同层面与侧面破译中医理论的研究。因此，"病证结合"模式被业界誉为中西医结合临床研究的"最佳模式"，但在"疾病"与"证"怎样结合的问题上，却暴露出了这一模式的局限性。

"病证结合"模式的局限性主要表现在：（1）在"疾病"与"证"

的交叉点上还存在着"缺口"。我国著名的中医病理学家、中西医结合专家匡调元教授指出："在'病'与'证'的交叉点上存在着一个大'缺口'。如果能够设法把这个'缺口'从理论认识上和物质基础上填补起来，建立一个新的体系，则将有可能把'病'与'证'完全地统一起来，或许还能找到一个新的规律。"从"证"与"疾病"的交叉点上入手进行研究，还被祝世讷教授认为是"最现实、最具可行性的研究方向，是能够促使'辨病'与'辨证'相结合研究的首要思路"。（2）克服不了"诊病"与"辨证"两张皮的状态。西医诊病是对疾病全过程的外在临床表现以及其内在病理改变的系统分析与综合，而中医辨证则往往止步于疾病某一阶段的外在临床表现即症状学的层面。其原因是，在医学发展史的分析还原时代，中医在自身发展中形成了大约400多年（16世纪至19世纪末）的历史空白，失去了建立病原学与病理学等基础医学学科的机会，未能形成科学意义上的"疾病"的概念。在"辨证"与"诊病"的操作上，也就只能各循其道，各行其是。

## "病理过程"与"证"相关关系的发现，从理论上初步阐明了"证"的本质

笔者于1983年发现，中医的"证"与西医的"病理过程"以其共同特征而具有平行的相关关系。这一偶然的发现以其必然的存在为前提。在东汉张仲景所著《伤寒杂病论》问世后的1700多年，以研究活体为主要内容的新兴的病理生理学的建立，为这一发现提供了基本条件。如果没有病理生理学，就不可能形成"病理过程"这个概念，也就不可能有"证"与"病理过程"相关关系的发现。

"病理过程"与"证"相关关系的理论依据是，二者具有共同的病理生理学特征：（1）都无特异性。"病理过程"与"证"本身无特异性，但却是构成特异性疾病的基本组成部分。同一个"证"与"病理过程"可出现于不同的疾病之中，而同一种疾病的不同阶段又可出现不同的"证"与"病理过程"。（2）均呈横向发展。"病理过程"与"证"横贯于数以千计的不同疾病之中，以其共同的、成套的规律性组合，反映

着机体内部的代谢、机能和形态结构的异常变化以及机体外在的临床表现。（3）同属治疗单位。"病理过程"是西医确定治疗原则的主要依据，"证"则是中医确定治疗原则的唯一依据。（4）皆具层次性。"病理过程"具有整体的、器官功能系统的以及细胞与分子的层次之分，"证"则具有由表入里、由经络达脏腑的临床思维层次。（5）数量都有限。中西医临床面对的病种繁多、类型不一、病期各异，各有其特殊性，但所需处理的主要是一些数量有限的"病理过程"及与之相关的"证"。"证"的数量已如上所述。基本"病理过程"则如心肺肝肾及胃肠胆胰功能障碍、性功能障碍、睡眠障碍、物质代谢紊乱、血栓形成、脑梗塞、心肌梗死、高血压、低血压、黄疸、贫血、炎症、发热、缺氧、水肿、休克、肿瘤及免疫遗传性病变等。

发现"证"与"病理过程"相关关系的意义在于：（1）从病理生理学中拿来"病理过程"这个全新的科学概念，初步阐明了"证"的本质。"证"的病理生理学基础就是"病理过程"，"证"的本质就是与之相关的"病理过程"所包括的代谢、机能和形态结构的变化。（2）明确了疾病过程中不同阶段所产生的"病理过程"与"证"是同一病理生理学变化的内外相关的两个不可分割的侧面。"证"是"病理过程"的外在临床表现，是症候群与综合征的综合，"病理过程"则是"证"的内在根据。从理论上讲：有什么"证"，就会有什么"病理过程"；有多少"证"，就会有多少"病理过程"；没有"证"，就没有"病理过程"；没有"病理过程"，也就没有"证"的存在。

### "病理过程"与"证"结合假说的提出，为"病证结合"模式找到了"疾病"与"证"的结合点

匡调元教授还曾指出："'病证结合'只是中西医结合的初级阶段，要使之发展到一个高级阶段，就应强调患病机体的整体统一性，强调机能、结构、代谢的统一性。"笔者受到匡教授的启示，在许自诚教授指导下，于2002年9月在北京召开的第二次世界中西医结合大会上，以《现代医学"病理过程"与中国传统医学"证"结合假说》为题，在

大会理论研究组进行了交流，并在会后发表了相关论文。

提出"病理过程"与"证"结合假说的理论依据：除了"病理过程"与"证"的相关关系而外，笔者认为，"病理过程"能够从理论认识上和物质基础上填补"疾病"与"证"交叉点上的"缺口"，并且能够从整体上体现患病机体的代谢、机能、结构的统一性，促成"辨病"与"辨证"的结合。

"病理过程"与"证"结合假说的意义是：（1）为"病证结合"模式找到了"疾病"与"证"的结合点，这个结合点就是"病理过程"。"疾病"通过"病理过程"与"证"的结合，就可以达到它与"证"的完全统一与结合。（2）有了结合点，"病证结合"模式就有可能从局部破译走向系统融合，走向理论研究的高级阶段。如在辨证施治中，只要能够着眼于"证"所赖以产生的病理生理学变化，就有助于克服中医临床过程可能存在的盲目性与主观臆测。笔者从《伤寒论》《温病条辨》以及《金匮要略》中主要病证的现代类编中看到，这些中医典籍中的主要病证，都有其相应的病理生理学变化为基础。这也说明，在临床诊疗中只要把握住"证"的病理生理学变化，就有助于提高中医诊断与治疗的明确性与准确性，并促进"证"的客观化、规范化研究。（3）有了结合点，就有利于实施科学有序的"个体化"治疗原则。数量都有限的"证"与其相关的"病理过程"统治着数千感染性疾病和非感染性疾病。作为中西医治疗的共同靶点，在个体化治疗中，就能更好地彰显中医整体与系统调节的卓越效能以及现代医学的最新理念与诊疗技术。

笔者关于"证"与"病理过程"的相关关系，以及"病理过程"与"证"结合和中西医结合点的探索，实际是奉行"拿来主义"，即从病理生理学基础理论中拿来"病理过程"这个全新的科学概念，来阐述"证"的本质以及"疾病"与"证"的结合点。这项研究也只是在"病证结合"模式基础上的跬步之举。有道是"千里之行，始于足下"，但愿这跬步之举，能够成为许自诚教授所预言的"中西医结合理论研究的新起点"。

# 愿为中西医结合架桥梁①

## ——回望"病证结合"模式的学术意义，
略述中医和中西医结合发展方向之我见

中国传统医学与现代医学同根同源，在它们的发展进程中，遵循着自身所固有的同一个规律。在古代，同样具有自然整体观和朴素系统论。西方医学不同于我国传统医学者，在16世纪欧洲文艺复兴后的大约400年间，选择了还原论，建立起了疾病的概念和生物医学模式，这是古代西方医学的一次大转折、大进步、大发展，也是对中医的第一次挑战，但中医却失去了应战的机会，因此而显示出了滞育于经验医学阶段的我国传统医学的落后，并形成了大约400年的历史空白。

中西医结合是中医药现代化、国际化的桥梁。东西方科学的融合提示了实行中西医结合的必然性。近年在国外掀起的"中医热"，也大都是中西医结合的模式，这则预示着中西医结合必将形成一种不可阻挡的世界潮流。中西医结合研究的不可替代性，决定于它的与时俱进的革新精神和中医药学现代化、国际化的客观需要。运用现代科学理论与方法，挖掘、整理、研究、提高中医药学这个伟大宝库中的古代科学瑰宝，是我国医药学界的天命。没有中医，就没有中西医结合。在半个多世纪里，中西医结合研究已经为中西医学的融合与统一建立起了具有划时代意义的"病证结合"模式，为我国以至世界医学的发展建起了首座大桥。

20世纪，人类医学的发展已经步入整体医学观时代，建立了反映辩证综合认识阶段的"生物—心理—社会医学模型"，这是对中医的第二

---

① 本文由兰州大学第一医院许自诚完成于2017年2月14日。

次挑战。我国医药学界应当迎接这次挑战，在中西医结合方针指引下创造条件，通过建造一座座桥梁，由此岸到达彼岸，最终形成一个崭新的、大一统的世界医学。

作为一名中西医结合研究工作者，我酷爱祖国医学，《黄帝内经》中的"灵兰秘典论"，犹如一盏明灯，照亮了我的中西医结合之路。1961年，在湖北中医学院（现湖北中医药大学）第二届西医学习中医研究班毕业前夕，由我率先构思，并和张大钊、李瑞臣三人主笔撰写的《从脏腑学说来看祖国医学的理论体系》，可谓我学习、研究中医的开山之作。而《六十年行医录》，则是对我从事中西医结合内科的临床经验总结。岁逾九秩，愿意将我对中医药学，对中西医结合，对"病证结合"模式的学术意义，以及未来世界医学发展的方向提出自己的一些看法，与一代中西医结合工作者分享，供后学者参考。

## 中国传统医学与现代医学同根同源

### （一）中西医学有着相似的古代医学历史阶段

人类在与疾病做斗争的过程中所建立起来的医学科学体系，遵循着它自身固有的同一个规律在前进。在古代，西方医学与中医药学同根同源，同样具有自然整体观和朴素系统论。据史书称，西方医学的鼻祖希波克拉底（Hippocrates）的生平年代（约前460—前377年）相当于《黄帝内经》的成书年代（约前475—前221年）。以希波克拉底为代表的希腊医学的两个著名学派，一个依靠自然疗法，一个寻找对症疗法。而后代表罗马医学的盖仑（Claudius Galenus）的生平及活动年代（生于129年，行医至200年），与我国东汉张仲景的生平年代（约2世纪至3世纪）不差上下。他把希腊解剖学知识和医学知识加以系统化，并把一些分裂的医学学派统一了起来。盖仑之所以享有盛名并且影响医学界达1500年之久，并不是由于他的真正伟大的观察和实验，也不是由于他的医术高明，而是由于他从这些观点中用论证十分微妙地推出了一些教条，并且权威地加以阐释。所以，在文艺复兴之后，他的权威把生理学的道路堵塞了，直到哈维（William Harvey，1578—1657年）的《心血运动论》于1628年出版后，才把盖仑抛在了一边。在欧洲，在生物科学中，解剖学在16世纪结束以前就已经摆脱了古代权威的束缚，是摆脱古代权威束缚最早的一门学科。维萨留斯（Andreas Vesalius，1515—1564年）的《人体结构论》于1543年出版，这个解剖学著作不以盖仑的学说为依据，而依他自己在解剖过程中所看见的和能够表演的现象为根据[1][2]。

这说明，西方医学也有过与我国传统医学相似的古代医学历史阶段，它起源于古代医学，并非起源于以分析还原论为指导的生物医学时代。它与我国传统医学发展的不同之处在于，欧洲文艺复兴之后的400多年间，借助于自然科学的发展，获得了从消亡走向复兴的条件。以哈维和维萨留斯的生理学和解剖学著作为标志，进入了以分析还原论为主导的生物医学时代，以至19世纪后半期，在魏尔啸（Virchow，1821—1902年）所创立的细胞病理学以及巴斯德（Pasteur，1822—1892年）关于病原微生物的研究成果这两大科学支柱的支撑下，建立起了生物医学模式。这是古代西方医学的一次历史性大转折、大进步、大发展。相比之下，也就显示出了我国传统医学的落后，并形成了大约400年的历史空白。

对于我国传统医学的特质的认识，关系到其发展途径的选择与归宿。这是一个非常严肃的历史与现实问题。王洪图教授在他所主编的《中医药学高级丛书·内经》中推出过"中西医学属于两种不同理论体系"的"普遍认识"。他认为，"《内经》的中医理论体系，将感性具体的'混沌表象'，经过天才的演绎，省略了严格意义上的思维抽象，上升为'理性具体'；将感性综合的认识，同样经过天才的演绎，省略了方法论上严格的分析功夫（科学实验功夫），上升为辩证综合的认识，具备了理性综合阶段科学形态的某些特征"[3]。这显然是不符合人类认识发展历史进程的理论错位的论述。这一错误，可以用王教授"对《内经》理论体系的评价"中所论及的自然辩证法原理以及他所指出的中医理论的致命缺陷和弱点加以认定。

1. "按照自然辩证法关于科学技术发展规律与思维逻辑一贯性相统一的原理，科学技术知识及其系统理论，是宇宙自然规律与本质的反映，它的形成和发展总是经历感性直观—知性分析—理性综合的辩证过程；而其研究方法，必须符合逻辑与历史相统一、抽象与具体相统一、分析与综合相统一的原则"[3]。王教授所推出的"普遍认识"，显然有悖于自然辩证法的原理，因为它偏离了医学史的客观事实与人类认识过程的规律。

2. 他在列举了中医疑难病的准确度、精密度的难以捉摸性，临床用药的味数及用量难以量计以后指出，"凡此都说明中医理论缺乏知性分析这一发展阶段和研究过程，致使自己具有辩证综合性质的理论仍不免被打上'朴素'的烙印，产生致命缺陷和弱点"[3]。这说明，中医理论体系中的"致命缺陷和弱点"是客观存在的，不管天才怎么演绎也难以克服。欧洲实验科学的真正先锋——英国的罗吉尔·培根（Roger Bacon，1214—1294年）说过："有一种科学，比其他科学都完善，要证明其他科学，就需要它，那便是实验科学。实验科学胜过各种依靠论证的科学，因为无论推理如何有力，这些科学都不可能提供确定性，除非有实验证明它们的结论。"他还指出："只有实验科学才能决定自然可以造成什么效果，人工可以造成什么效果，欺骗可以造成什么效果。"[1]实验科学从欧洲兴起以后，就变成全人类的智慧。中医药学的进步，需要这种智慧。中国的医药学界也已经具有了这种智慧，在半个多世纪的中西医结合系统工程中，一代中西医结合研究工作者已经显示了这种智慧。

（二）脏腑学说是中西医结合研究的理论与临床基础

1993年12月23日至27日，笔者应邀参加了在香港九龙召开的"中国文化与中国医学国际会议"，以"中国文化与中医脏腑学说"为题发言，将中医脏腑学说定义为：是以五脏为中心，以心（指大脑）为主导，以经络为联系，研究人体脏腑的生理功能、病理变化、疾病的诊断和治疗预防，以及与外界环境相互联系的学说。并且说明，脏腑学说是中医理论体系的核心，是临床辨证论治的理论根据[14]。

1.脏腑学说为中西医结合研究指明了主线和方向。笔者在《脏腑学说是中医理论体系的核心》一文中曾这样说过："脏腑是中医理论与临床研究的奠基石；中西医在脏腑理论上具有相同的解剖学基础；中西医在脏腑生理功能与病理表征的叙述上虽有量的差别，但无质的区别；中药功能主治的论述离不开脏腑及脏腑证的传变与变化。"[4]结合皋永利教授的认识，"研究中医，倡导的就是用现代科学的方法对中医的理论进行阐释和深化，既有系统方法的研究，也有还原方法的研究，更有二者结合的研究。中医原理一旦得到现代科学理论的释明，中医和西医就有了交流对话的基本条件，中医和西医的理论结合也就为期不远了"[5]。笔者进一步认识到，"脏腑学说是经得起实验科学证明的科学论证，它为中医药现代化和中西医结合研究指明了主线和方向"[4]。

2.研究中医，就是要用现代科学的理论与方法对中医理论进行阐释和深化。中西医结合研究专家沈自尹教授早年对中医肾的研究，吴咸中教授在20世纪60年代对急腹症的研究，陈可冀教授对血瘀证与活血化瘀的研究，祝总骧研究员对经络循行路线及穴位的研究，屠呦呦教授关于青蒿素的研究，以及笔者对胃寒证和胃热证现代机理的研究，等等，都在说明，研究中医，运用现代科学的理论与方法对中医理论进行阐释和深化，都没有离开中医理论体系的核心——脏腑学说中的脏腑和脏腑证。中医药要走向现代化、国际化，必须要通过这座"病证结合"模式的桥梁。而要想顺利地通过这座桥梁去实现中西医在理论上的结合，就要像皋永利教授所指出的，既要运用还原方法，又要运用系统方法。

所谓还原方法，就是要充分运用现代医药学在分析还原论指导下的生物医学时代所建立起的解剖学、组织胚胎学、生理学、病原学、病理学、药理学、生物物理学、生物化学等基础医学学科的理论与方法；所谓系统方法，就是要充分运用现代医学在现代系统论指导下的整体医学观时代的新兴的病理生理学、社会医学、心理医学、行为医学、分子生物学、遗传学、免疫学以及相关的人文科学和哲学等学科。这些现代医学基础和临床学科的建立与兴起，说明了一个问题：我国传统医学（中医药学）的发展，在16世纪以后至20世纪结束的大约400年间，存在着一大段历史空白。在人类医学发展进入生物医学及整体医学的两个关键时刻，失去了应战和革新的时机。历史的空白需要历史的内容去填充。天才的演绎，跨越不了这两个关键时刻，填充不了历史空白，也过不了这座必须要过的桥梁。

## 中西医结合是中医药现代化、国际化的桥梁

### （一）从东西方科学融合看中西医结合的必然性

《中国科学技术史》的作者李约瑟博士认为，在不同学科之间，从超越点到融合点间隔不同，其间隔时间的长短与各学科研究对象的有机化程度成正相关。他把这种特性概括为"世界科学演进律"，即"一门科学研究的对象有机程度越高，它所涉及的现象综合性越强；那么在欧洲文明与亚洲文明之间，它的超越点与融合点间的时间间隔越长"[6]。李约瑟赞同中西医结合，并且希望传统中国医学能够广泛服务于全人类。他说："几十年来，中国政府一直坚决支持一些研究，即按照现代科学的标准来评估传统医学的治疗成就，以及研究将二者综合起来的可能性。将现代科学的医学融入传统中国医学、传统日本医学和传统印度医学的实践和观念中去，也是同等重要的。""亚洲文明所能贡献的一切东西，必将在适当的时候，转化成完全国际化的术语。只有这样，医学学科才能够把它从与各种特定文化的关联中解放出来，并广泛服务于全人类。"[7]

据陈士奎教授著文介绍，"前几年国外就已经有140多所知名大学、研究机构设立了中医药研究的专项基金；有170多家制药公司，开展了包括中药在内的传统药物的研究开发；美国已有50多所高等院校提供中医课程。他们开展的研究都属于'中西医结合'研究模式"[8]。另据报道，在国外，虽然中医药学只是被列入补充和替代疗法（Complementary and Alternative Therapy，CAT），但是在美国，30%～40%的慢性病患者

采用CAT，肿瘤患者对CAT的需求更加迫切[9]。国外学者已经开始关注中国传统医学（TCM）的药物与复方。美国于2013年首次将粪菌移植（FMT）列入政府管理行业，也是FDA第一次将粪便作为药物对待。2013年初，FMT还被写入临床指南，用于治疗复发性艰难梭菌感染（CDI）[10]。在2015年1月16日，*Science*杂志专题报道了由第二军医大学和剑桥大学共同完成的中药复方麝香保心丸研究成果。值得注意的是：在作者采用的科学手段中，不仅有系统生物学手法，还沿用了还原论方法。通过还原论方法，确定了麝香保心丸的七十余种非挥发性、四十余种挥发性化学成分。这有助于建立麝香保心丸的"化学指纹图谱"。与还原论方法不同的是，系统生物学方法则专注于在更广阔的背景下了解生物网络[11]。天士力复方丹参滴丸成为首个圆满完成美国FDA Ⅲ期临床试验的复方中药，这是中医中药国际化的重大突破[26]。这说明，中西医结合的研究模式已经走出国门。运用现代科学的理论与手段，挖掘、整理、研究、提高中医药学这个伟大宝库中的古代科学瑰宝，不再是个人行为，已经是群体行为，是知名大学、研究机构、制药公司以及政府管理部门的联动，是社会的联动。这是趋势，也是潮流。

**（二）中西医结合必将形成一种不可阻挡的世界潮流**

中华人民共和国成立以来，中西医结合向来是政府的一项方针政策。在基础和临床医学领域内，在以往的半个多世纪里，中西医结合研究已经取得了让世人瞩目的光辉业绩。

1. "病证结合"模式的建立，在中西医结合历程中具有划时代的里程碑意义。这是中西医结合系统工程中的首座大桥。1964年，笔者在《再从脏腑学说来看祖国医学的几个问题》中就曾提出，"脏腑学说是指导临床辨证施治的主要理论基础"，"辨证和辨病相结合的治疗方法"，"对于中西医结合上将是良好的途径"[14]。"病证结合"作为公认的模式被写入相关教材之中，则在20世纪70年代。比如，我们当时所见到的甘肃省西学中试用教材就是用"病证结合"作为编写体例的。以后，经过长期的中西医结合临床实践，逐步将"病证结合"模式固化了下来，成为中西医结合系统工程的首座大桥。陈可冀院士认为，"病证结合是中西医结合临床的最佳模式"[12]。"病证结合"模式的学术意义可概括为：

（1）突破了晚清以至民国时期中医药学界"中学为体，西学为用"的思想束缚，破天荒提出了"病证结合"的新思路。新思路是建立"病证结合"模式的思想基础，是思想认识的升华与飞跃。偏离了这一思想基础，不言"结合"，只呈现"西医辨病""中医辨证"的事实，不能说明其思路，如20世纪30年代，肖龙友、施今墨等虽然提出了"西医辨病""中医辨证"，施今墨甚至主张"中医吸取西医之长"，不能因此认为他们提出了"病证结合"模式。这恰恰表明，他们的思路还属于"中体西用"。至于说，"张仲景开创了'病证结合'的先河"，那就要看医圣所说的"病"是否就是现代医学的"病"。据杨麦青教授运用现代病理生理学的原理研究中医"证"的结果，他认为，"伤寒'六病'所论述的六大症候群是指病者在病理生理状态时所呈现之症候"[20]。可见，医圣当时所说的"病"，并不是现代医学所说的"疾病"。"病证结合"模式的建立，缘于中西医结合工作者，大胆地实行了"拿来主义"，从现代医学理论体系中拿来了"疾病"这个概念。"疾病"这个概念，是西医在分析还原论主导下的生物医学模式的产物，它以病原学和病理学为两大支柱，是西医临床的诊断单位，具有公认的国际诊断标准。而"证"则是中医临床诊断和治疗的单位，仅有宏观的诊断条件，而无微观的病因和病理基础。因此，应以现代医学的"疾病"诊断为基础，在病中或/和病间进行中西医结合的分型、分期和分级（或分度）。这样做的好处是，既能提高临床服务的质量，又利于中西医学的融合发展。

（2）中西医结合研究者面对中医"证"的规范化、客观化的课题，进行了比较系统的基础理论的探索和临床观察研究，从不同层面和侧面，对"证"（特别是脏腑证）的实质进行了多学科的微观分析和局部破译。最具影响力的有：中医肾的研究、急腹症的研究、经络循行路线与针刺麻醉的研究、血瘀证与活血化瘀研究及获得诺贝尔生理学医学奖的青蒿素的研究。

（3）通过中西医结合的临床观察与实验研究，对中医辨证论治的总则——"同病异治，异病同治"，进行了创造性的衍化。自觉或不自觉地将"同病异治，异病同治"总则中所说的"病"衍化为现代医学意义的"病"，并在中西医结合临床实践中将"病证结合"分解为两种结合方式。一个是在同一疾病的不同阶段实行"病中辨证"（典型例证就是吴咸中院士在1992年出版的《中西医结合治疗急腹症》中对急性阑尾炎的分期论治，还有笔者对慢性萎缩性胃炎的中西医结合的分型治疗经验[14]），属于纵向的"病证结合"，大都是"以病带证"。另一个则是在若干疾病的一定阶段，针对同一个"证"实行"病间辨证"（典型例证就是上海第一医学院脏象研究所在沈自尹教授主持下，对于具有同一"肾虚证"的不同的六种疾病的有效治疗，还有笔者对"一般慢性病""老年病"的"病证同治"经验[14]），属于横向的"病证结合"，大都是"以证带病"。经过衍化，由自在到自为，由自发到自觉，由必然王国到自由王国，形成了中西医结合诊疗的显著特色，展现了中西医取长补短、相辅相成的局面，取得了"通古达变"的治学效果。

（4）摸索出了一条比较公认的研究途径与目标。陈可冀院士早年指出，研究中医理论，首先要抓住"证"这个中心环节[13]。祝世讷教授则指出，"从'病'与'证'的交叉点入手进行研究，是最现实最具可行性的研究方向，是能够使'辨证'与'辨病'统一起来的首要途径"[6]。他还说，"在结合点上的研究终归是促进中西医统一的一架桥梁"。笔者于1986年宣示，"愿为中西医结合架桥梁"。因为，"中医理论的核心，在于阐明人体脏腑生理功能和病理变化，内脏和全身组织、器官之间的各种联系的脏腑学说"[14]。脏腑学说是中医理论体系的核心，也是中医和西医融合与统一的核心。"病证结合"的实质也可被认为是现代医学的"疾病"与中国传统医学的"脏腑证"的结合。皋永利教授讲得更清楚，他说："无论中医学还是西医学，脏腑理论是其核心，中西医理论的统一取决于脏腑理论的统一，没有脏腑的统一，中医与西医的统一将是困难的。"[5]

2. 中西医结合的历程表明，它对中医现代化、国际化的促进作用不容等闲视之，更是不容磨灭。然而，北京平心堂主任医师李致重先生在《告别中医西化》一文中，全面否定了中西医结合这项工程的功绩。他说，"近代百年以来，在中医问题上以行政方式推行的近代科学主义的做法，突出的有四次"，"第四次是自1958年尤其是改革开放以来，在'中西医结合'的名义和现代医学大发展的冲击下，有意无意长达半个多世纪的'中医西化'"[15]。我们认为，这种论调的危害性是，将中西医结合方针诬为不知其可的"近代科学主义"，并将半个世纪以来所开展的中西医结合系统工程诬为不明其意的"中医西化"。为此，他以所谓"十条公理性原则"来混淆受众。笔者在这里举出其中的三条予以分析：

（1）所谓"医学面对的两种人"。他认为医学家面对的人，"必然要划分为形上之人和形下之人"。他说，"中医研究的，着重是形上之人"，"西医研究的，着重是形下之人"[15]。医史学家告诉我们，中国医学的演进，始而巫，继而巫与医混合，再进而巫和医分立。在巫医混合时期，一切疾病都向神禳祷，从不查问病征，而只靠直觉的发现，是巫医的手段。可见，在巫医时代，医学不过是一种魔术而已。这也是人类无智识心理的表现。这个时代的医术，因为不查病征，也因而不识病体，只把疾病当作神灵精怪或鬼魂附体，只见精神，不见形体，形神分离而成为李致重所说的"形上之人"。这是人类认识尚处于总体混沌阶段的特征。至分析还原认识阶段，医学家发现，人是具有生物学特征的，是可以对其躯体进行微观分析研究的对象，故而运用生物学、物理学与化学等学科的理论与方法，对人体结构与功能进行了局部的微观分析与实验研究，建立起了"疾病"的医学概念，形成了生物医学模式，这在医学发展史上是一次大进步。到20世纪，医学的发展已经进入整体医学观时代，针对生物医学模式存在的心身二元论、机械论、还原论影响，建立起了形神合一、人与社会生态密切相关的"生物—心理—社会医学模型"，就人类认识过程而言，已经属于辩证综合的阶段。这是医学发展的历史梗概，也是常识、常理。在当下，每一个从事医疗活动和医学研究的人都应与时俱进。如果我们的思维还处于总体混沌认识阶段，且因自己的不足而排斥对方，正如李致重先生自己所说，"那是愚昧"[15]。

（2）所谓"两种成熟的医学体系"。医学和其他科学部类一样，它的生命线是对自身存在的错误随时进行质疑与批判。在这个意义上，严格地说，不论是哪一种医学，都不能算是成熟的医学，与医学之道相比，不成熟是绝对的，成熟是相对的。正如《老子》所言："道可道，非常道。"现代医学发展至今，在20世纪已进入辩证综合认识阶段的整体医学观时代，当下已居于世界主流医学地位。目前看来，没有哪一种传统医学（包括我国传统医学、印度传统医学、日本传统医学在内）能够比得上现代医学进展得这么先进。认识不到这一点，便会因自己的不足而嫉妒对方，正如李致重先生自己所说，"那是狭隘"[15]。

（3）所谓"两种医学的不可通约性"[15]。李致重先生从美国学者库恩的《科学革命的结构》中找了三条不可通约的理由，一是不同学科的研究对象不可通约，二是不同学科的研究方法不可通约，三是不同学科所形成的概念范畴不可通约。可见，不同学科不可通约。按常识言，中医和西医都是医学，是相同的学科、相同的研究对象、相同的研究方法、相同的医学概念，只是在同一条前进轨道上，中医落后了，西医与时俱进地继续发展着。怎么能以"不同学科不可通约"的理由来否定中医和西医的通约，来否定中西医结合呢？公理是什么？是常理。常理应当从常识而来。李致重先生所说的"十条公理性原则"，不合常识，也不合常理，因而称不上公理。我们应当回到中医理论体系之中，回到这个体系的核心——脏腑学说之中来研究中医。在这里向李致重先生重复一下皋永利教授的话："无论中医学和西医学，脏腑理论是其核心，中西医理论的统一取决于脏腑理论的统一，没有脏腑的统一，中医和西医的统一将是困难的。"[5]半个多世纪以来，中西医结合研究工作者，都是围绕着脏腑理论和脏腑证，运用现代医学的理论和方法探索中医理论与其核心——脏腑学说的真谛。笔者和同道们本着同一则"中西医学融合之道”，走着同一条“中西医结合之路”。我们所从事的繁重而复杂的中西医结合系统工程，是为中西医学的融合与统一铺路和架桥。而李致重先生对待中西医结合，那不堪言状的表现，却不在于他自己的优势，而在于他的不循常识、常理，又大胆地用“中医西化”的谵语来否定从事这项系统工程的一代中西医结合研究工作者，并在中西医结合系统工程中起着阻碍的作用。

我们看到，在这半个多世纪里，由于中西医结合研究工作的发展，为中医药学现代化和走出国门创造了条件。如前所言，国外学者学习中医、运用中医、研究中医药已经蔚然成风。这是国外学者仰慕中医药这个伟大宝库中的古代科学瑰宝使然，是中西医结合这项方针政策的正确使然，也是中西医结合研究所取得的累累成果的影响使然。

## 中西医结合也是未来世界医学的发展方向

### （一）现代医学的发展已步入“整体医学观”时代

20世纪，现代医学已经步入整体医学观时代，建立起了生物—心理—社会医学模式。其主要标志是：

1. 1926年，南非哲学家J. Smuts针对当时科学界普遍流行的还原论和分析法，提出了“整体论”（Holism）的思想，后来，医学界在整体论指引下，针对医学理论体系中存在的机械论、还原论和心身二元论，提出了“整体医学观”（Holistic Medicine）的指导思想，陈心广教授明确指出，“这是目前关于医学的较为完善的认识”。体现整体医学观的社会医学、行为医学、心身医学、分子生物学、遗传学、免疫学等新兴学科也正在蓬勃发展。“生物医学将与整体医学并驾齐驱，共同保障人类健康”。整体医学观的要旨是：（1）“首次提出把人作为一个整体看待”，并认为“任何一个整体大于而且不同于其他各部分的相加”；（2）“在技术上要求除了今天行之有效的生物医学技术，包括古代的、现代的、国外的、国内的以及所有科学有用的技术”，治疗上也提出整体调节的原则；（3）整体医学观还指出，“机体内部存在着两个平衡：生理平衡和心理平衡"，"机体外部也有两个平衡：自然生态平衡和社会生态平衡"[16]。这是现代医学发展的总趋势和特点。与此同时，也对中医理论体系中的自然整体观和朴素系统论带来了新的信息。

2. 1977年，美国医学家恩格尔基于现代系统论对18世纪后形成的生物医学模式的批判，倡议并建立了"生物—心理—社会医学模型"。其要旨可以归纳为：（1）在科学中，当一个模型不能适宜地解释所有资料时，就要修改或摈弃这个模型。生物医学研究法在取得意外成功的同时造成了许多问题，因而显现出了生物医学模型的局限性。面临生物医学模型的许多问题，因而才有一种需要和挑战：要求扩充对疾病的研究方法，把心理学的研究方法也包括进去，同时不牺牲生物医学研究方法的巨大优点。（2）新的生物—心理—社会医学模型包括病人和病，也包括环境。医生必须考虑社会和心理因素以及生物因素所起的相对作用。（3）采纳系统理论作为科学方法将会大大缓和整体论和还原论的分裂，促进科学学科间的渗透。对于医学，系统论提供了一个不仅适合于疾病的生物心理社会的概念，而且适合把疾病和医疗保健作为相互关联的过程来研究的概念与方法[17]。

3. 在19世纪末叶所兴起的《病理生理学》，作为基础医学和临床医学的桥梁，这门以活的整体为研究对象的、最能体现整体医学观的学科，自20世纪以来，在科研、教学与临床领域，在全球范围陆续得到了充分发展的机会。笔者在中西医结合理论和临床研究中，视《病理生理学》为主要读物。

**（二）"生物—心理—社会医学模型"的建立对中医药学形成新的挑战和机遇**

面对医学发展的一次次挑战，中医药学除了勇敢地应战，别无选择。因为只有应战，才有可能将挑战变成进步的机遇。第一次挑战，是医学从宏观走向微观的大发展，中医药学失去了应战，也就失去了机遇。第二次挑战，是医学由微观回归宏观的更广更深更高的发展。中医药学再也不能失去应战的机会。假若失去这次应战的机会，中医药学将无法在国际医坛全面展示中医药宝库中的古代科学瑰宝。面对"生物—心理—社会医学模型"的建立，中医药学不仅可以在新的高度上展现中西医结合诊疗慢性非传染性疾病的优势，还可以在心理、社会与自然领域，在人文科学、预防保健医学中，发挥中医药学以及我国传统文化的优势。因此，实现中医现代化、国际化，中西医结合和融合便是一条最为便捷的途径。半个多世纪的中西医结合研究历程表明：

1. 中医和多学科的交叉、渗透与融合是必要的，但不能取代中医和西医交叉、渗透与融合的核心地位。

2. 走分析还原的道路，搞"实验中医学"，不如实行"拿来主义"便捷。现代医学在"疾病"概念的形成过程中，从生物学中移植了"细胞"的研究成果，从微生物学中移植了病原微生物的研究成果，从"病理解剖学"中移植了细胞病理变化过程的研究成果。中西医结合的"病证结合"模式的建立，则是从现代医学理论体系中移植了"疾病"这个科学概念，从我国传统医学中移植了"证"的概念。可见，"移植"也是一种科学手段，"移植"就是"拿来主义"。拿来的目的不是要建立新的学派、体系，而是要寻求"拿来者"与"被拿来者"的相关性、联系性，并在二者之间架起一座座通向两医融合的桥梁，促使中医药学尽快形成国际化的术语，促使现代医学能够更深入地研究吸纳并运用中医药学伟大宝库中的古代科学瑰宝，造福于全人类的医疗和保健。

3. 中医"整体观"研究是挖掘中医基础理论宝库的关键。中医药学对世界医学的贡献，世所共知的是其完整的理论体系和辨证论治的诊疗技能。《黄帝内经》中所专篇论述的养生学说、脏腑学说、经络学说、运气学说、体质学说等都体现了中医"整体观"的丰富内涵。李潮源先生说："医学除了需要实干家，还需要思想家的引导，没有深刻思想来启迪人们，医学总会让人觉得有些遗憾。"[19]笔者在1962年发表了《从脏腑学说来看祖国医学的理论体系》[14]以后，于1983年提出中西医两种整体观结合的问题，并以"论中西医两种整体观结合的必要性"为题，讨论了中西医两种医学体系的特点、中西医学的共同之处、中西医两种整体观结合的必要性，并展望了中西医两种整体观结合的前景。笔者认为，这两种整体观的结合是中西两大医学体系在理论上的总体结合，这样的结合结果，将逐步显现出我国中西医结合理论研究上的优势，对指导临床医学的发展亦将起到巨大的作用。对中医学的研究越深入，越易认识科学的联系性，越能促进中西医走向有机结合[14]。笔者还认为，中医的"整体观"中包含着现代"整体医学观"和"系统论"的科学内涵，如"人体内部的整体统一性""人与社会环境的整体统一性""人与自然环境的整体统一性"等。中医学的平衡论思想，则含有现代医学的内稳定学说的内涵[27]。因此，"在21世纪从根本上改变中医面貌"[18]还得加倍努力，赶上"整体医学观"时代的现代医学的步伐，除了中西医结合研究工作者已经创建的桥梁而外，还得持续进行中西医结合系统工程，在旷日持久的中西医学两个整体观结合的理论研究领域获得并积累更多成果，以此岸中医学的"整体观"与彼岸现代医学的"整体医学观"为基座，运用现代系统论、信息论、控制论等边缘学科的理论与方法，搭建起比"病证结合"模式更长、更宽、更高的一座座桥梁，才可能逐步过渡到中西医学融合的最终目标。

当今世界，国外虽然掀起了"中医热"，但是中医药还是被当作补充与替代疗法，在国内的肿瘤医学领域，中医学还只是被定位在辅助治疗范围。李潮源先生说："在将来的一段时期里，中医学作为优秀的种质资源，必然有助于现代医学在进一步发展中少走弯路。"[19]可见，中医"引领未来人类健康医学的发展"的可能性在"将来"。到那时，"补充与替代疗法"可能会突现其"辨证论治"的科学价值，成为世界医学的必要组成成分。精准医学还会进一步认识到"病证结合"模式的深远的学术意义。"有容乃大"，在医学知识面前，不论中医、西医，都应当有一个取长补短、相辅相成的胸襟。全能的中医，在系统掌握中医理论与技术的同时，还应具有现代医学的基础理论与临床技能。全能的西医，也应如此。面对同一个服务对象，这是医疗服务的需要，也是当今中医医院和西医综合医院的真实世界。我国以西医为主流医学，又是中医的发源地。没有中医，就不可能有中西医结合。西医学习中医，对于中西医结合研究来说是至为关键的举措。20世纪80年代初，停办全国性的西医学习中医班，至今30余年，这导致中西医结合研究人才断代、研究工作断层。对于中西医结合系统工程，造成了重大损失。

（三）中西医结合研究的展望

1984年，我在《中医脏腑学说的展望》一文中强调了中西医融合，在理论上、实践上走向一致，还需要进一步研究、解决的几个问题，如辨证论治要结合辨病施治、"证"必须规范化、寻找"证"的物质基础等[14]。这些思路，与国内一些中西医结合研究工作者有着不同程度的共识。其中，对于李振英医师所提出的"证"与"病理过程"相关的医学命题，以及现代医学的"病理过程"与我国传统医学的"证"结合假说，我们共同进行了近20年的探索和研究，我们有着"共识、共鸣"。

1. 杨麦青教授在1991年《证实质研究探源》一文中指出，"证实质的披露，不仅有利于病证规范化，且可在传统医学中剔除糟粕，吸取精华，大大缩短中医科学化的进程"[19]。

2. 匡调元教授在其中西医结合专著《中医病理研究》中首次指出，"病证结合"只是中西医结合的初级阶段；还指出，要使之发展到一个高级阶段，除了从理论认识上和物质基础上填补"病"与"证"的结合点上所存在的一个大"缺口"外，还应强调代谢、机能与结构的统一，"疾病"与"证"的统一和中西医的统一[21]。

3. 李振英医师在1983年提出了一个"证"与"病理过程"相关的医学命题[22]。2002年，他与我等在第二次世界中西医结合大会上以《现代医学"病理过程"与我国传统医学"证"结合假说》[23]为题，在大会的理论研究组进行了交流，其后我们还发表了相关论文[24]。李振英医师运用《病理生理学》的原理，阐释中医"证"的病理生理学基础、"证"与"病理过程"的平行相关关系以及"证"与"病理过程"共同的病理生理学特征。他认为，"证"的实质就是"病理过程"所包括的代谢、机能与结构的异常变化，"病理过程"与"证"结合可以填补"病"与

"证"结合点上的"缺口"。笔者认为,"病理过程"与"证"相关的命题思路新颖、见解独到。"病理过程"与"证"结合的"假说"有可能成为通向中西医学融合的一座便桥,或可成为中西医结合临床理论研究的新起点[25]。

在自然科学领域,医学和其他科学部类一样,它们的发展进程都遵循着同一条规律。从医学史的常识来讲,现代医学经历了古代总体混沌的认识阶段,经过近代的分析还原认识阶段,到20世纪进入现代辩证综合的认识阶段。在一定条件下,中医的自然整体医学观和朴素系统论与现代医学的整体医学观和现代系统论结合,是十分必要的,也是完全可能的。当前,在中西医结合理论研究领域里,应该从中西医两个整体观结合的桥梁基座出发,探索二者的内在联系,并创造统一与融合的必需条件,充分运用中医的优秀种质资源和现代医学最新的理论和方法,为人类医学的进一步发展开拓出更为广阔的道路。因此,我们审视现代的生物—心理—社会医学模型,综合中西医两个整体观的优势,设想在未来的医学模型中,还应当加入自然和哲学因素,构成一个"生物—心理—社会—自然—哲学医学模型"。这有可能成为未来世界医学比较理想的模型。笔者做如此设想的理由是:(1)肯定了生物医学模型对医学发展的巨大贡献;(2)肯定了恩格尔提出的新的医学模型的学术意义;(3)关注了中西医两个整体观结合的趋势,关注了自然环境对医学理论与实践的影响,也关注了先进的哲学思想对全部医疗(包括科研与教学)活动的指导作用。如此,再过几十或百多年,中西两个医学理论体系一定能够实现融合与统一,最终形成一个崭新的、大一统的世界医学。

## 参考文献

[1] [英] W.C.丹皮尔.科学史 [M].桂林:广西师范大学出版社,2001:23-103.

[2] 刘荣跃.希波克拉底经典 [M].上海:上海远东出版社,2002:1-220.

　　[3] 王洪图.中医药高级丛书·内经 [M].北京：人民卫生出版社，2002：158-161.

　　[4] 许自诚.脏腑学说是中医理论体系的核心 [N].中国中医药报，2015-06-15 (4).

　　[5] 皋永利.中西医通约的内在依据 [N].中国中医药报，2011-11-18 (3).

　　[6] 祝世讷.中西医结合临床研究思路与方法学 [M].北京：科学出版社，2002：69-182.

　　[7] [英] 李约瑟.中国科学技术史·第六卷·第六分册·医学 [M].北京：科学出版社，上海：上海古籍出版社，2013：59-60.

　　[8] 陈士奎.关于屠呦呦研发青蒿素科研方法的讨论——兼与李慎明先生的几点商榷 [N].中国中医药报，2016-04-14.

　　[9] 李小梅.优势互补，寻CAT最佳疗效 [N].中国医学论坛报，2014-12-25 (B4).

　　[10] 梁洁，吴开春.粪菌移植：古为今用，前景无限 [N].中国医学论坛报，2014-07-10 (D6-D7).

　　[11] 张卫东.解密古老复方：麝香保心丸，现代科学手段明确中药成分 [N].中国医学论坛报，2015-03-26 (C7).

　　[12] 张京春，陈可冀.病证结合是中西医结合临床的最佳模式 [J].世界中医药，2006，11 (1).

　　[13] 陈可冀.关于临床从“证”入手，研究中医理论的问题 [J].中西医结合杂志，1981，1 (11)：39-42.

　　[14] 许自诚.中医脏腑学说的研究与应用 [M].兰州：甘肃科学技术出版社，1995：27-241.

　　[15] 李致重.告别中医西化 [N].中国中医药报，2012-12-12 (3).

　　[16] 陈心广.论整体医学观 [J].国外医学·社会医学分册，1983：34-37.

　　[17] [美] 恩格尔.需要新的医学模型：对生物医学的挑战 [J].黎风译.Science，1977，196 (4286)：129.

第一篇　两医融合　理论探索

［18］李庆生.生命科学与中医药学［M］.北京：中国中医药出版社，2003：11-242.

［19］李潮源.医学的人择与回归［M］.北京：世界科学出版社，1998：22-81.

［20］杨麦青.《伤寒论》现代临床研究［M］.北京：中国中医药出版社，1992：19，86-93.

［21］匡调元.中医病理研究［M］.上海：上海科技出版社，1980：108-114.

［22］李振英，王克万.试论"证"与"病理过程"的相关关系［J］.辽宁中医杂志，1985（8）：3-6.

［23］李振英等.现代医学"病理过程"与中国传统医学"证"结合假说［M］//李振英.慧济苍生——寓美学者吴世华教授医学论著选集［M］.兰州：甘肃文化出版社，2002：49-53.

［24］李振英等：中西医结合点之研究［J］.中国中西医结合，2005，25（3）：259-262.

［25］许自诚.中西医结合理论研究的新起点——评李振英《中西医结合点之研究》［N］.中国中医药报，2011-05-25（4）.

［26］中国中药国际化重大突破［N］.中国医学论坛报，2016-10-29（$A_{18}$）.

［27］许自诚.中西医结合理论与治验集［M］.兰州：甘肃科技出版社，2013：4-16。

# 脏腑学说是中医理论体系的核心①

脏腑学说是中医理论体系的核心，核心的核心是人的脏腑和脏腑证。中西医在脏腑理论上具有相同的解剖学基础。脏腑学说是中医理论与临床研究的奠基石，是具有实证的科学理论。在"病证结合"模式指引下，开展临床观察与实验研究，是中西医结合也是脏腑学说研究进入新时期的重要标志。脏腑学说在中西医结合研究和未来世界医学的发展中，将展现其无限的生命力。

"病理过程"与"证"结合假说，由明确"病理过程"与"证"的相关关系入手，从理论上揭示"证"的本质，进而为"病证结合"模式找到了"疾病"与"证"的结合点，建立了中西医结合临床理论研究的新起点。有可能促使中西医结合从初级阶段向高级阶段过渡，最终实现中西两医的整体统一。

中西两医融合大约还需要一两百年的时日。未来必然会产生出一个融合中西两医的、优势互补的、一体化的世界医学。

1961年，在湖北中医学院第二届西医离职学习中医研究班毕业前夕，由我和张大钊、李瑞臣三人主笔完成的《从脏腑学说来看祖国医学的理论体系》一文，于1962年在三报（人民日报、健康报、光明日报）两刊（中医杂志、中国建设英文版）发表至今，已逾半个世纪。我的中西医结合研究之路，却始终以这篇论文的主旨——脏腑学说是中医理论体系的核心——进行着。时过境迁，情结尚在。作为中西医结合系统工程的一员，觉得有必要将我对脏腑学说的学习与研究心得予以系统回

第一篇　两医融合　理论探索

---

①本文由许自诚发表于《中国中医药报》2015年6月15日第4版。

顾，并展望其在中西医结合学术研究中的指导意义。

## 脏腑学说的历代论述

我们在《从脏腑学说来看祖国医学的理论体系》一文中，之所以提出"脏腑学说是中医理论体系的核心"的论点，是因为经过系统学习中医理论，认识到中西医在脏腑理论上有着相同的解剖学基础，且在生理功能和病理表征的叙述上，中西医也没有本质的区别。相比之下，脏象学说、经络学说虽然也是中医理论体系的组成部分，但不具有脏腑学说的特质，而阴阳五行学说主要还是一种说理工具，唯有脏腑学说能够成为中医理论体系的核心。

### （一）脏腑学说确有解剖学基础

古代医学家对五脏六腑及奇恒之腑在形态学上的认识，主要是通过对人体进行解剖观察而获得的。如《灵枢·经水篇》所说，"夫八尺之士，皮肉在此，外可度量切循而得之，其死可解剖而视之"。而《灵枢·肠胃篇》有关消化道长度的数据，和近代解剖学的测量结果基本一致。《难经》所载"肾有两枚""肝独有两叶""胆在肝之短叶间，重三两三铢，盛精汁三合"等。再如，宋代的《欧希范五脏图》、杨介的《存真图》以及清代王清任《医林改错》中所载脏腑图形，都是通过尸体解剖绘制而成的。明代李梴在其所著《医学入门》中提出心有"神明之心"和"血肉之心"的不同，李时珍在《本草纲目·第三十四卷·辛夷》中则明确指出"脑为元神之府"。这些观察，虽然由于历史条件的限制还比较粗浅，但却为脏腑学说的形成提供了解剖学基础。

### （二）历代医家对脏腑学说的阐述

历代医家对脏腑生理功能及其病理表征的阐述，达到了莫知其极的程度。我国最早的医学经典《黄帝内经·灵兰秘典论》提出，"心者，君主之官也，神明出焉。肺者，相傅之官，治节出焉。肝者，将军之官，谋虑出焉"，"脾胃者，仓廪之官，五味出焉"，"肾者，作强之官，伎巧出焉"。"凡此十二官者，不得相失也。故主明则下安……主不明则十二官危"。首先明确讲出，人体是以五脏六腑为核心，"心"（实指大脑）为主导，脏腑发挥各自的生理功能，并且相互联系，使人体内部形成一个统一的整体。讲养生不离脏腑,讲病证的虚、实、寒、热不离脏腑,讲经络、针灸也不离脏腑。东汉张仲景在《伤寒论》中创立六经辨证,在《金匮要略》中创立脏腑辨证植根于脏腑。唐代孙思邈著《备急千金要方》《千金翼方》以及王焘著《外台秘要》,除叙述脏腑的生理、病理外,还对疾病的脉象、证候及治疗方药做了巨大整理,诚为脏腑学说应用的宝贵资源。隋代巢元方所撰《诸病源候论》,以五脏为纲,分述各种虚劳证,他认为脏腑虚损,与脾、肾、心、小肠经关系密切。宋元时期,李东垣创立"脾胃论",朱丹溪创"阳有余而阴不足论",使脾、肾两脏的生理、病理得到了显著发展。金代张元素所著《医学起源》,以脏腑寒、热、虚、实之变论述脏腑病机,对脏腑辨证的充实与发展有很大影响。明代张介宾、赵献可等对肾与命门关系的研究,薛立斋、李中梓等重视脾、肾在人体的重要作用,提出了"肾为先天之本,脾为后天之本"的论点。唐容川在其所著《血证论·脏腑病机》中说:"业医不知脏腑,则病源莫辨,用药无方。"可谓一语破的。

**（三）中药学研究与应用向来以脏腑和脏腑证为基础**

在中医药临床应用研究中,形成了四气五味、升降浮沉以及归经理论,通过组方遣药,彰显其功能与疗效。《神农本草经》是我国现存最早的药物学专著,后世中药著作,成果最丰、影响最大者,莫如李时珍的《本草纲目》。《中华本草》则是近半个世纪以来中药学研究集大成者。

中药的四气五味可视为现代成分药理学和药代动力学的雏形,升降浮沉、功能主治和归经理论可视为药效动力学的雏形。中药功效分类始于《神农本草经》。《本草纲目》总共五十二卷,计1892种中药,其中的三、四两卷,专门叙述五脏六腑的百病主治药,所列病证约计110余种。《中华本草》将8980种中药的功效分为18大类,其根据还是药物对于脏腑所患病证的功能与疗效。可见,研究中药药理,离不开脏腑及脏腑证的传变与转化。

关于中药与脏腑的关系,夏良心在《重刻本草纲目》序言中如是说:"本草者,固医家之耰锄弓矢也,洪纤动植,最为繁杂,散于山泽而归于脏腑。名不核则误取,性不明则误施,经不别则误人。误者在几微之间,而人之死生寿夭系焉,可不慎乎。"此亦警世恒言也。

从脏腑学说的历代论述可以看出：

（1）脏腑学说是中医理论与临床研究的奠基石；

（2）中西医在脏腑理论上具有相同的解剖学基础；

（3）中西医在脏腑生理功能与病理表征的叙述上，虽有量的差异，但无质的区别；

（4）中药功能主治的论述，离不开脏腑及脏腑证的传变与转化。

## 脏腑学说的现代研究

晚清至民国时期中医药学家所掀起的"中西汇通"思潮，虽然对中西医结合学术研究起了开拓与先导作用，但由于未能找到中西医结合的合理途径，结果只能是汇而不通，是擦肩而过的整体碰撞。中华人民共和国成立以来，在中西医结合方针指导下，中医理论研究的特征是：临床与实验研究，以至理论探索，都是围绕着脏腑学说，循着"病证结合"模式进行的。

（一）六病归"肾"

上海第一医学院脏象研究所，在沈自尹教授主持下，于1959年在临床观察中发现，中医"补肾"一法对无排卵性功能性子宫出血、支气管哮喘、系统性红斑狼疮、妊娠中毒症、冠状动脉粥样硬化症、神经衰弱等六种疾病，当出现"肾虚证"时，都能提高疗效。在此后的研究中，他们发现，下丘脑—垂体—肾上腺功能紊乱是"肾阳虚"发病的一个重要环节，补肾、调节肾阴、肾阳的治疗，似乎具有调节内分泌与免疫的功能[1]。

（二）五病同治

上海市高血压研究所邝安堃教授首先证实了Phillips在冠心病中的发现，并以补肾为主的中药方将男性冠心病患者升高的血浆雌激素水平显著降低，症状也明显改善。以后又在心肌梗死、II型糖尿病、病窦综合征和原发性高血压等五种疾病中的男性患者中发现，血浆雌二醇和雌二醇/睾酮比值明显升高，经用补肾益气中药治疗或气功锻炼，性激素的异常变化得到纠正，症状也获得改善[1]。

### （三）《〈伤寒论〉现代临床研究》

此书是杨麦青教授积30多年之功绩，于1992年出版的专著。他认为"《伤寒论》六经病证是机体在急性感染性（含传染病）疾病过程中，所发生的非特异性六大病理生理症候群"。"伤寒论六经辨证，也就是针对不同疾病的同一病理生理变化所进行的负反馈的治疗过程"。1963年，我参加编写的《伤寒论讲义·总论》中也提出："六经病证，是六经所属脏腑病理变化表现于临床的各种证候。"杨教授把现代医学的"疾病"概念引入伤寒论六经辨证，运用现代医学病理生理学的先进理论诠释感染性疾病过程中症候群发生、发展的规律。这是将传统中医提高到现代科学水平的范例[2]。

### （四）血瘀证与活血化瘀研究

这是中国中医研究院陈可冀教授所领导的团队历经30余年所取得的成果。以其运用活血化瘀药物治疗难治病为例，在治疗心血管系统的缺血、缺氧疾病中发现，该类药物并非单纯通过扩张血管、改善血循环、抗血小板聚集而起作用，还能降低血脂，使血管壁沉积的动脉粥样硬化斑块缩减[3]。

### （五）《中西医结合治疗急腹症》

此书是天津医科大学、天津南开医院主任医师、教授吴咸中经过10余年研究，于1972年出版的第一部中西医结合医学专著。吴教授在"六腑以通为用"的中医传统理论指导下，活用《伤寒论》中的通里攻下法，在西医精确诊断的基础上，首创"以'法'为突破口，抓'法'求'理'"的研究思路，用中药治疗单纯性肠梗阻、阑尾炎、溃疡穿孔等，改变了中医只是慢郎中，只能治慢性病的传统观念[4]。

### （六）脾虚证本质研究和脾虚动物模型的建立

多年来，北京市中医研究所、广州中医学院、南京医学院和南京中医学院等单位的专家们通过临床观察研究，从消化功能、自主神经功能、代谢与免疫、内分泌功能等方面探索了"脾虚证"的本质。北京师范大学学者于1979年采用大黄成功地建立了"脾虚"动物模型，用四君子汤做治疗试验，认为"脾虚证"是小肠绒毛细胞的寿命缩短，绒毛细胞过早地失去其正常的吸收功能，使机体处于慢性营养障碍而迅速衰亡。这在脏腑学说实验研究方面是值得我们分享的突破性进展[5]。

**（七）虚损之病机探讨**

中医病理学家、中西医结合专家匡调元教授早在1973年对24例虚损患者进行了观察，发现其垂体前叶、肾上腺皮质、甲状腺、睾丸或卵巢均呈现不同程度之退行性变化，并认为这些腺体的病变在虚损过程中占有较为重要的地位。他指出，因为内分泌腺担负着对整个机体新陈代谢的作用，它们的萎缩变性能影响全身，因此其意义与一般细胞的变性或萎缩迥然不同[6]。我认为，这项研究，为多种老年慢性病中的虚损证奠定了病理学基础。

**（八）对胃寒证与胃热证机理的研究[5]**

寒证与热证是中医八纲辨证中的两个大纲，关于其实质的探索，已见国内学者梁月华等的报告[7]。我带领的团队试图通过临床观察并建立若干指标，揭示胃寒证与胃热证的实质及其发病机理。

1.胃寒、热证与胃蛋白酶活性的关系。结果显示：33例溃疡病和37例慢性胃炎中寒、热证之间胃蛋白酶活性有显著差异。胃热证时胃蛋白酶活性增强，胃寒证时胃蛋白酶活性降低。

2.胃寒、热证与胃内温度的关系。结果显示：41例慢性胃炎与25例溃疡病热证者胃内温度明显高于寒证者和正常人，寒证者则与正常人无明显差异。我们所测定的正常人胃腔温度为37.193℃。

3.胃寒、热证与胃液中环核苷酸含量的关系。环—磷酸腺苷（cAMP）和环—磷酸鸟苷（cGMP）共同调节和控制细胞的生长与繁殖，并参与多种生理、生化代谢过程，是调节细胞功能的第二信使。研究显示：胃热证患者胃液中cAMP含量明显上升，胃寒证者则相反，胃寒、热证之间的差异非常显著。

4.胃寒、热证与胃液中$K^+$、$Na^+$浓度的关系。研究显示：$K^+$在胃寒、热之间无显著差异，而胃液中$Na^+$浓度在胃热证组显著升高。

5.胃寒、热证与胃液中前列腺素（$PG_s$）的$PGE_2$和6-keto-$PGF_{1\alpha}$含量的关系。$PG_s$在人体组织中分布广泛，胃壁、胃液中均含有PGE、

PGF、PGI，其中PGE含量最高。PGE和PGF是一组生理作用相反的前列腺素，PGE有血管扩张作用，PGF有血管收缩作用，PGI与PGE$_2$同为血管扩张剂。测定结果显示：胃热证患者胃液中PGE$_2$含量明显高于胃寒证患者，6-keto-PGF$_{1\alpha}$也有类似情况。

### （九）关于辨证论治

"证"是中医诊断和治疗的单位。辨证论治是中医诊治病证的大法，它包含着多种辨证方式。1963年，在全国中医学院试用教材重订本《伤寒论讲义·概论》中，我已指出：六经联系着五脏六腑，它们之间有着不可分割的关系，并认为六经病的不同证候，无不贯穿着阴阳表里寒热虚实的八纲辨证内容。1996年4月，我在香港大学以《脏腑学说与现代研究》为题的授课中，又曾指出：不论是六经辨证、卫气营血辨证、三焦辨证、气血津液辨证，还是经络辨证，都未离开与脏腑的关系。从本质上说，这许多不同的辨证方式都是脏腑辨证的衍生和发展，都是以脏腑学说为理论基础的。因此，我认为，脏腑辨证是多种不同辨证方式的"核心"。

综上所述，脏腑学说的现代研究可以证明：

（1）脏腑学说是经得起实验医学证明的科学理论，它为中医药现代化和中西医结合学术研究指明了主线和方向；

（2）脏腑学说这个核心的核心是脏腑和脏腑证，它所面对的是五脏六腑俱全的鲜活的人，而不是什么"形上之人"[8]；

（3）中医辨证论治，虽有多种方式，但都离不开脏腑和脏腑证，脏腑辨证是多种辨证方式的"核心"；

（4）胃寒证与胃热证作为中医的"证"，有其机体内在的病理生理学基础；

（5）胃寒证与胃热证在胃肠系统许多不同疾病中都可能出现的事实表明，在不同疾病中，存在着相同的证；

（6）我在"病证同治"的临床实践中，考虑到具有相同证型的不同疾病，有其特异性的病原学与病理学基础，因而针对不同的病原学与病理学特征，给予特异性治疗药物，更能实现"病证同愈"的目的。

# 脏腑学说研究的展望

回顾现代医学对脏腑学说的研究，我们进一步认识到：没有中医，就没有中西医结合，离开脏腑学说，中西医结合将荡然无存。李致重的《告别中医西化》，要用"中西医配合"取代"中西医结合"，在他看来，这个地球上存在着"两种成熟的医学体系"，而且，这"两种医学"具有"不可通约性"[8]。皋永利教授的《中西医通约的内在依据》[9]则认为，"中西医结合是有其内在依据的"，中西医的"关系是建立在结构（包括实体的和非实体的）之上的，没有结构的关系是不存在的。所以深化关系认识，首先要深化对结构的认识，关系与结构的不可分离是中西医走向统一的重要内在条件"。我很赞赏皋永利教授的观点。因此，我们应当从中西医结合研究和未来世界医学的发展趋向中，展望中医脏腑学说的无限生命力。

**（一）"病证结合"模式的建立是中西医结合也是脏腑学说研究进入新时期的重要标志**

1. "病证结合"模式为中西医结合研究树起了划时代的历史丰碑。这一模式是指西医"辨病诊断"和中医"辨证诊断"结合的方式。它已经深入到中西两个医学理论体系之中，抓住了两个体系中作为认识和治疗单位的"证"和"疾病"。把现代医学"疾病"的概念移植到中西医结合临床实践之中，为实现医学进步开辟出了广阔的领域。这不仅在同一种现代医学"疾病"准确诊断基础上，根据疾病过程不同阶段所出现的不同的"证"，实行"病中辨证"，类似于中医"同病异治"的思路，还在几种不同的现代医学"疾病"准确诊断基础上，根据几种疾病在某一阶段所出现的相同的"证"，实行"病间辨证"，类似于中医"异病同治"的思路。并且，依此建立"病证结合"的证型，进行立法、组方、遣药。也就是说，除了采用中医宏观辨证的内容外，还充分吸纳了西医疾病的病原学与病理生理学微观辨证的内容。如此，往往能够达到单纯中医或单纯西医难能达到的"病证同治""病证同愈"的最佳疗效。在一系列长期、大量的临床观察研究中，取得了有目共睹的丰硕成果。

2. "病证结合"模式开启了实验医学的大门。中西医结合研究的先行者们进行了亘古未曾有过的大规模、多学科的实验研究。这有助于中医全面认识西医在大约400多年的分析还原时代所建立起来的以病原学和病理学为支柱的基础医学各学科的内容，并吸纳其成果，以充实、革新并提高自身的理论与技术水平。

3. "病证结合"模式的局限性。正如匡调元教授所说：一是"可喜的初级阶段"；二是"在'病'与'证'的交叉点上存在着一个大'缺口'"。他还指出，要使之发展到高级阶段，除了设法从理论认识上和物质基础上填补这个"缺口"外，还应强调代谢、机能与结构的统一，疾病与证的统一和中西医的整体统一[6]。

**（二）关于"病理过程"与"证"结合假说**[10][11]

"病理过程"与"证"结合假说，是李振英医师《中西医结合点之研究》[12]一书的主要内容。我认为，他在中西医结合临床理论研究方面的思路新颖、见解独到。

1. 李振英医师从现代医学的《病理生理学》[13]中移植了"病理过程"这个概念，探索了"病理过程"与中医"证"的若干共同的病理生理学特征，认为二者具有平行的相关关系，并且认为中医主要"证"的病理生理学基础就是"病理过程"，"证"的本质就是"病理过程"所包括的代谢、机能和形态结构的异常变化。如此，在诊病与辨证过程中，就可以实现代谢、机能与结构变化的统一。

2. "病理过程"与"证"结合假说为"病证结合"模式找到了"疾病"与"证"的结合点，这个结合点就是"病理过程"。通过"病理过程"与"证"结合，不仅可以填补"疾病"与"证"交叉点上的缺口，还可以实现"疾病"与"证"的统一，以克服诊病与辨证的"两张皮"状态，进而促使中西医结合研究从临床结合的初级阶段逐渐向理论探讨的高级阶段过渡，最终实现中西两医的整体统一。

3. 我认同李振英假说的学术意义：（1）有利于促进中医"证"的客观化、规范化研究；（2）有利于实施科学有序的个体化治疗原则；（3）在21世纪，或可成为中西医结合临床理论研究的新起点。

### （三）中西两医融合是未来世界医学发展的趋向

1. 中西医结合是实现中医药现代化的便捷途径。中医药现代化可能存在多种途径，但拒绝中西医结合，是舍弃了"同气相求"的原则，也有悖于英国人李约瑟博士提出的"世界科学演进律"[14]。因此，最为便捷的途径还是中西医结合。李潮源先生说，"古代西方医学和中医学一样，都具有朴素的系统观，当分析还原思想在西方医学中立足之后"，"中医学未引入还原论与决定论"，"这最终导致了中医学与现代医学的强裂差异"[15]。西方医学从朴素的系统观出发，经过分析还原，建立了基础医学学科，形成了"生物医学模式"，而今已趋向现代系统观，转变为"生物—心理—社会医学模式"，并且酿造了一整套比较完善的现代医学理论体系，在世界医学之林中居于主流医学地位。这似乎已经呈现出了从宏观到微观，再从微观到宏观的一次正在进行中的循环。下一次循环必然是螺旋式上升中的新的环境、新的条件、新的创造、新的思维模式。李潮源先生还说："未来医学需要选择系统观，而系统观也必然使现代医学与中医学走向一体化。"[15]

2. 中西两医融合还需要一个相当长的历史时期。根据李约瑟提出的"世界科学演进律"来预测中西医相融合的时间，如果"超越点"定在1900年，"时间间隔"按200年考虑，则"融合点"可能在2100年。如果"时间间隔"是300年或更长一些，那么中西医的全面融合恐怕是23世纪及其之后的事情[14]。

中西两医融合是世界医学科学发展的必然趋势，未来必定会产生出一个更加光辉灿烂的一体化的世界医学。"譬大道之在天下，犹川谷之于江海"（《老子》第三十二章语）。

### 参考文献

[1] 王文健.现代中医药应用与研究大系·实验研究［M］.上海：上海中医药大学出版社，1992：19-153.

[2] 杨麦青.伤寒论现代临床研究［M］.北京：中国中医药出版社，1992：19-153.

［3］陈维养.陈可冀医学选集［M］.北京：北京大学医学出版社，2002：304-313.

［4］吴咸中.中西医结合治疗急腹症［M］.天津：天津科技出版社，1972.

［5］许自诚.中医脏腑学说的研究与运用［M］.兰州：甘肃科学技术出版社，1995：92-96，143-165.

［6］匡调元.中医病理研究［M］.上海：上海科技出版社，1980：108-114，185-195.

［7］梁月华等.中医寒热证本质的初步研究［J］.中华医学，1979，12（59）.

［8］李致重.告别中医西化［N］.中国中医药报，2012-12-12（3）.

［9］皋永利.中西医通约的内在依据［N］.中国中医药报，2011-10-17（3）.

［10］许自诚.中西医结合理论研究的新起点——评李振英《中西医结合点之研究》［N］.中国中医药报，2011-05-25（4）.

［11］李振英."病理过程"与"证"结合假说或成中西医结合理论研究新起点［N］.中国中医药报，2012-09-24（3）.

［12］李振英.中西医结合点之研究［M］.兰州：兰州大学出版社，2010.

［13］吴其夏等.新编病理生理学［M］.北京：中国协和医科大学出版社，1999：1-2.

［14］祝世讷.中西医结合临床研究思路与方法学［M］.北京：科学出版社，2002：105-106.

［15］李潮源.医学的人择与回归［M］.北京：世界科学出版社，1998：37-81.

# 第二篇

## 主要病证　现代类编

李振英　类编

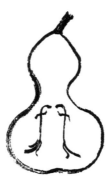

Δ《伤寒论》《温病条辨》与《金匮要略》中所论述的"证",数量虽有限,但却几乎涵盖了当时已知的感染性和非感染性疾病,显现了这些临床医学经典著作的核心学术价值。现代《病理生理学》所论述的"病理过程",数量也是有限的,但也几乎涵盖了现今已知的感染性和非感染性疾病,显示了基础医学的理论威力及其对于临床医学的指导作用。

——李振英《中西医结合点之研究》

Δ"证"是构成中医理论体系的"细胞",也是中医诊断与治疗的理论基础。这些表现于临床的"证",都有其机体内在的病理生理学基础——"病理过程"(含病理反应、病理改变、病理状态)。

——李振英《中西医结合点之研究》

Δ《伤寒论》乃是从不同疾病比较其症候群间质的差异,寻求内在差异,将一切急性经过的病证通过若干次方证反馈,包括有效、无效乃至对不可逆转范围的临床观察,将之划分为六个不同的病理变化阶段,那便是太阳、阳明、少阳、太阴、少阴、厥阴六病症候群。

——杨麦青《〈伤寒论〉现代临床研究》

# 《伤寒论》与《温病条辨》主要病证现代类编①

## 凡　例

1. 本文引用的《伤寒论》条文，以上海科学技术出版社1964年2月第1版，成都中医学院主编，中医学院试用教材重印本《伤寒论讲义》为准。

2. 《伤寒论》原文，每条目数前加伤寒论汉语拼音首个字母，如第1条，标为S-1。

3. 所引《温病条辨》原文，以人民卫生出版社1972年12月第1版，清·吴瑭（鞠通）著《温病条辨》为准。

4. 《温病条辨》原文，每条目数前加温病条辨书名及其上、中、下焦汉语拼音首个字母，如温病条辨上焦篇第4条，标为W-S-4。

5. 本文取名《〈伤寒论〉与〈温病条辨〉主要病证现代类编》者：（1）不取《伤寒论》太阳病、阳明病、少阳病、太阴病、少阴病、厥阴病的篇名及排序，亦不取《温病条辨》上焦、中焦、下焦的篇名及排序；（2）对《伤寒论》与《温病条辨》中的症候群与综合征（综合起来就是中医的"证"，即Syndrome，或曰"病证"），依其在传染病病程中，于潜伏期之后的前驱期、症状明显期及恢复期中出现的大致顺序排列之；（3）对每组病证，尽可能在"提示"中指出其机体内在的结构、机能与代谢的病理生理学变化——"病理过程"（或病理反应、病理改变、病理状态）。

---

① 本文由李振英完成于2017年1月2日。

6. 本文主要选取有方有证的条目，在每个病证之下，采用"以证带方""以方论证"的体例，先列病证，再列方药及条文。所列方药，只举组成，不举剂量及用法。

# 前　言

　　《伤寒论》原为《伤寒杂病论》的组成部分，大约成书于公元3世纪初（200—210年），距今1800多年；《温病条辨》出版于清嘉庆十七年（1786年），距今200多年。这两部书都是中国传统医学关于传染病的主要专著。

　　两部书的作者，都曾经历过瘟疫大流行。《伤寒论》的作者东汉张仲景（名张机，字仲景，2世纪中至3世纪）在二三十岁时，不到十年时间内，在他的家乡河南南阳曾暴发过三次瘟疫大流行，其死亡者三分有二，"伤寒"病十居其七。《温病条辨》的作者清代吴瑭（字鞠通，1758—1836年）的一生中也曾经历过多次瘟疫的流行。

　　《伤寒论》面世之际，尚处于医学发展的中古时代，它所采用的主要是自然整体观的思维方式，它所建立的医学体系是基于经验医学层面的辨证论治的临床医学体系，它系统地阐述了传染病过程各阶段所呈现的多种症候群与综合征（综合起来就是中医的"证"），并为之立法、组方、遣药，至今仍为中医学的规矩与典范。《温病条辨》的出版，从时间上说，虽已进入医学发展的分析时代，但就其思维方式及体例而言，与《伤寒论》并无二致。在具体内容上，虽不能否认它对《伤寒论》的补充与修正，但由于社会历史条件的限制，未能吸纳分析时代的近代医学所采用的分析还原的实验研究方法，也未能引入细胞病理学与病原微生物学等基础医学学科的研究成果，它依然沿用着《伤寒论》的思维方式，所建立的临床医学体系仍然属于《伤寒论》所代表的中古医学。

　　《伤寒论》的六经辨证，《温病条辨》的三焦辨证，还有叶天士所创立的卫气营血辨证，包括渗于三者之中的八纲辨证、气血津液辨证及病因辨证，共同揭示了传染病发生、发展及演变的客观规律，并且创造了一整套传染病辨证论治的理论与方法。六经辨证、卫气营血辨证和三焦辨证有一个共同特征，即其辨证的落脚点都要阐述病证的脏腑、经络和肢体定位。比如：在《伤寒论》中，桂枝加葛根汤的"太阳病，项背强几几，反汗出恶风者"，是风邪客于太阳经俞的病证（S-14）；甘草附子汤的"风湿相搏，骨节疼痛，掣痛不得屈伸，近之则痛剧，汗出短气，小便不利，恶风不欲去衣，或身微肿者"，是风湿蓄于关节的病证（S-180），炙甘草汤的"伤寒、脉结代、心动悸"，是心阳不振，心律不齐的病证（S-182）；小柴胡汤的"伤寒五六日，中风，往来寒热，胸胁苦满，嘿嘿不欲饮食，心烦喜呕"，是邪热郁于胸胁、肝胆及胃肠的病证（S-98）；"太阳之为病，脉浮，头项强痛而恶寒"（S-1），"阳明之为病，胃家实是也"（S-185），"少阳之为病，口苦、咽干、目眩也"（S-246），"太阴之为病，腹满而吐，食不下，自利益甚，时腹自痛"（S-273），"少阴之为病，脉微细，但欲寐也"（S-281），"厥阴之为病，消渴，气上撞心，心中疼热，饥而不欲食，食则吐蛔，下之，利不止"（S-326）等病证，都有其明确的脏腑经络定位。可见，脏腑经络学说是中医理论体系的核心。

《温病条辨》中所辨析之病证，比如："凡病温者，始于上焦，在手太阴"；"太阴温病，恶风寒，服桂枝汤已，恶寒解，余病不解者，银翘散主之"；"邪入心包，舌蹇肢厥，牛黄丸主之，紫雪丹亦主之"；"温病咽痛喉肿，耳前耳后肿、颊肿、面正赤，或喉不痛，但外肿，甚则耳聋，俗名大头瘟、虾蟆瘟者"；"阳明温病，下利谵语，阳明脉实，或滑疾者，小承气汤主之；脉不实者，牛黄丸主之，紫雪丹亦主之"；"寒湿伤脾胃两阳，寒热，不饥，吞酸，形寒，或脘中痞闷，或酒客湿聚，苓姜术桂汤主之"；"热邪深入，或在少阴，或在厥阴，均宜复脉"；"老年久痢，脾阳受伤，食滑便泻，肾阳亦衰，双补汤主之"，等等。可以看出，《温病条辨》的三焦辨证充分运用着《伤寒论》的六经辨证，并且寓卫气营血辨证、八纲辨证、气血津液辨证及病因辨证于其中，其目标都为"证"的确立而定位、定性、定病情发展。《温病条辨·凡例》亦明确指出："是书着眼处全在认证无差，用药先后缓急得宜，不求识证之真，而妄议药之可否，不可与言医也。"可见，"证"既是构成中医临床理论体系的"细胞"，又是中西医结合研究的"中心环节"。

医学发展至今日，反观《伤寒论》与《温病条辨》所建立的辨证论治的临床医学体系，在医学发展进入分析时代（大约自我国明朝中叶开始）的约400年间，就其思维方式及临床医学体系而言，依然滞育于《伤寒论》的自然整体观及经验医学的阶段。至今，我们所能看到的中医理论体系，依然是鸦片战争以前的经典体系。由于没有病原学及病理学的支持，在分析时代，中医未能建立起近代医学意义上的"疾病"的概念，也未能建立起"生物医学"模式。

中医在传染病学的研究上，最早的贡献是在免疫学方面。预防天花的人痘疫苗，出自炼丹家之手，故称丹苗。根据李约瑟博士考证，炼丹家创造的人痘接种术，在道家的神秘主义圈子里大约流传了500多年，至公元1000年，才经土耳其传到欧洲。英国的乡村医生爱德华·詹纳幼年时也曾接种过人痘，后来，他发明了牛痘疫苗，以至牛痘疫苗在全世界被广泛应用，直至1979年，世界卫生组织（WHO）郑重宣布，"天花在地球上绝迹"。在传染病的病因学研究方面，15世纪至16世纪，明代汪机曾突破《内经》"冬伤于寒，春必病温"的"伏气温病"说，提出了"新感温病"说。17世纪，清代吴有性（字又可）突破六淫伤人皆从皮毛而入的观点，提出了自口鼻而入的"戾气"说，可谓之"吴又可猜想"。但是破译这一猜想的却是同为17世纪的荷兰人安东·列文虎克。他在不知道"吴又可猜想"存在的背景下，用他自己发明的显微镜发现了细菌，并首先断言，细菌能引起感染性疾病。大约100年后，清嘉庆十七年（1786年）《温病条辨》一书出版，又过了大约100年，于1875年由法国人Pasteur（1822—1895年）证明了列文虎克的发现。

《伤寒论》和《温病条辨》由于未能得到病原学和病理学的支持，就显露出了它们的历史局限性。比如，《伤寒论》和《温病条辨》虽然已经认识到了传染病病程的客观规律，现代医学研究亦证明，传染病病程有其一定的顺序与规律。一般分为四期，顺序为潜伏期、前驱期（相当于太阳病、卫分证)、症状明显期(相当于阳明病、少阳病、太阴病、少阴病、厥阴病或气分证、营分证、血分证)和恢复期(相当于瘥后调理)。这与六经辨证、三焦辨证和卫气营血辨证所揭示的传染病病程极为相似,都表明传染病有着由表及里、由浅入深、由轻而重的传变过程。但对于传变的始动原因却存在着认识上的误区。比如:认为太阳病转属阳明的原因是"本太阳初得病时,发其汗,汗先出不彻,因转属阳明也"(S-190);太阳病所以成为"结胸"及"痞"的原因则是"病发于阳而反下之,热入因作结胸;病发于阴而反下之,因作痞也,所以成结胸者,以下之太早故也"(S-134);太阳病下利的成因是"太阳病,桂枝证,医反下之,利遂不止"(S-34)等。

六经辨证中的太阳病、阳明病、少阳病、太阴病、少阴病、厥阴病,犹如三焦辨证中之上焦、中焦、下焦,卫气营血辨证中的卫分、气分、营分及血分证,只是传染病病程中某阶段临床表现的综合。《伤寒论》六经之为病的大纲,是六大症候群,并不是一个个独立的疾病。《伤寒论》为"中风""伤寒""结胸""痞"等立法、处方、用药,而不为太阳病等六大病证立法、处方、用药。可见,六病不能作为治疗单位的"证"。治疗单位的"证",不仅有脏腑经络之定位,阴阳虚实寒热之定性,更重要的是,它还具有相应的治则、处方与用药。《温病条辨》所列举的九种温病(风温、温热、温疫、温毒、暑温、湿温、秋温、冬温、温疟),也不能认为是独立存在的九种疾病,在不明确病原学的条件下,这些概念的内涵与外延是难以界定的。在辨证论治中,其落脚点还在于治疗单位的"证",如《温病条辨》上焦篇第4条,不论"风温、温热、温疫、冬温",但见"初起恶风寒者,桂枝汤主之;但热不恶寒而渴者,辛凉平剂银翘散主之"。中焦篇及下焦篇所列举的"风温、温热、温疫、温毒、冬温"以及"湿温""秋燥""暑温、伏暑""寒湿、湿温"等,也只是作为一种较高层次的"证",其下则条辨各证。《温病条辨》中,汪机在按语中还曾提出"温热、湿温,为本书两大纲","温热从口鼻吸受,并无寒证","湿温为三气杂感,浊阴弥漫,有寒有热,传变不一"。可见,九种温病的划分,在传染病的辨证论治中也只是起着"大纲"的作用。

相比而言，分析时代的近代医学借助数、理、化、天、地、生六大学科的研究成果，它所采取的研究方法主要是分析还原的实验研究方法，其思维方式主要是追求因果关系的形式逻辑的纵向思维。近代医学在约400年的历史中，建立起了解剖学、生理学、病理学及药理学等基础医学学科，揭示了健康与疾病的一系列内在机制与规律，提出了一系列具有实证的、定量的理化指标，使认识更明确，更具操作性。直到今天，现代的西医学还在运用着还原论思维所带来的巨大效应。只是因为近代医学建立起来的"疾病"的概念，是分析还原论的纵向思维的产物，而见于《伤寒论》《温病条辨》中的我国古代医学的"证"的概念，则是自然整体观的横向思维的产物。在当时，"疾病"与"证"还不具备统一的条件。

20世纪，医学的发展进入了"整体医学观"（Holistic Medicine）时代，在新兴的病理生理学学科中，以研究活的整体为对象，系统研究了"典型病理过程"，其所采用的思维方式主要是辩证综合的横向思维，它所建立的"病理过程"的概念就是横向思维的产物。伴随着病理生理学研究的发展，提出并建立了现代的"生物—心理—社会医学模式"。

整体医学观时代的病理生理学与自然整体时代的以《伤寒杂病论》为代表的中古医学使用着相同的横向思维方式。"病理过程"与"证"虽然产生于不同的时代，但都是横向思维的产物，都属于"横断医学"的范畴，二者的结合实质上也是两个横断医学的结合。两个"横断医学"在21世纪相逢、相识、相撞、相结合，这也许是一次偶然邂逅，然而，必然性寓于偶然性之中，没有新兴的病理生理学，就不可能产生"病理过程"这个全新的医学概念，也就不可能提出"证"与"病理过程"相关、相结合的医学命题与假说。病理生理学为"疾病"与"证"统一，也为中西医统一创造了必需的理论条件。

本文以一种新的视角，即"证"与"病理过程"相关、相结合的视角，对于《伤寒论》与《温病条辨》中的十六个主要病证（从《伤寒论》原文396条、《温病条辨》原文265条中归整之），按其在传染病病程中出现的大致顺序类编为十六章。对每一个主要病证，除在"提示"中概述其与某些传染病的关系外，尽可能指出"证"所以产生的机体内在的病理生理学基础——"病理过程"（或病理反应、病理改变、病理状态）。在每一个主要病证之下，列举若干方剂，每一首方剂，实质上代表着十六个主要病证之下的治疗单位的"证"，如桂枝汤证、麻黄汤证、银翘散证、葛根汤证、大青龙汤证、白虎汤证、白虎加人参汤证、大柴胡汤证、大承气汤证、清宫汤证、真武汤证、炙甘草汤证、五苓散证、小青龙汤证、小柴胡汤证、白头翁汤证、四逆汤证、独参汤证、生脉散证，等等。《伤寒论》与《温病条辨》在传染病治疗中，存在着一个共同的"误区"。《伤寒论》区别六经病而失误于不能分别对待六经病所包含的不同病因、病变的现代医学的病种，《温病条辨》区别上、中、下焦及卫、气、营、血分之变而亦存在着《伤寒论》之失误。这是历史的缺憾（或曰历史空白），是还不能将针对病原体及病理改变的治疗贯穿于传染病的全过程。

张仲景著《伤寒杂病论》之时，"感往昔之沦丧，伤横夭之莫救，乃勤求古训，博采众方"，"为《伤寒杂病论》，合十六卷"。告诫后学曰："虽未能尽愈诸病，庶可以见病知源，若能寻余所集，思过半矣。"吴鞠通著《温病条辨》自序云："因有志采辑历代名贤著述，去其驳杂，取其精微，间附己意，以及考验，合成一书，名曰《温病条辨》。"约历23年，方成斯书。1800多年后再读《伤寒论》，200多年后再读《温病条辨》之日，医学的发展已经跨入了"整体医学观"时代。没有科学的历史观，就不可能产生科学的发展观。本文藉现代病理生理学关于"典型病理过程"的论述，试图以之"破译"《伤寒论》与《温病条辨》中的主要病证，采用以证带方、以方论证的体例，在全面系统地展示其方证的基础上，揭示"证"与"病理过程"之机体内在的共同的病理生理学基础及特征，即其必然联系。为中医与现代医学融合寻求可行的途径与方法，为"病理过程"与"证"结合创造必需的条件。

# 细　目

第
二
篇　主要病证　现代类编

第二篇　主要病证　现代类编

第二篇　主要病证　现代类编

第二篇　主要病证　现代类编

# 第一章 发 热

　　发热是人体对致病因子的一种病理生理反应，是传染病发生发展过程中的突出症状。在传染病的前驱期（太阳病，手太阴卫分证）、症状明显期（阳明病，少阳病、太阴病、少阴病、厥阴病及/或气分、营分、血分证）以至恢复期，都可以见到不同程度的发热。在传染病的病程中，发热又多表现为不同病证的伴随症状。发热的治疗原则是"解热"，《伤寒论》与《温病条辨》都有多种解热的方剂及其所对应的脉证。有许多方证寓"解毒"于其中。这些方证，能够充分体现中医治疗"发热"的理念及个体化治疗原则。

　　**1. 桂枝汤方**：桂枝　芍药　甘草　生姜　大枣
　　△"太阳病，发热，汗出，恶风，脉缓者，名为中风"（S-2）。
　　△"太阳中风，阳浮而阴弱，阳浮者热自发，阴弱者汗自出，啬啬恶寒，淅淅恶风，翕翕发热，鼻鸣干呕者，桂枝汤主之"（S-12）。
　　△"太阳病，头痛，发热，汗出，恶风，桂枝汤主之"（S-13）。
　　△"太阳病，下之后，其气上冲者，可与桂枝汤，方用前法；若不上冲者，不得与之"（S-15）。
　　△"太阳病，初服桂枝汤，反烦不解者，先刺风池、风府，却与桂枝汤则愈"（S-24）。
　　△"太阳病，外证未解，脉浮弱者，当以汗解，宜桂枝汤"（S-42）。
　　△"太阳病，外证未解，不可下也，下之为逆；欲解外者，宜桂枝汤"（S-44）。
　　△"太阳病，先发汗，不解，而复下之，脉浮者不愈。浮为在外，而反下之，故令不愈。今脉浮，故知在外，当须解外则愈，宜桂枝汤"

（S-45）。

△"病常自汗出者，此为荣气和，荣气和者，外不谐，以卫气不共荣气谐和故尔，以荣行脉中，卫行脉外，复发其汗，荣卫和则愈，宜桂枝汤"（S-53）。

△"病人藏无他病，时发热自汗出而不愈者，此卫气不和也，先其时发汗则愈，宜桂枝汤"（S-54）。

△"伤寒发汗，已解，半日许复烦，脉浮数者，可更发汗，宜桂枝汤"（S-57）。

△"太阳病，发热汗出者，此为荣弱卫强，故使汗出，欲救邪风者，宜桂枝汤"（S-97）。

△"太阴病，脉浮者，可发汗，宜桂枝汤"（S-276）。

△"吐利止而身痛不休者，当消息和解其外，宜桂枝汤小和之"（S-386）。

△"阳明病，脉迟，汗出多，微恶寒者，表未解也，可发汗，宜桂枝汤"（S-236）。

△"伤寒，医下之，续得下利清谷不止，身疼痛者，急当救里；后身疼痛，清便自调者，急当救表。救里，宜四逆汤；救表，宜桂枝汤"（S-93）。

△"太阴风温、温热、温疫、冬温，初起恶风寒者，桂枝汤主之"（W-S-4）。

△"伤燥，如伤寒太阳证，有汗，不咳，不呕，不痛者，桂枝汤小和之"（W-S-3）。

△"温病解后，脉迟，身凉如水，冷汗自出者，桂枝汤主之"（W-X-33）。

**2. 麻黄汤方：**麻黄 桂枝 甘草 杏仁

△"太阳病，或已发热，或未发热，必恶寒，体痛，呕逆，脉阴阳俱紧者，名为伤寒"（S-3）。

△"太阳病，头痛发热，身疼腰痛，骨节疼痛，恶风，无汗而喘

者，麻黄汤主之"（S-35）。

△"太阳病，脉浮紧，无汗，发热，身疼痛，八九日不解，表证仍在，此当发其汗。服药已微除，其人发烦，目瞑，剧者必衄，衄乃解，所以然者，阳气重故也。麻黄汤主之"（S-46）。

△"太阳与阳明合病，喘而胸满者，不可下，宜麻黄汤"（S-36）。

△"脉浮者，病在表，可发汗，宜麻黄汤"（S-51）。

△"脉浮而数者，可发汗，宜麻黄汤"（S-52）。

△"伤寒，脉浮紧，不发汗，因致衄者，麻黄汤主之"（S-55）。

△"阳明病，脉浮，无汗而喘者，发汗则愈，宜麻黄汤"（S-237）。

**3. 桂枝加葛根汤方：**葛根　桂枝　芍药　生姜　甘草　大枣

△"太阳病，项背强几几，反汗出恶风者，桂枝加葛根汤主之"（S-14）。

**4. 桂枝去芍药汤方：**桂枝　甘草　生姜　大枣

**桂枝去芍药加附子汤方：**桂枝　甘草　生姜　大枣　附子

△"太阳病，下之后，脉促，胸满者，桂枝去芍药汤主之；若微恶寒者，桂枝去芍药加附子汤主之"（S-22）。

**5. 桂枝麻黄各半汤方：**桂枝　芍药　生姜　甘草　麻黄　大枣　杏仁

△"太阳病，得之八九日，如疟状，发热恶寒，热多寒少，其人不呕，清便欲自可，一日二三度发。脉微缓者，为欲愈也；脉微而恶寒者，此阴阳俱虚，不可更发汗、更下、更吐也；面色反有热色者，未欲解也，以其不得小汗出，身必痒，宜桂枝麻黄各半汤"（S-23）。

**6. 桂枝二麻黄一汤方：**桂枝　芍药　麻黄　生姜　杏仁　甘草　大枣

△"服桂枝汤，大汗出，脉洪大者，与桂枝汤，如前法；若形似疟，一日再发者，汗出必解，宜桂枝二麻黄一汤"（S-25）。

**7. 桂枝二越婢一汤方：**桂枝　芍药　麻黄　甘草　大枣　生姜　石膏

△"太阳病，发热恶寒，热多寒少，脉微弱者，此无阳也，不可发汗，宜桂枝二越婢一汤"（S-27）。

**8. 葛根汤方：**葛根 麻黄 桂枝 生姜 甘草 芍药 大枣

△"太阳病，项背强几几，无汗，恶风者，葛根汤主之"（S-31）。

**9. 葛根加半夏汤方：**葛根 麻黄 甘草 芍药 桂枝 生姜 半夏 大枣

△"太阳与阳明合病，不下利，但呕者，葛根加半夏汤主之"（S-33）。

**10. 大青龙汤方：**麻黄 桂枝 甘草 杏仁 生姜 大枣 石膏

△"太阳中风，脉浮紧，发热恶寒，身疼痛，不汗出而烦躁者，大青龙汤主之。若脉微弱，汗出恶风者，不可服之；服之则厥逆，筋惕肉瞤，此为逆也"（S-38）。

△"伤寒，脉浮缓，身不疼，但重，乍有轻时，无少阴证者，大青龙汤发之"（S-39）。

**11. 白虎加人参汤方：**知母 石膏 甘草 粳米 人参

△"服桂枝汤，大汗出后，大烦渴不解，脉洪大者，白虎加人参汤主之"（S-26）。

△"伤寒，若吐若下后，七八日不解，热结在里，表里俱热，时时恶风，大渴，舌上干燥而烦，欲饮水数升者，白虎加人参汤主之"（S-173）。

△"伤寒，无大热，口燥渴，心烦，背微恶寒者，白虎加人参汤主之"（S-174）。

△"伤寒，脉浮，发热无汗，其表不解，不可与白虎汤；渴欲饮水无表证者，白虎加人参汤主之"（S-175）。

△"太阴温病，脉浮大而芤，汗大出，微喘，甚至鼻孔扇者，白虎加人参汤主之；脉若散大者，急用之，倍人参"（W-S-8）。

△"形似伤寒，但右脉洪大而数，左脉反小于右，口渴甚，面赤，汗大出者，名曰暑温，在手太阴，白虎汤主之；脉芤甚者，白虎加人参汤主之"（W-S-22）。

△"手太阴暑温，或已经发汗，或未发汗，而汗不止，烦渴而喘，脉洪大有力者，白虎汤主之；脉洪大而芤者，白虎加人参汤主之"（W-

S-26）。

△"太阴伏暑……脉虚大而芤者，仍用人参白虎法"（W-S-40）。

12. **白虎汤方**：知母　石膏　甘草　粳米

△"伤寒，脉浮滑，此表有热，里有寒，白虎汤主之"（S-181）。

△"太阴温病，脉浮洪，舌黄，渴甚，大汗，面赤，恶热者，辛凉重剂白虎汤主之"（W-S-7）。

△"太阴伏暑……脉洪大，渴甚汗多者，仍用白虎法"（W-S-40）。

13. **玉女煎去牛膝熟地加细生地元参方**：生石膏　知母　元参　细生地　麦冬

△"太阴温病，气血两燔者，玉女煎去牛膝加元参主之"（W-S-10）。

14. **犀角地黄汤方**：干地黄　生白芍　丹皮　犀角

△"太阴温病，血从上溢者，犀角地黄汤合银翘散主之"（W-S-11）。

15. **雪梨浆方、五汁饮方**：梨汁、荸荠汁、鲜苇根汁、麦冬汁、藕汁

△"太阴温病，口渴甚者，雪梨浆沃之；吐白沫黏滞不快者，五汁饮沃之"（W-S-12）。

△"阳明温病，渴甚者，雪梨浆沃之"（W-Z-34）。

16. **清暑益气汤方**：黄耆　黄柏　麦冬　青皮　白术　升麻　当归　炙草　神曲　人参　泽泻　五味子　陈皮　苍术　葛根　生姜　大枣

△"《金匮》谓太阳中暍，发热恶寒，身重而疼痛，其脉弦细芤迟，小便已，洒然毛耸，手足逆冷，小有劳，身即热，口开前板齿燥，若发其汗，则恶寒甚，加温针，则发热甚，数下，则淋甚，可与东垣清暑益气汤"（W-S-23）。

17. **新加香薷饮方**：香薷　银花　鲜扁豆花　厚朴　连翘

△"手太阴暑温，如上条证，但汗不出者，新加香薷饮主之"（W-S-24）。

**18. 白虎加苍术汤方**：白虎汤加苍术

△ "手太阴暑温……身重者，湿也，白虎加苍术汤主之"（W-S-26）。

**19. 清络饮方**：鲜荷叶边　鲜银花　西瓜翠衣　鲜扁豆花　丝瓜皮　鲜竹叶心

△ "手太阴暑温，发汗后，暑证悉减，但头微胀，目不了了，余邪不解者，清络饮主之"（W-S-27）。

**20. 清络饮加杏仁薏仁滑石汤方**

△ "暑温寒热，舌白不渴，吐血者，名曰暑瘵，为难治，清络饮加杏仁、薏仁、滑石汤主之"（W-S-32）。

**21. 三仁汤方**：杏仁　飞滑石　白通草　白蔻仁　竹叶　厚朴　生薏仁　半夏

△ "头痛恶寒，身重疼痛，舌白不渴，脉弦细而濡，面色淡黄，胸闷不饥，午后身热，状若阴虚，病难速已，名曰湿温。汗之则神昏耳聋，甚则目瞑不欲言，下之则洞泄，润之则病深不解，长夏深秋冬日同法，三仁汤主之"（W-S-43）。

**22. 竹叶石膏汤方**：竹叶　石膏　半夏　麦门冬　人参　甘草　粳米

△ "伤寒解后，虚羸少气，气逆欲吐，竹叶石膏汤主之"（S-396）。

**23. 减味竹叶石膏汤方**：竹叶　石膏　麦冬　甘草

△ "阳明温病，脉浮而促者，减味竹叶石膏汤主之"（W-Z-2）。

**24. 增液汤方**：元参　麦冬　细生地

△ "阳明温病，无上焦证，数日不大便，当下之，若其人阴素虚，不可行承气者，增液汤主之。服增液汤已，周十二时观之，若大便不下者，合调胃承气汤微和之"（W-Z-11）。

△ "阳明温病，下后二三日，下证复现，脉下甚沉，或沉而无力，止可与增液，不可与承气"（W-Z-16）。

**25. 益胃汤方**：沙参　麦冬　冰糖　细生地　玉竹

△ "阳明温病，下后汗出，当复其阴，益胃汤主之"（W-Z-12）。

△ "阳明温病，下后脉静，身不热，舌上津回，十数日不大便，可

与益胃、增液辈，断不可再与承气也。下后舌苔未尽退，口微渴，面微赤，脉微数，身微热，日浅者亦与增液辈，日深舌微干者，属下焦复脉法也。勿轻与承气，轻与者肺燥而咳，脾滑而泄，热反不除，渴反甚也，百日死"（W-Z-33）。

△ "温病愈后，或一月，至一年，面微赤，脉数，暮热，常思饮不欲食者，五汁饮主之，牛乳饮亦主之。病后肌肤枯燥，小便溺管痛，或微燥咳，或不思食，皆胃阴虚也，与益胃五汁辈"（W-X-35）。

**26. 清燥汤方：**麦冬　知母　人中黄　细生地　元参

△ "下后无汗，脉不浮而数，清燥汤主之"（W-Z-14）。

**27. 护胃承气汤方：**生大黄　元参　细生地　丹皮　知母　麦冬

△ "下后数日，热不退，或退不尽，口燥咽干，舌苔干黑，或金黄色，脉沉而有力者，护胃承气汤微和之；脉沉而弱者，增液汤主之"（W-Z-15）。

**28. 新加黄龙汤方：**细生地　生甘草　人参　生大黄　芒硝　元参　麦冬　当归　海参　姜汁

**宣白承气汤方：**生石膏　生大黄　杏仁粉　栝楼皮

**导赤承气汤方：**赤芍　细生地　生大黄　黄连　黄柏　芒硝

**牛黄承气汤方：**安宫牛黄丸二丸，化开，调生大黄末三钱，先服一半，不知再服。

**增液承气汤方：**增液汤内加大黄、芒硝。

△ "阳明温病，下之不通，其证有五：应下失下，正虚不能运药，不运药者死，新加黄龙汤主之。喘促不宁，痰涎壅滞，右寸实大，肺气不降者，宣白承气汤主之。左尺牢坚，小便赤痛，时烦渴甚，导赤承气汤主之。邪闭心包，神昏舌短，内窍不通，饮不解渴者，牛黄承气汤主之。津液不足，无水舟停者，间服增液，再不下者，增液承气汤主之"（W-Z-17）。

**29. 银翘汤方：**银花　连翘　竹叶　生甘草　麦冬　细生地

△ "下后无汗脉浮者，银翘汤主之；脉浮洪者，白虎汤主之；脉洪

而扤者，白虎加人参汤主之"（W-Z-13）。

30.**青蒿鳖甲汤方**：青蒿　鳖甲　细生地　知母　丹皮

△"夜热早凉，热退无汗，热自阴来者，青蒿鳖甲汤主之"（W-X-12）。

31.**护阳和阴汤方**：白芍　炙甘草　人参　麦冬　干地黄

△"热入血室，医与两清气血，邪去其半，脉效，余邪不解者，护阳和阴汤主之"（W-X-28）。

32.**银翘散方**：银花　连翘　苦桔梗　薄荷　竹叶　生甘草　芥穗　淡豆豉　牛蒡子

　　　**银翘散去牛蒡子元参加杏仁滑石方**

　　　**银翘散加生地丹皮赤芍麦冬方**

　　　**银翘散去牛蒡子元参芥穗加杏仁石膏黄芩方**

△"太阴风温、温热、温疫、冬温，初起恶风寒者，桂枝汤主之；但热不恶寒而渴者，辛凉平剂银翘散主之"（W-S-4）。

△"太阴温病，恶风寒，服桂枝汤已，恶寒解，余病不解者，银翘散主之"（W-S-5）。

△"太阴伏暑，舌白口渴，无汗者，银翘散去牛蒡、元参加杏仁、滑石主之"（W-S-38）。

△"太阴伏暑，舌赤口渴，无汗者，银翘散加生地、丹皮、赤芍、麦冬主之"（W-S-39）。

△"太阴伏暑，舌白口渴，有汗，或大汗不止者，银翘散去牛蒡子、元参、芥穗，加杏仁、石膏、黄芩主之"（W-S-40）。

33.**桑菊饮方**：杏仁　连翘　薄荷　桑叶　菊花　苦梗　甘草　苇根

△"太阴风温，但咳，身不甚热，微渴者，辛凉轻剂桑菊饮主之"（W-S-6）。

34.**普济消毒饮去升麻柴胡黄芩黄连方**：连翘　薄荷　马勃　牛蒡子　芥穗　僵蚕　元参　银花　板蓝根　苦梗　甘草

△"温毒咽痛喉肿，耳前耳后肿，颊肿，面正赤，或喉不痛，但外

肿，甚则耳聋，俗名大头温、虾蟆温者，普济消毒饮去柴胡、升麻主之，初起一二日，再去芩，连，三四日加之佳"（W-S-18）。

35. **水仙膏方**：水仙花根捣如膏，外敷

△ "温毒外肿，水仙膏主之，并主一切痈疮"（W-S-19）。

36. **三黄二香散方**：黄连 黄柏 生大黄 乳香 没药

△ "温毒敷水仙膏后，皮间有小黄疮如黍米者，不可再敷水仙膏，过敷则痛甚而烂，三黄二香散主之"（W-S-20）。

37. **银翘马勃散方**：连翘 牛蒡子 银花 射干 马勃

△ "湿温喉阻咽痛，银翘马勃散主之"（W-S-45）。

38. **黄连黄芩汤方**：黄连 黄芩 郁金 香豆豉

△ "阳明温病，干呕口苦而渴，尚未可下者，黄连黄芩汤主之。不渴而舌滑者属湿温"（W-Z-19）。

△ "阳明温毒，杨梅疮者，以上法随其所偏而调之，重加败毒，兼与利湿"（W-Z-26）。

39. **冬地三黄汤方**：麦冬 黄连 苇根汁 元参 黄柏 银花露 细生地 黄芩 生甘草

△ "阳明温病，无汗，实证未剧，不可下，小便不利者，甘苦合化，冬地三黄汤主之"（W-Z-29）。

# 第二章　神昏谵语

　　神昏谵语是传染病病程中脑实质病变所引发的症状群，常与发热、便秘等同时存在。在治疗上，除《伤寒论》的承气汤、白虎汤外，《温病条辨》的发明，有至今沿用不绝的中医三宝"安宫牛黄丸""紫雪丹""局方至宝丹"，以及清宫汤、清营汤、加减银翘散、连梅汤及三甲复脉汤等著名方剂。

　　**1. 大承气汤方**：大黄　厚朴　枳实　芒硝

　　**小承气汤方**：大黄　厚朴　枳实

　　△ "伤寒，若吐若下后，不解，不大便五六日，上至十余日，日晡所发潮热，不恶寒，独语如见鬼状。若剧者，发则不识人，循衣摸床，惕而不安，微喘直视，脉弦者生，涩者死；微者，但发热谵语者，大承气汤主之。若一服利，则止后服"（S-217）。

　　△ "阳明病，其人多汗，以津液外出，胃中燥，大便必鞕，鞕则谵语，小承气汤主之。若一服谵语止者，更莫复服"（S-218）。

　　△ "阳明病，谵语，发潮热，脉滑而疾者，小承气汤主之。因与承气汤一升，腹中转气者，更服一升；若不转气者，勿更与之。明日又不大便，脉反微涩者，里虚也，为难治，不可更与承气汤也"（S-219）。

　　△ "阳明病，谵语，有潮热，反不能食者，胃中必有燥屎五六枚也，若能食者，但鞕耳，宜大承气汤下之"（S-220）。

　　△ "汗出谵语者，以有燥屎在胃中，此为风也。须下者，过经乃可下之。下之若早，语言必乱，以表虚里实故也。下之则愈，宜大承气汤"（S-222）。

　　△ "二阳并病，太阳证罢，但发潮热，手足漐漐汗出，大便难而谵

语者，下之则愈，宜大承气汤"（S-225）。

　　△"阳明病，下之，心中懊憹而烦，胃中有燥屎者，可攻。腹微满，初头鞕，后必溏，不可攻之。若有燥屎者，宜大承气汤"（S-240）。

　　△"病人烦热，汗出则解，又如疟状，日晡所发热者，属阳明也。脉实者，宜下之；脉浮虚者，宜发汗。下之，与大承气汤；发汗，宜桂枝汤"（S-242）。

　　△"大下后，六七日不大便，烦不解，腹满痛者，此有燥屎也；所以然者，本有宿食故也，宜大承气汤"（S-243）。

　　△"病人小便不利，大便乍难乍易，时有微热，喘冒不能卧者，有燥屎也，宜大承气汤"（S-244）。

　　△"下利，谵语者，有燥屎也，宜小承气汤"（S-373）。

　　△"阳明温病，面目俱赤，肢厥，甚则通体皆厥，不瘛疭，但神昏，不大便，七八日以外，小便赤，脉沉伏，或并脉亦厥，胸腹满坚，甚则拒按，喜凉饮者，大承气汤主之"（W-Z-6）。

　　△"阳明温病，汗多谵语，舌苔老黄而干者，宜小承气汤"（W-Z-4）。

　　△"阳明温病，下利谵语，阳明脉实，或滑疾者，小承气汤主之；脉不实者，牛黄丸主之，紫雪丹亦主之"（W-Z-9）。

　　2. **白虎汤方**：石膏　知母　甘草　粳米

　　△"三阳合病，腹满身重，难于转侧，口不仁面垢，谵语遗尿。发汗则谵语；下之则额上生汗，手足逆冷。若自汗出者，白虎汤主之"（S-224）。

　　3. **栀子豉汤方**：栀子　香豉

　　　**白虎汤加人参汤方**：石膏　知母　甘草　粳米　人参

　　　**猪苓汤方**：猪苓　茯苓　泽泻　阿胶　滑石

　　△"阳明病，脉浮而紧，咽燥口苦，腹满而喘，发热汗出，不恶寒，反恶热，身重。若发汗则躁，心愦愦，反谵语。若加温针，必怵惕，烦躁不得眠。若下之，则胃中空虚，客气动膈，心中懊憹，舌上胎

者，栀子豉汤主之；若渴欲饮水，口干舌燥者，白虎加人参汤主之；若脉浮发热，渴欲饮水，小便不利者，猪苓汤主之"（S-226）。

△"阳明病下之，其外有热，手足温，不结胸，心中懊恼，饥不能食，但头汗出者，栀子豉汤主之"（S-231）。

**4. 调胃承气汤方：** 大黄 芒硝 甘草

△"伤寒十三日，过经谵语者，以有热也，当以汤下之。若小便利者，大便当鞕，而反下利，脉调和者，知医以丸药下之，非其治也。若自下利者，脉当微厥；今反和者，此为内实也，调胃承气汤主之"（S-108）。

△"阳明温病，无汗，小便不利，谵语者，先与牛黄丸；不大便，再与调胃承气汤"（W-Z-5）。

△"阳明温病，纯利稀水无粪者，谓之热结旁流，调胃承气汤主之"（W-Z-7）。

**5. 柴胡加龙骨牡蛎汤方：** 柴胡 龙骨 黄芩 生姜 铅丹 人参 桂枝 茯苓 半夏 大黄 牡蛎 大枣

△"伤寒八九日，下之，胸满烦惊，小便不利，谵语，一身尽重，不可转侧者，柴胡加龙骨牡蛎汤主之"（S-110）。

**6. 桂枝去芍药加蜀漆牡蛎龙骨救逆汤方：** 桂枝 甘草 生姜 大枣 牡蛎 蜀漆 龙骨

△"伤寒脉浮，医者以火迫劫之，亡阳，必惊狂，卧起不安者，桂枝去芍药加蜀漆牡蛎龙骨救逆汤主之"（S-115）。

**7. 清宫汤方：** 元参 莲子心 竹叶卷心 连翘心 犀角尖 连心麦冬（热痰盛加竹沥、梨汁；咯痰不清，加栝楼皮；热毒盛加金汁、人中黄；渐欲神昏，加银花、荷叶、石菖蒲）

**安宫牛黄丸方：** 牛黄 郁金 犀角 黄连 朱砂 梅片 麝香 真珠 山栀 雄黄 金箔衣 黄芩

**紫雪丹方：** 滑石 石膏 寒水石 磁石 羚羊角 木香 犀角 沉香 丁香 升麻 元参 炙甘草

**局方至宝丹方**：犀角　朱砂　琥珀　玳瑁　牛黄　麝香

**清营汤方**：犀角　生地　元参　竹叶心　麦冬　丹参　黄连　银花　连翘

△"太阴温病，不可发汗，发汗而汗不出者，必发斑疹，汗出过多者，必神昏谵语。发斑者，化斑汤主之；发疹者，银翘散去豆豉，加细生地、丹皮、大青叶，倍元参主之。禁升麻、柴胡、当归、防风、羌活、白芷、葛根、三春柳。神昏谵语者，清宫汤主之，牛黄丸、紫雪丹、局方至宝丹亦主之"（W-S-16）。

△"温毒神昏谵语者，先与安宫牛黄丸、紫雪丹之属，继以清宫汤"（W-S-21）。

△"手厥阴暑温，身热不恶寒，清神不了了，时有谵语者，安宫牛黄丸主之，紫雪丹亦主之"（W-S-31）。

△"阳明温病，斑疹温痘，温疮，温毒，发黄，神昏谵语者，安宫牛黄丸主之"（W-Z-36）。

△"湿温邪入心包，神昏肢逆，清宫汤去莲心、麦冬，加银花、赤小豆皮，煎送至宝丹，或紫雪丹亦可"（W-S-44）。

△"太阴温病，寸脉大，舌绛而干，法当渴，今反不渴者，热在营中也，清营汤去黄连主之"（W-S-15）。

△"阳明温病，舌黄燥，肉色绛，不渴者，邪在血分，清营汤主之。若滑者，不可与也，当于湿温中求之"（W-Z-20）。

**8. 加减银翘散方**：连翘　银花　元参　麦冬　犀角　竹叶

△"热多昏狂，谵语烦渴，舌赤中黄，脉弱而数，名曰心疟，加减银翘散主之；兼秽，舌浊口气重者，安宫牛黄丸主之"（W-S-53）。

**9. 人参泻心汤方**：人参　干姜　黄连　黄芩　枳实　生白芍

△"湿热上焦未清，里虚内陷，神识如蒙，舌滑脉缓，人参泻心汤加白芍主之"（W-Z-54）。

**10. 三香汤方**：栝楼皮　桔梗　黑山栀　枳壳　郁金　香豉　降香末

△"湿热受自口鼻，由募原直走中道，不饥不食，机窍不灵，三香汤主之"（W-Z-55）。

11. **茯苓皮汤方**：茯苓皮 生薏仁 猪苓 大腹皮 白通草 淡竹叶

△ "吸受秽湿，三焦分布，热蒸头胀，身痛呕逆，小便不通，神识昏迷，舌白，渴不多饮，先宜芳香通神利窍，安宫牛黄丸；继用淡渗分消浊湿，茯苓皮汤"（W-Z-56）。

12. **三甲复脉汤方**：加减复脉汤加生牡蛎、生鳖甲、生龟板

△ "痉厥神昏，舌短，烦躁，手少阴证未罢者，先与牛黄紫雪辈，开窍搜邪；再与复脉汤存阴，三甲潜阳，临证细参，勿致倒乱"（W-X-18）。

△ "邪气久羁，肌肤甲错，或因下后邪欲溃，或因存阴得液蒸汗，正气已虚，不能即出，阴阳互争而战者，欲作战汗也，复脉汤热饮之。虚盛者加人参；肌肉尚盛者，但令静，勿妄动也"（W-X-19）。

13. **连梅汤方**：云连 乌梅 天冬 生地 阿胶

△ "暑邪深入少阴消渴者，连梅汤主之；入厥阴麻痹者，连梅汤主之；心热烦躁神迷甚者，先与紫雪丹，再与连梅汤"（W-X-36）。

14. **三才汤方**：人参 天冬 干地黄

△ "暑邪久热，寝不安，食不甘，神识不清，阴液元气两伤者，三才汤主之"（W-X-39）。

15. **宣清导浊汤方**：猪苓 茯苓 寒水石 晚蚕砂 皂荚子

△ "湿温久羁，三焦弥漫，神昏窍阻，少腹硬满，大便不下，宣清导浊汤主之"（W-X-55）。

16. **三石汤方**：飞滑石 生石膏 寒水石 杏仁 竹茹 银花 金汁 白通草

　　**加味清宫汤方**：清宫汤加知母、银花、竹沥

△ "暑温蔓延三焦，舌滑微黄，邪在气分者，三石汤主之；邪气久留，舌绛苔少，热搏血分者，加味清宫汤主之；神识不清，热闭内窍者，先与紫雪丹，再与清宫汤"（W-Z-41）。

# 第三章 厥逆、惊厥与厥脱

厥逆、惊厥与厥脱是传染病的危重症候群，反映着循环与中枢神经系统功能不同程度的损害。常与发热、便秘、神昏谵语等病证相伴而行。厥逆表示末梢循环衰竭或障碍，惊厥表示脑膜和脑实质已经受损，厥脱则属感染性休克之范畴。在急救医学的初创阶段，先贤们创造出了桂枝附子汤、甘草附子汤、四逆汤、四逆散、白虎汤、承气汤、大小定风珠、复脉汤、生脉散及清营汤、紫雪丹、至宝丹、牛黄安宫丸等一系列救命方剂。关于厥脱的辨证论治，以与之相关的感染性休克为例，就调节循环功能而言，属冷型休克者，其病理生理学变化为微循环血管痉挛，西医多投血管扩张剂，中医辨证当属寒厥阳脱，治宜温阳益气固脱，方选独参汤、四逆汤、四逆散加人参汤等。属温型休克者，其病理生理学改变为微循环血管扩张，西医多用血管收缩剂，中医辨证当属热厥阴脱，治宜养阴益气固脱，方选生脉散、复脉汤等。

1. **甘草干姜汤方**：甘草　干姜

   **芍药甘草汤方**：芍药　甘草

   **调胃承气汤方**：大黄　甘草　芒硝

   **四逆汤方**：甘草　干姜　附子

△ "伤寒，脉浮，自汗出，小便数，心烦，微恶寒，脚挛急。反与桂枝欲攻其表，此误也。得之便厥，咽中干，烦躁吐逆者，作甘草干姜汤与之，以复其阳；若厥愈足温者，更作芍药甘草汤与之，其脚即伸；若胃气不和，谵语者，少与调胃承气汤；或重发汗，复加烧针者，四逆汤主之"（S-29）。

△ "问曰：证象阳旦，按法治之而增剧，厥逆，咽中干，两胫拘挛

而谵语。师曰：言夜半手足当温，两脚当伸，后如师言。何以知此？答曰：寸口脉浮而大，浮为风，大为虚，风则生微热，虚则两胫挛，病形象桂枝，因加附子参其间，增桂令汗出，附子温经，亡阳故也。厥逆，咽中干，烦躁，阳明内结，谵语烦乱，更饮甘草干姜汤。夜半阳气还，两足当热，胫尚微拘急，重与芍药甘草汤，尔乃胫伸。以承气汤微溏，则止其谵语，故知病可愈"（S-30）。

△"病发热头痛，脉反沉，若不差，身体疼痛，当救其里，宜四逆汤"（S-94）。

△"少阴病，脉沉者，急温之，宜四逆汤"（S-323）。

△"少阴病，饮食入口则吐，心中温温欲吐，复不能吐，始得之，手足寒，脉弦迟者，此胸中实，不可下也，当吐之；若膈上有寒饮，干呕者，不可吐也，当温之，宜四逆汤"（S-324）。

△"大汗出，热不去，内拘急，四肢疼，又下利厥逆而恶寒者，四逆汤主之"（S-352）。

△"大汗，若大下利而厥冷者，四逆汤主之"（S-353）。

△"下利腹胀满，身体疼痛者，先温其里，乃攻其表。温里，宜四逆汤；攻表，宜桂枝汤"（S-371）。

△"呕而脉弱，小便复利，身有微热，见厥者难治，四逆汤主之"（S-376）。

△"吐利汗出，发热恶寒，四肢拘急，手足厥冷者，四逆汤主之"（S-387）。

△"既吐且利，小便复利而大汗出，下利清谷，内寒外热，脉微欲绝者，四逆汤主之"（S-388）。

2. 通脉四逆汤方：四逆汤倍干姜加葱白

△"少阴病，下利清谷，里寒外热，手足厥逆，脉微欲绝，身反不恶寒，其人面色赤，或腹痛，或干呕，或咽痛，或利止脉不出者，通脉四逆汤主之"（S-317）。

△"下利清谷，里寒外热，汗出而厥者，通脉四逆汤主之"（S-

369）。

3. **通脉四逆加猪胆汁汤方**：通脉四逆汤加猪胆汁

△ "吐已下断，汗出而厥，四肢拘急不解，脉微欲绝者，通脉四逆加猪胆汤主之"（S-389）。

4. **四逆加人参汤方**：甘草 附子 干姜 人参

△ "恶寒脉微而复利，利止亡血也，四逆加人参汤主之"（S-384）。

5. **当归四逆汤方**：当归 桂枝 芍药 细辛 甘草 通草 大枣

　　**当归四逆加吴茱萸生姜汤方**：当归 芍药 甘草 通草 大枣 桂枝 细辛 生姜 吴茱萸

△ "手足厥寒，脉细欲绝者，当归四逆汤主之。若其人内有久寒者，宜当归四逆加吴茱萸生姜汤"（S-351）。

6. **吴茱萸汤方**：吴茱萸 人参 生姜 大枣

△ "少阴病，吐利，手足逆冷，烦躁欲死者，吴茱萸汤主之"（S-309）。

△ "干呕，吐涎沫，头痛者，吴茱萸汤主之"（S-377）。

7. **四逆散方**：甘草 枳实 柴胡 芍药

△ "少阴病，四逆，其人或咳，或悸，或小便不利，或腹中痛，或泄利下重者，四逆散主之"（S-318）。

8. **瓜蒂散方**：瓜蒂 赤小豆

△ "病如桂枝证，头不痛，项不强，寸脉微浮，胸中痞鞭，气上冲咽喉不得息者，此为胸有寒也，当吐之，宜瓜蒂散"（S-171）。

△ "病人手足厥冷，脉乍紧者，邪结在胸中，心下满而烦，饥不能食者，病在胸中，当须吐之，宜瓜蒂散"（S-354）。

9. **白虎汤方**：石膏 知母 甘草 粳米

△ "伤寒，脉滑而厥者，里有热，白虎汤主之"（S-350）。

10. **麻黄升麻汤方**：麻黄 升麻 当归 知母 黄芩 葳蕤（一作菖蒲） 芍药 天门冬 桂枝 茯苓 甘草 石膏 白术 干姜

△ "伤寒六七日，大下后，寸脉沉而迟，手足厥逆，下部脉不至，

喉咽不利，唾脓血，泄利不止者，为难治，麻黄升麻汤主之"（S-356）。

**11. 乌梅丸方**：乌梅 细辛 干姜 黄连 附子 当归 蜀椒 桂枝 人参 黄柏

△ "伤寒，脉微而厥，至七八日肤冷，其人躁无暂安时者，此为藏厥，非蛔厥也。蛔厥者，其人当吐蛔。今病者静，而复时烦者，此为藏寒，蛔上入其膈，故烦，须臾复止，得食而呕又烦者，蛔闻食臭出，其人常自吐蛔。蛔厥者，乌梅丸主之。又主久利"（S-338）。

**12. 牛黄丸、紫雪丹方**

△ "邪入心包，舌蹇肢厥，牛黄丸主之，紫雪丹亦主之"（W-S-17）。

**13. 理中汤方**：人参 甘草 白术 干姜

　　**五苓散方**：猪苓 赤术 茯苓 泽泻 桂枝

　　**四逆汤方**：炙甘草 干姜 生附子 人参

△ "湿伤脾胃两阳，既吐且利，寒热身痛，或不寒热，但腹中痛，名曰霍乱。寒多，不欲饮水者，理中汤主之。热多，欲饮水者，五苓散主之。吐利汗出，发热恶寒，四肢拘急，手足厥逆，四逆汤主之。吐利止而身痛不休者，宜桂枝汤小和之"（W-Z-51）。

**14. 五苓散加防己桂枝薏仁方**：五苓散加防己 桂枝 薏仁 附子

△ "霍乱兼转筋者，五苓散加防己桂枝薏仁主之；寒甚脉紧者，再加附子"（W-Z-52）。

**15. 救中汤方**：蜀椒 淡干姜 厚朴 槟榔 广皮

　　**九痛丸方**：附子 生狼牙 人参 干姜 吴茱萸 巴豆

△ "卒中寒湿，内挟秽浊，眩冒欲绝，腹中绞痛，脉沉紧而迟，甚则伏，欲吐不得吐，欲利不得利，甚则转筋，四肢欲厥，俗名发痧，又名干霍乱，转筋者，俗名转筋火，古方书不载，蜀椒救中汤主之，九痛丸亦可服；语乱者，先服至宝丹，再与汤药"（W-Z-53）。

**16. 三甲复脉汤方**：二甲复脉汤加生龟板

△ "下焦温病，热深厥甚，脉细促，心中憺憺大动，甚则心中痛者，三甲复脉汤主之"（W-X-14）。

17.（大）定风珠方：生白芍 阿胶 生龟板 干地黄 麻仁 五味子 生牡蛎 麦冬 炙甘草 鸡子黄 鳖甲

专翕大生膏方：人参 茯苓 龟板 乌骨鸡 鳖甲 牡蛎 鲍鱼 海参 白芍 五味子 麦冬 羊腰子 猪脊髓 鸡子黄 阿胶 莲子 芡实 熟地黄 沙苑蒺藜 白蜜 枸杞子

△"燥久伤及肝肾之阴，上盛下虚，昼凉夜热，或干咳，或不咳，甚则痉厥者，三甲复脉汤主之，定风珠亦主之，专翕大生膏亦主之"（W-X-78）。

18.**清营汤方**：犀角 生地 元参 竹叶心 麦冬 丹参 黄连 银花 连翘

△"脉虚夜寐不安，烦渴舌赤，时有谵语，目常开不闭，或喜闭不开，暑入手厥阴也。手厥阴暑温，清营汤主之；舌白滑者，不可与也"（W-S-30）。

△"小儿暑温，身热，卒然痉厥，名曰暑痫，清营汤主之，亦可少与紫雪丹"（W-S-33）。

△"大人暑痫，亦同上法。热初入营，肝风内动，手足瘛疭，可于清营汤中，加勾藤、丹皮、羚羊角"（W-S-34）。

19.**二甲复脉汤方**：加减复脉汤加生牡蛎、生鳖甲

△"热邪深入下焦，脉沉数，舌干齿黑，手指但觉蠕动，急防痉厥，二甲复脉汤主之"（W-X-13）。

20.（小）定风珠方：鸡子黄 真阿胶 生龟板 童便 淡菜

△"既厥且哕（俗名呃忒），脉细而劲，小定风珠主之"（W-X-15）。

21.**竹叶玉女煎方**：生石膏 干地黄 麦冬 知母 牛膝 竹叶

△"妇女温病，经水适来，脉数耳聋，干呕烦渴，辛凉退热，兼清血分，甚至十数日不解，邪陷发痉者，竹叶玉女煎主之"（W-X-27）。

22.**加减复脉汤仍用参方**：炙甘草 干地黄 生白芍 麦冬 阿胶 麻仁 人参

△"热入血室，邪去八九，右脉虚数，暮微寒热者，加减复脉汤，

仍用参主之"（W-X-29）。

23. **生脉散方**：人参　麦冬　五味子

△"手太阴暑温……汗多脉散大，喘喝欲脱者，生脉散主之"（W-S-26）。

△"太阴伏暑，舌赤口渴汗多，加减生脉散主之"（W-S-41）。

24. **椒梅汤方**：黄连　黄芩　干姜　白芍　川椒　乌梅　人参　枳实　半夏

△"暑邪深入厥阴，舌灰，消渴，心下板实，呕恶吐蛔，寒热，下利血水，甚至声音不出，上下格拒者，椒梅汤主之"（W-X-37）。

25. **来复丹方**：太阴元精石　舶上硫黄　硝石　橘红　青皮　五灵脂

△"暑邪误治，胃口伤残，延及中下，气塞填胸，燥乱口渴，邪结内踞，清浊交混者，来复丹主之"（W-X-38）。

# 第四章　便　秘

便秘也是传染病的一组重要病证，《伤寒论》所立之方证，亦多为《温病条辨》所收用。

大柴胡汤证多见于少阳病转阳明病之际；承气汤证多见于阳明病及阳明少阳合病；而大承气汤之用于少阴病者，是为"急下存阴"；麻子仁丸之用于"脾约"证，已为现今内、外、妇科临床所采纳。

1. **大柴胡汤方**：柴胡　黄芩　芍药　半夏　生姜　枳实　大枣（一方加大黄）

△ "太阳病，过经十余日，反二三下之，后四五日，柴胡证仍在者，先与小柴胡汤；呕不止，心下急，郁郁微烦者，为未解也，与大柴胡汤下之则愈"（S-106）。

2. **柴胡加芒硝汤方**：柴胡　黄芩　人参　甘草　生姜　半夏　大枣　芒硝

△ "伤寒十三日，不解，胸胁满而呕，日晡所发潮热。已而微利，此本柴胡证，下之以不得利，今反利者，知医以丸药下之，此非其治也。潮热者，实也。先宜服小柴胡汤以解外，后以柴胡加芒硝汤主之"（S-107）。

3. **大承气汤方**：大黄　厚朴　枳实　芒硝

　**小承气汤方**：大黄　厚朴　枳实

　**调胃承气汤方**：大黄　甘草　芒硝

△ "阳明病，不吐不下，心烦者，可与调胃承气汤"（S-212）。

△ "阳明病，脉迟，虽汗出，不恶寒者，其身必重，短气，腹满而喘，有潮热者，此外欲解，可攻里也，手足濈然汗出者，此大便已鞕也，大承气汤主之；若汗多，微发热恶寒者，外未解也，其热不潮，未可与承气汤；若腹大满不通者，可与小承气汤微和胃气，勿令致大泄

下"（S-213）。

△ "阳明病，潮热，大便微鞕者，可与大承气汤，不鞕者，不可与之。若不大便六七日，恐有燥屎，欲知之法，少与小承气汤，汤入腹中，转矢气者，此有燥屎也，乃可攻之；若不转矢气者，此但初头鞕，后必溏，不可攻之，攻之必胀满不能食也。欲饮水者，与水则哕。其后发热者，必大便复鞕而少也，以小承气汤和之。不转矢气者，慎不可攻也"（S-214）。

△ "发汗后，恶寒者，虚故也；不恶寒，但热者，实也，当和胃气，与调胃承气汤"（S-70）。

△ "太阳病未解，脉阴阳俱停，必先振栗汗出而解，但阳脉微者，先汗出而解；但阴脉微者，下之而解。若欲下之，宜调胃承气汤"（S-96）。

△ "太阳病三日，发汗不解，蒸蒸发热者，属胃也，调胃承气汤主之"（S-250）。

△ "伤寒吐后，腹胀满者，与调胃承气汤"（S-251）。

△ "太阳病，若吐若下若发汗后，微烦，小便数，大便因鞕者，与小承气汤和之愈"（S-252）。

△ "得病二三日，脉弱，无太阳柴胡证，烦躁，心下鞕，至四五日，虽能食，以小承气汤少少与微和之，令小安，至六日，与承气汤一升。若不大便六七日，小便少者，虽不能食，但初头鞕，后必溏，未定成鞕，攻之必溏，须小便利，屎定鞕，乃可攻之，宜大承气汤"（S-253）。

△ "伤寒六七日，目中不了了，睛不和，无表里证，大便难，身微热者，此为实也，急下之，宜大承气汤"（S-254）。

△ "阳明病，发热汗多者，急下之，宜大承气汤"（S-255）。

△ "发汗不解，腹满痛者，急下之，宜大承气汤"（S-256）。

△ "腹满不减，减不足言，当下之，宜大承气汤"（S-257）。

△ "阳明少阳合病，必下利。其脉不负者，为顺也。负者，失也，互相克贼，名为负也。脉滑而数者，有宿食也，当下之，宜大承气汤"

（S-258）。

△"少阴病，得之二三日，口燥咽干者，急下之，宜大承气汤"（S-320）。

△"少阴病，自利清水，色纯青，心下必痛，口干燥者，急下之，宜大承气汤"（S-321）。

△"少阴病六七日，腹胀不大便者，急下之，宜大承气汤"（S-322）。

△"面目俱赤，语声重浊，呼吸俱粗，大便闭，小便涩，舌苔老黄，甚则黑有芒刺，但恶热，不恶寒，日晡益甚者，传至中焦，阳明温病也。脉浮洪躁甚者，白虎汤主之，脉沉数有力，甚则脉体反小而实者，大承气汤主之"（W-Z-1）。

△"阳明温病，诸证悉有而微，脉不浮者，小承气汤微和之"（W-Z-3）。

△"阳明暑温，湿气已化，热结独存，口燥咽干，渴欲饮水，面目俱赤，舌燥黄，脉沉实者，小承气汤各等分下之"（W-Z-40）。

**4. 蜜煎导方**：食蜜

**土瓜根方（已佚）**

**猪胆汁方**：大猪胆

△"阳明病，自汗出，若发汗，小便自利者，此为津液内竭，虽鞭不可攻之，当须自欲大便，宜蜜煎导而通之，若土瓜根及大猪胆汁，皆可为导"（S-235）。

**5. 麻子仁丸方**：麻子仁 芍药 枳实 大黄 厚朴 杏仁

△"趺阳脉浮而涩，浮则胃气强，涩则小便数，浮涩相搏，大便则鞭，其脾为约，麻子仁丸主之"（S-249）。

# 第五章　心　悸

　　心悸是传染病病程中较易出现的病证，与心肌炎有一定的相关性。心肌炎多为全身感染性疾病的组成部分，其病原体以病毒最为常见，心脏症状一般出现在发热、咽痛或腹泻等感染症状后12天至15天左右。临床表现形式多样，患者多诉心前区隐痛、心悸、乏力、头晕、恶心，90%的患者以心律失常为首现症状，常有与体温不相称的心动过速或心动过缓，少数患者有急性或严重的心功能不全，以及严重室性心律失常等。这些症状与桂枝新加汤证之"身疼痛、脉沉迟"，炙甘草汤证之"脉结代，心动悸"，诸栀子汤证之"烦热，胸中窒"，真武汤证之"心下悸、头眩、身𥆧动"，黄连阿胶汤证、猪苓汤证之"心中烦、不得卧"等一系列症候群极为相似。


　　**1. 干姜附子汤方**：干姜　附子

　　△"下之后，复发汗，昼日烦躁不得眠，夜而安静，不呕，不渴，无表证，脉沉微，身无大热者，干姜附子汤主之"（S-61）。

　　**2. 桂枝加芍药生姜各一两人参三两新加汤方**：桂枝　芍药　甘草　人参　大枣　生姜

　　△"发汗后，身疼痛，脉沉迟者，桂枝加芍药生姜各一两人参三两新加汤主之"（S-62）。

　　**3. 桂枝甘草汤方**：桂枝　甘草

　　△"发汗过多，其人叉手自冒心，心下悸，欲得按者，桂枝甘草汤主之"（S-64）。

　　**4. 芍药甘草附子汤方**：芍药　甘草　附子

　　△"发汗，病不解，反恶寒者，虚故也，芍药甘草附子汤主之"

（S-68）。

5. **茯苓四逆汤方**：茯苓 人参 附子 甘草 干姜

△"发汗，若下之，病仍不解，烦躁者，茯苓四逆汤主之"
（S-69）。

6. **栀子豉汤方**：栀子 香豉

   **栀子甘草豉汤方**：栀子 甘草 香豉

   **栀子生姜豉汤方**：栀子 生姜 香豉

   **栀子厚朴汤方**：栀子 厚朴 枳实

   **栀子干姜汤方**：栀子 干姜

△"发汗吐下后，虚烦不得眠，若剧者，必反复颠倒，心中懊恼，
栀子豉汤主之；若少气者，栀子甘草豉汤主之；若呕者，栀子生姜豉汤
主之"（S-78）。

△"下后虚烦不眠，心中懊恼，甚至反复颠倒，栀子豉汤主之；若
少气者，加甘草；若呕者，加姜汁"（W-Z-18）。

△"发汗，若下之，而烦热，胸中窒者，栀子豉汤主之"（S-79；
参见S-226）。

△"伤寒五六日，大下之后，身热不去，心中结痛者，未欲解也，
栀子豉汤主之"（S-80）。

△"太阴病得之二三日，舌微黄，寸脉盛，心烦懊恼，起卧不安，
欲呕不得呕，无中焦证，栀子豉汤主之"（W-S-13）。

△"伤寒下后，心烦腹满，卧起不安者，栀子厚朴汤主之"（S-
81）。

△"伤寒，医以丸药大下之，身热不去，微烦者，栀子干姜汤主
之"（S-82）。

△"下利后，更烦，按之心下濡者，为虚烦也，宜栀子豉汤"（S-
374）。

7. **枳实栀子豉汤方**：枳实 栀子 香豉

△"大病差后，劳复者，枳实栀子豉汤主之"（S-392）。

8. **真武汤方**：茯苓　芍药　生姜　白术　附子

△"太阳病发汗，汗出不解，其人仍发热，心下悸，头眩，身瞤动，振振欲擗地者，真武汤主之"（S-84）。

△"少阴病，二三日不已，至四五日，腹痛，小便不利，四肢沉重疼痛，自下利者，此为有水气，其人或咳，或小便利，或下利，或呕者，真武汤主之"（S-316）。

9. **桂枝甘草龙骨牡蛎汤方**：桂枝　甘草　牡蛎　龙骨

△"火逆下之，因烧针烦躁者，桂枝甘草龙骨牡蛎汤主之"（S-122）。

10. **炙甘草汤（又名复脉汤）方**：甘草　生姜　人参　生地黄　桂枝　阿胶　麦门冬　麻仁　大枣

△"伤寒，脉结代，心动悸，炙甘草汤主之"（S-182）。

11. **麻黄附子细辛汤方**：麻黄　细辛　附子

△"少阴病，始得之，反发热，脉沉者，麻黄附子细辛汤主之"（S-301）。

12. **麻黄附子甘草汤方**：麻黄　甘草　附子

△"少阴病，得之二三日，麻黄附子甘草汤微发汗，以二三日无里证，故微发汗也"（S-302）。

13. **黄连阿胶汤方**：黄连　黄芩　芍药　鸡子黄　阿胶

△"少阴病，得之二三日以上，心中烦，不得卧，黄连阿胶汤主之"（S-303）。

△"少阴温病，真阴欲竭，壮火复炽，心中烦，不得卧者，黄连阿胶汤主之"（W-X-11）。

14. **附子汤方**：附子　茯苓　人参　白术　芍药

△"少阴病，得之一二日，口中和，其背恶寒者，当灸之，附子汤主之"（S-304）。

△"少阴病，身体痛，手足寒，骨节痛，脉沉者，附子汤主之"（S-305）。

15. **猪苓汤方**：猪苓 茯苓 泽泻 阿胶 滑石

△ "少阴病，下利六七日，咳而呕渴，心烦不得眠者，猪苓汤主之"（S-319；参见S-226）。

16. **加减复脉汤方**：炙甘草 干地黄 生白芍 麦冬 阿胶 麻仁

　　**救逆汤方**：加减复脉汤去麻仁加生龙骨、生牡蛎、人参

　　**一甲煎方**：生牡蛎

　　**一甲复脉汤方**：加减复脉汤去麻仁加牡蛎

△ "风温、温热、温疫、温毒、冬温，邪在阳明久羁，或已下，或未下，身热面赤，口干舌燥，甚则齿黑唇裂，脉沉实者，仍可下之；脉虚大，手足心热甚于手足背者，加减复脉汤主之"（W-X-1）。

△ "温病误表，津液被劫，心中震震，舌强神昏，宜复脉法复其津液，舌上津回则生；汗自出，中无所主者，救逆汤主之"（W-X-2）。

△ "温病耳聋，病系少阴，与柴胡汤者必死，六七日以后，宜复脉辈复其精"（W-X-3）。

△ "劳倦内伤，复感温病，六七日以外不解者，宜复脉法"（W-X-4）。

△ "温病已汗而不得汗，已下而热不退，六七日以外，脉尚躁盛者，重与复脉汤"（W-X-5）。

△ "温病误用升散，脉结代，甚则脉两至者，重与复脉，虽有他证，后治之"（W-X-6）。

△ "汗下后，口燥咽干，神倦欲眠，舌赤苔老，与复脉汤"（W-X-7）。

△ "热邪深入，或在少阴，或则厥阴，均宜复脉"（W-X-8）。

△ "下后大便溏甚，周十二时三四行，脉仍数者，未可与复脉汤，一甲煎主之；服一二日，大便不溏者，可与一甲复脉汤"（W-X-9）。

△ "下焦温病，但大便溏者，即与一甲复脉汤"（W-X-10）。

113

# 第六章 蓄 血

蓄血证是下血、便脓血、大便黑而易等症状组成的病证，它是传染性疾病全身病理变化的组成部分。在治疗全身病变同时，选用清热凉血止血之剂较为稳妥，若用承气、抵当辈之破血祛瘀法，则当慎之。

**1. 桃核承气汤方：**桃仁　大黄　桂枝　甘草　芒硝

△"太阳病不解，热结膀胱，其人如狂，血自下，下者愈。其外不解者，尚未可攻，当先解其外。外解已，但少腹急结者，乃可攻之，宜桃核承气汤"（S-109）。

**2. 加减桃仁承气汤方：**大黄　桃仁　细生地　丹皮　泽兰　人中白

△"热病经水适至，十余日不解，舌萎饮冷，心烦热，神气忽清忽乱，脉右长左沉，瘀热在里也，加减桃仁承气汤主之"（W-X-30）。

**3. 抵当汤（丸）方：**水蛭　虻虫　桃仁　大黄

△"太阳病六七日，表证仍在，脉微而沉，反不结胸，其人发狂者，以热在下焦，少腹当鞕满；小便自利者，下血乃愈。所以然者，以太阳随经，瘀热在里故也，抵当汤主之"（S-128）。

△"太阳病，身黄，脉沉结，少腹鞕，小便不利者，为无血也；小便自利，其人如狂者，血证谛也，抵当汤主之"（S-129）。

△"伤寒有热，少腹满，应小便不利，今反利者，为有血也，当下之，不可余药，宜抵当丸"（S-130）。

△"阳明证，其人喜忘者，必有蓄血。所以然者，本有久瘀血，故令喜忘，屎虽鞕，大便反易，其色必黑者，宜抵当汤下之"（S-239）。

△"病人无表里证，发热七八日，虽脉浮数者，可下之。假令已下，脉数不解，合热则消谷善饥，至六七日不大便者，有瘀血，宜抵当

汤。若脉数不解，而下不止，必协热便脓血也"（S-259）。

4. **犀角地黄汤方**：干地黄　生白芍　丹皮　犀角

△"时欲漱口不欲咽，大便黑而易者，有瘀血也，犀角地黄汤主之"（W-X-20）。

5. **桃仁承气汤方**：大黄　芒硝　桃仁　当归　芍药　丹皮

　**抵当汤方**：水蛭　虻虫　桃仁　大黄

△"少腹坚满，小便自利，夜热昼凉，大便闭，脉沉实者，蓄血也，桃仁承气汤主之，甚则抵当汤"（W-X-21）。

# 第七章　蓄　水

　　蓄水证，多属泌尿功能障碍的肾实质病变。常伴发于肾小球肾炎及肾病综合征（而这两种疾病，现代医学归之于变态反应性疾病）。至于茯苓桂枝白术甘草汤证及五苓散证，《金匮要略》所以归于癫眩证者，似与耳源性眩晕（美尼尔氏综合征）相关，临床依此治疗，多有良效。

　　**1. 桂枝去桂加茯苓白术汤方**：芍药　甘草　生姜　白术　茯苓　大枣
　　△ "服桂枝汤，或下之，仍头项强痛，翕翕发热，无汗，心下满微痛，小便不利者，桂枝去桂加茯苓白术汤主之"（S-28）。

　　**2. 茯苓桂枝白术甘草汤方**：茯苓　桂枝　白术　甘草
　　△ "伤寒，若吐若下后，心下逆满，气上冲胸，起则头眩，脉沉紧，发汗则动经，身为振振摇者，茯苓桂枝白术甘草汤主之"（S-67）。

　　**3. 五苓散方**：猪苓　泽泻　白术　茯苓　桂枝
　　△ "太阳病，发汗后，大汗出，胃中干，烦躁不得眠，欲得饮水者，少少与饮之，令胃气和则愈；若脉浮，小便不利，微热消渴者，五苓散主之"（S-71）。

　　△ "发汗已，脉浮数，烦渴者，五苓散主之"（S-72）。

　　△ "中风发热，六七日不解而烦，有表里证，渴欲饮水，水入则吐者，名曰水逆，五苓散主之"（S-74）。

　　△ "本以下之，故心下痞，与泻心汤，痞不解，其人渴而口燥，烦，小便不利者，五苓散主之"（S-161）。

　　△ "太阳病，寸缓关浮尺弱，其人发热汗出，复恶寒，不呕，但心下痞者，此以医下之也。如其不下者，病人不恶寒而渴者，此转属阳明也。小便数者，大便必鞕，不更衣十日，无所苦也。渴欲饮水，少少与

之，但以法救之。渴者，宜五苓散"（S-246）。

△ "霍乱，头痛发热，身疼痛，热多欲饮水者，五苓散主之；寒多不用水者，理中丸主之"（S-385）。

4. **猪苓汤方**：猪苓　茯苓　泽泻　阿胶　滑石

△ "阳明病……若脉浮发热，渴欲饮水，小便不利者，猪苓汤主之"（S-226）。

△ "阳明病，汗出多而渴者，不可与猪苓汤，以汗多胃中燥，猪苓汤复利其小便故也"（S-227）。

5. **茯苓甘草汤方**：茯苓　甘草　桂枝　生姜

△ "伤寒，汗出而渴者，五苓散主之；不渴者，茯苓甘草汤主之"（S-73）。

6. **牡蛎泽泻散方**：牡蛎　泽泻　蜀漆　葶苈子　商陆根　海藻　栝楼根

△ "大病差后，从腰以下有水气者，牡蛎泽泻散主之"（S-394）。

7. **一物瓜蒂汤方**：瓜蒂

△ "《金匮》谓太阳中暍，身热疼痛而脉微弱，此以夏月伤冷水，水行皮中所致也，一物瓜蒂汤主之"（W-S-48）。

# 第八章　痰饮咳喘

　　痰饮咳喘证，属咽、扁桃体、气管、支气管、胸膜及肺实质炎性病变的症候群与综合征。《伤寒论》与《温病条辨》各有贡献，在中医和中西医结合临床中，桂枝加厚朴杏子汤、小青龙汤、麻杏石甘汤、沙参麦冬汤、清燥救肺汤、杏苏散等方剂均被广泛使用。

　　**1. 桂枝加厚朴杏子汤方**：桂枝　甘草　生姜　芍药　大枣　厚朴　杏仁

　　△"喘家，作桂枝汤，加厚朴、杏子佳"（S-19）。

　　**2. 小青龙汤方**：麻黄　芍药　干姜　五味子　甘草　桂枝　半夏　细辛

　　△"伤寒表不解，心下有水气，干呕，发热而咳，或渴，或利，或噎，或小便不利、少腹满，或喘者，小青龙汤主之"（S-40）。

　　△"伤寒，心下有水气，咳而微喘，发热不渴，服汤已渴者，此寒去欲解也，小青龙汤主之"（S-41）。

　　△"秋湿内伏，冬寒外加，脉紧无汗，恶寒身痛，喘咳稀痰，胸满舌白滑，恶水不欲饮，甚则倚息不得卧，腹中微胀，小青龙汤主之；脉数有汗，小青龙去麻、辛主之；大汗出者，倍桂枝，减干姜，加麻黄根"（W-X-47）。

　　**3. 麻黄杏仁甘草石膏汤方**：麻黄　杏仁　甘草　石膏

　　△"发汗后，不可更行桂枝汤，汗出而喘，无大热者，可与麻黄杏仁甘草石膏汤"（S-63）。

　　△"下后，不可更行桂枝汤，若汗出而喘，无大热者，可与麻黄杏子甘草石膏汤"（S-167）。

　　△"喘咳息促，吐稀涎，脉洪数，右大于左，喉哑，是为热饮，麻杏石甘汤主之"（W-X-48）。

4. **甘草汤方**：甘草

　　**桔梗汤方**：桔梗　甘草

　　**苦酒汤方**：半夏　鸡子

　　**半夏散及汤方**：半夏　桂枝　甘草

　　△ "少阴病二三日，咽痛者，可与甘草汤；不差者，与桔梗汤"（S-311）。

　　△ "少阴病，咽中伤，生疮，不能语言，声不出者，苦酒汤主之"（S-312）。

　　△ "少阴病，咽中痛，半夏散及汤主之"（S-313）。

　　△ "温病少阴咽痛者，可与甘草汤；不差者，与桔梗汤"（W-X-25）。

　　△ "温病入少阴，呕而咽中伤，生疮不能语，声不出者，苦酒汤主之"（W-X-26）。

　　△ "温病愈后，嗽稀痰而不咳，彻夜不寐者，半夏汤主之"（W-X-31）。

5. **柴胡桂枝干姜汤方**：柴胡　桂枝　干姜　栝楼根　黄芩　牡蛎　甘草

　　△ "伤寒五六日，已发汗而复下之，胸胁满微结，小便不利，渴而不呕，但头汗出，往来寒热，心烦者，此为未解也，柴胡桂枝干姜汤主之"（S-152）。

6. **清络饮方**：鲜荷叶　鲜银花　西瓜翠衣　鲜扁豆花　丝瓜皮　鲜竹叶心（清络饮加甘草、桔梗、甜杏仁、麦冬、知母方）

　　△ "手太阴暑温，但咳无痰，咳声清高者，清络饮加甘草、桔梗、甜杏仁、麦冬、知母主之"（W-S-28）。

7. **小半夏加茯苓汤再加厚朴杏仁方**：半夏　茯苓块　厚朴　生姜　杏仁

　　△ "两太阴暑温，咳而且嗽，咳声重浊，痰多不甚渴，渴不多饮者，小半夏加茯苓汤再加厚朴、杏仁主之"（W-S-29）。

8. **千金苇茎汤加滑石杏仁汤方**：苇茎　薏苡仁　桃仁　冬瓜仁　滑石　杏仁

△ "太阴湿温喘促者，千金苇茎汤加杏仁、滑石主之"（W-S-47）。

9. **杏仁汤方**：杏仁 黄芩 连翘 滑石 桑叶 茯苓块 白蔻皮 梨皮

△ "舌白渴饮，咳嗽频仍，寒从背起，伏暑所致，名曰肺疟，杏仁汤主之"（W-S-52）。

10. **桑杏汤方**：桑叶 杏仁 沙参 象贝 香豉 栀皮 梨皮

△ "秋感燥气，右脉数大，伤手太阴气分者，桑杏汤主之"（W-S-54）。

11. **沙参麦冬汤方**：沙参 玉竹 生甘草 冬桑叶 麦冬 生扁豆 花粉

△ "燥伤肺胃阴分，或热或咳者，沙参麦冬汤主之"（W-S-56）。

12. **翘荷汤方**：薄荷 连翘 生甘草 黑栀皮 桔梗 绿豆皮

△ "燥气化火，清窍不利者，翘荷汤主之"（W-S-57）。

13. **清燥救肺汤方**：石膏 甘草 霜桑叶 人参 杏仁 胡麻仁 阿胶 麦冬 枇杷叶

△ "诸气膹郁，诸痿喘呕之因于燥者，喻氏清燥救肺汤主之"（W-S-58）。

14. **杏苏散方**：苏叶 半夏 茯苓 前胡 苦桔梗 枳壳 甘草 生姜 大枣 橘皮 杏仁

△ "燥伤本脏，头微痛，恶寒，咳嗽稀痰，鼻塞，嗌塞，脉弦，无汗，杏苏散主之"（W-S-2）。

15. **半夏桂枝汤方**：半夏 秫米 白芍 桂枝 炙甘草 生姜 大枣

△ "饮退则寐，舌滑，食不进者，半夏桂枝汤主之"（W-X-32）。

16. **香附旋覆花汤方**：生香附 旋覆花 苏子霜 广皮 半夏 茯苓块 薏仁

**控涎丹方**：甘遂 大戟 白芥子

△ "伏暑、湿温胁痛，或咳，或不咳，无寒，但潮热，或竟寒热如疟状，不可误认柴胡证，香附旋覆花汤主之；久不解者，间用控涎丹"（W-X-41）。

17. **葶苈大枣泻肺汤方**：苦葶苈　大枣

△ "支饮不得息，葶苈大枣泻肺汤主之"（W-X-49）。

△ "饮家反渴，必重用辛，上焦加干姜、桂枝，中焦加枳实、橘皮，下焦加附子、生姜"（W-X-50）。

18. **橘半桂苓枳姜汤方**：半夏　小枳实　橘皮　桂枝　茯苓块　生姜

△ "饮家阴吹，脉弦而迟，不得固执《金匮》法，当反用之，橘半桂苓枳姜汤主之"（W-X-51）。

19. **瓜蒂散方**：甜瓜蒂　赤小豆　山栀子

△ "太阴病得之二三日，心烦不安，痰涎壅盛，胸中痞塞欲呕者，无中焦证，瓜蒂散主之，虚者加参芦"（W-S-14）。

# 第九章　结　胸

结胸证属胸、腹膜炎、肠梗阻等疾病的病证。其"水结在胸胁""膈内拒痛"之大陷胸汤证，与胸膜炎及胸腔积液之病证相似。"从心下至少腹鞭满而痛不可近者"以及"心下痛，按之石鞭者"之大陷胸汤证，与腹膜炎、腹水征及肠梗阻之病证相似。大陷胸汤、丸中之药，多较峻烈，如芒硝、甘遂、巴豆等，临床运用中当慎之又慎。

1. **大陷胸丸方**：大黄　葶苈子　芒硝　杏仁

△"结胸者，项亦强，如柔痉状，下之则和，宜大陷胸丸"（S-135）。

△"病发于阳而反下之，热入因作结胸；病发于阴而反下之，因作痞也。所以成结胸者，以下之太早故也"（S-134）。

△"结胸证，其脉浮大者，不可下，下之则死"（S-136）。

△"结胸证悉具，烦躁者亦死"（S-137）。

2. **大陷胸汤方**：大黄　芒硝　甘遂

△"太阳病，脉浮而动数，浮则为风，数则为热，动则为痛，数则为虚，头痛发热，微盗汗出，而反恶寒者，表未解也。医反下之，动数变迟，膈内拒痛，胃中空虚，客气动膈，短气烦躁，心中懊憹，阳气内陷，心下因鞭，则为结胸，大陷胸汤主之。若不结胸，但头汗出，余处无汗，齐颈而还，小便不利，身必发黄"（S-138）。

△"伤寒六七日，结胸热实，脉沉而紧，心下痛，按之石鞭者，大陷胸汤主之"（S-139）。

△"伤寒十余日，热结在里，复往来寒热者，与大柴胡汤；但结胸，无大热者，此为水结在胸胁也，但头微汗出者，大陷胸汤主之"（S-140）。

△ "太阳病，重发汗而复下之，不大便五六日，舌上燥而渴，日晡所小有潮热，从心下至少腹鞕满而痛不可近者，大陷胸汤主之"（S-141）。

△ "伤寒五六日，呕而发热者，柴胡汤证具，而以他药下之，柴胡证仍在者，复与柴胡汤。此虽已下之，不为逆，必蒸蒸而振，却发热汗出而解。若心下满而鞕痛者，此为结胸也，大陷胸汤主之；但满而不痛者，此为痞，柴胡不中与之，宜半夏泻心汤"（S-154）。

3. **小陷胸汤方**：黄连 半夏 栝楼实

△ "小结胸病，正在心下，按之则痛，脉浮滑者，小陷胸汤主之"（S-142）。

4. **承气合小陷胸汤方**：生大黄 厚朴 枳实 半夏 栝楼 黄连

△ "温病三焦俱急，大热大渴，舌燥，脉不浮而躁甚，舌色金黄，痰涎壅甚，不可单行承气者，承气合小陷胸汤主之"（W-Z-10）。

5. **文蛤散方**：文蛤

**五苓散方**：茯苓 猪苓 白术 泽泻 桂枝

△ "病在阳，应以汗解之，反以冷水潠之，若灌之，其热被劫不得去，弥更益烦，肉上粟起，意欲饮水，反不渴者，服文蛤散，若不差者，与五苓散"（S-145）。

6. **三物小白散方**：桔梗 巴豆 贝母

△ "寒实结胸，无热证者，与三物小陷胸汤，白散亦可服"（S-146）。

7. **小陷胸加枳实汤方**：黄连 栝楼 枳实 半夏

△ "脉洪滑，面赤身热头晕，不恶寒，但恶热，舌上黄滑苔，渴欲凉饮，饮不解渴，得水则呕，按之胸下痛，小便短，大便闭者，阳明暑温，水结在胸也，小陷胸汤加枳实主之"（W-Z-38）。

8. **桂枝柴胡各半汤加吴萸楝子茴香木香汤方**：桂枝 吴茱萸 黄芩 柴胡 人参 广木香 生姜 白芍 大枣 川楝子 小茴香 半夏 炙甘草

△ "燥金司令，头痛，身寒热，胸胁痛，甚则疝瘕痛者，桂枝柴胡各半汤加吴萸楝子茴香木香汤主之"（W-S-4）。

# 第十章　痞

　　痞证，系传染病引发的胃肠及肝、胆、胰消化功能障碍的症候群与综合征。其中虚、实、寒、热之别，风、寒、暑、湿、燥、火之变，所用方剂各不相同，正可以体现中医辨证论治之个体化治疗原则。

　　**1. 小柴胡汤方**：柴胡　黄芩　人参　半夏　甘草　生姜　大枣

　　△"伤寒五六日，中风，往来寒热，胸胁苦满，嘿嘿不欲饮食，心烦喜呕，或胸中烦而不呕，或渴，或腹中痛，或胁下痞鞕，或心下悸、小便不利，或不渴、身有微热，或咳者，小柴胡汤主之"（S-98）。

　　△"太阳病，十日已去，脉浮细而嗜卧者，外已解也，设胸满胁痛者，与小柴胡汤，脉但浮者，与麻黄汤"（S-37）。

　　△"伤寒四五日，身热恶风，颈项强，胁下满，手足温而渴者，小柴胡汤主之"（S-101）。

　　△"伤寒，阳脉涩，阴脉弦，法当腹中急痛，先与小建中汤；不差者，小柴胡汤主之"（S-102）。

　　△"凡柴胡汤病证而下之，若柴胡汤证不罢者，复与柴胡汤，必蒸蒸而振，却发热汗出而解"（S-104）。

　　△"妇人中风七八日，续得寒热，发作有时，经水适断者，此为热入血室，其血必结，故使如疟状，发作有时，小柴胡汤主之"（S-149）。

　　△"伤寒五六日，头汗出，微恶寒，手足冷，心下满，口不欲食，大便鞕，脉细者，此为阳微结，必有表，复有里也。脉沉，亦在里也。汗出，为阳微。假令纯阴结，不得复有外证，悉入在里，此为半在里半在外也。脉虽沉紧，不得为少阴病，所以然者，阴不得有汗，今头汗出，故知非少阴也。可与小柴胡汤。设不了了者，得屎而解。"（S-

153）。

△"阳明病，发潮热，大便溏，小便自可，胸胁满不去者，与小柴胡汤"（S-232）。

△"阳明病，胁下鞕满，不大便而呕，舌上白苔者，可与小柴胡汤。上焦得通，津液得下，胃气因和，身濈然汗出而解"（S-233）。

△"阳明中风，脉弦浮大，而短气，腹都满，胁下及心痛，久按之气不通，鼻干，不得汗，嗜卧，一身及目悉黄，小便难，有潮热，时时哕，耳前后肿。刺之小差，外不解。病过十日，脉续浮者，与小柴胡汤；脉但浮，无余证者，与麻黄汤；若不尿，腹满加哕者不治"（S-234）。

△"本太阳病，不解，转入少阳者，胁下鞕满，干呕不能食，往来寒热。尚未吐下，脉沉紧者，与小柴胡汤。若已吐下发汗温针，谵语，柴胡汤证罢，此为坏病。知犯何逆，以法治之"（S-267）。

△"呕而发热者，小柴胡汤主之"（S-378）。

△"伤寒差以后，更发热，小柴胡汤主之。脉浮者，以汗解之；脉沉实者，以下解之"（S-393）。

**2. 大柴胡汤方**：柴胡　黄芩　芍药　半夏　生姜　枳实　大枣（一方加大黄）

△"太阳病，过经十余日，反二三下之，后四五日，柴胡证仍在者，先与小柴胡汤；呕不止，心下急，郁郁微烦者，为未解也，与大柴胡汤下之则愈"（S-106）。

△"伤寒发热，汗出不解，心下痞鞕，呕吐而下利者，大柴胡汤主之"（S-170）。

**3. 柴胡加芒硝汤方**：柴胡　黄芩　人参　甘草　生姜　半夏　大枣　芒硝

△"伤寒十三日，不解，胸胁满而呕，日晡所发潮热。已而微利，此本柴胡证，下之以不得利，今反利者，知医以丸药下之，此非其治也。潮热者，实也。先宜服小柴胡汤以解外，后以柴胡加芒硝汤主之"（S-107）。

4. **调胃承气汤方**：大黄　甘草　芒硝

△ "太阳病，过经十余日，心下温温欲吐，而胸中痛，大便反溏，腹微满，郁郁微烦，先此时自极吐下者，与调胃承气汤；若不尔者，不可与。但欲呕，胸中痛，微溏者，此非柴胡汤证，以呕，故知极吐下也"（S-127）。

5. **柴胡桂枝干姜汤方**：柴胡　桂枝　干姜　栝楼根　黄芩　牡蛎　甘草

△ "伤寒五六日，已发汗而复下之，胸胁满微结，小便不利，渴而不呕，但头汗出，往来寒热，心烦者，此为未解也，柴胡桂枝干姜汤主之"（S-152）。

6. **大黄黄连泻心汤方**：大黄　黄连

△ "心下痞，按之濡，其脉关上浮者，大黄黄连泻心汤主之"（S-159）。

7. **附子泻心汤方**：大黄　黄连　黄芩　附子

△ "心下痞，而复恶寒汗出者，附子泻心汤主之"（S-160）。

8. **生姜泻心汤方**：生姜　甘草　人参　干姜　黄芩　半夏　黄连　大枣

△ "伤寒汗出，解之后，胃中不和，心下痞鞕，干噫食臭，胁下有水气，腹中雷鸣，下利者，生姜泻心汤主之"（S-162）。

9. **甘草泻心汤方**：甘草　黄芩　半夏　大枣　黄连

△ "伤寒中风，医反下之，其人下利日数十行，谷不化，腹中雷鸣，心下痞鞕而满，干呕，心烦不得安。医见心下痞，谓病不尽，复下之，其痞益甚，此非结热，但以胃中虚，客气上逆，故使鞕也，甘草泻心汤主之"（S-163）。

10. **半夏泻心汤方**：半夏　黄芩　干姜　人参　甘草　黄连　大枣

△ "伤寒五六日，呕而发热者，柴胡汤证具，而以他药下之，柴胡证仍在者，复与柴胡汤。此虽已下之，不为逆，必蒸蒸而振，却发热汗出而解。若心下满而鞕痛者，此为结胸也，大陷胸汤主之；但满而不痛者，此为痞，柴胡不中与之，宜半夏泻心汤"（S-154）。

11. **旋覆代赭汤方**：旋覆花　人参　生姜　代赭　甘草　半夏　大枣

△ "伤寒发汗，若吐，若下，解后，心下痞鞕，噫气不除者，旋覆代赭汤主之"（S-166）。

12. **桂枝人参汤方**：桂枝　甘草　白术　人参　干姜

△ "太阳病，外证未除，而数下之，遂协热而利，利下不止，心下痞鞕，表里不解者，桂枝人参汤主之"（S-168）。

13. **桂枝加芍药汤方**：桂枝　芍药　甘草　大枣　生姜

　　**桂枝加大黄汤方**：桂枝　大黄　芍药　生姜　甘草　大枣

△ "本太阳病，医反下之，因而腹满时痛者，属太阴也，桂枝加芍药汤主之；大实痛者，桂枝加大黄汤主之"（S-279）。

14. **小建中汤方**：桂枝　甘草　大枣　芍药　生姜　胶饴

△ "伤寒，阳脉涩，阴脉弦，法当腹中急痛，先与小建中汤，不差者，小柴胡汤主之"（S-102）。

△ "伤寒二三日，心中悸而烦者，小建中汤主之"（S-105）。

△ "温病愈后，面色萎黄，舌淡，不欲饮水，脉迟而弦，不食者，小建中汤主之"（W-X-34）。

15. **吴茱萸汤方**：吴茱萸　人参　生姜　大枣

△ "食谷欲呕，属阳明也，吴茱萸汤主之；得汤反剧者，属上焦也"（S-245）。

16. **理中丸方**：人参　干姜　甘草　白术

△ "霍乱，头痛发热，身疼痛，热多欲饮水者，五苓散主之；寒多不用水者，理中丸主之"（S-385）。

△ "大病差后，喜唾，久不了了，胸上有寒，当以丸药温之，宜理中丸"（S-395）。

17. **半夏泻心汤去人参干姜大枣甘草加枳实杏仁方**：半夏　黄连　黄芩　枳实　杏仁

△ "阳明暑温，脉滑数，不食不饥不便，浊痰凝聚，心下痞者，半夏泻心汤去人参、干姜、大枣、甘草加枳实、杏仁主之"（W-Z-39）。

18. **杏仁滑石汤方**：杏仁　滑石　黄芩　橘红　黄连　郁金　通草　厚朴　半夏

△"暑温伏暑，三焦均受，舌灰白，胸痞闷，潮热呕恶，烦渴自利，汗出溺短者，杏仁滑石汤主之"（W-Z-42）。

19. **半苓汤方**：半夏　茯苓块　川连　厚朴　通草

△"足太阴寒湿，痞结胸满，不饥不食，半苓汤主之"（W-Z-44）。

20. **四苓加厚朴秦皮汤方**：茅术　厚朴　茯苓块　猪苓　秦皮　泽泻

　　**五苓散方**：猪苓　赤术　茯苓　泽泻　桂枝

△"足太阴寒湿，腹胀，小便不利，大便溏而不爽，若欲滞下者，四苓加厚朴秦皮汤主之，五苓散亦主之"（W-Z-45）。

21. **四苓加木瓜厚朴草果汤方**：猪苓　泽泻　赤苓块　木瓜　厚朴　草果　半夏

△"足太阴寒湿，四肢乍冷，自利，目黄，舌白滑，甚则灰，神倦不语，邪阻脾窍，舌蹇语重，四苓加木瓜草果厚朴汤主之"（W-Z-46）。

22. **椒附白通汤方**：生附子　川椒　淡干姜　葱白　猪胆汁

△"足太阴寒湿，舌白滑，甚则灰，脉迟，不食，不寐，大便窒塞，浊阴凝聚，阳伤腹痛，痛甚则肢逆，椒附白通汤主之"（W-Z-48）。

23. **附子理中汤去甘草加厚朴广皮汤方**：生茅术　人参　炮干姜　广皮　厚朴　生附子

△"阳明寒湿，舌白腐，肛坠痛，便不爽，不喜食，附子理中汤去甘草加广皮厚朴汤主之"（W-Z-49）。

24. **苓姜术桂汤方**：茯苓块　生姜　炒白术　桂枝

△"寒湿伤脾胃两阳，寒热，不饥，吞酸，形寒，或脘中痞闷，或酒客湿聚，苓姜术桂汤主之"（W-Z-50）。

25. **新制橘皮竹茹汤方**：橘皮　竹茹　柿蒂　姜汁

△"阳明湿温，气壅为哕者，新制橘皮竹茹汤主之"（W-Z-57）。

26. **藿香正气散方**：藿香　紫苏　厚朴　甘草　苍术　茯苓　陈皮　半夏　木香　生姜

一加减正气散方：藿香梗　厚朴　杏仁　茯苓皮　广皮　神曲　麦芽　绵茵陈　大腹皮

二加减正气散方：藿香梗　广皮　厚朴　茯苓皮　木防己　大豆黄卷　川通草　薏苡仁

三加减正气散方：藿香（连根叶）　厚朴　茯苓皮　广皮　杏仁　滑石

四加减正气散方：藿香梗　厚朴　茯苓　广皮　草果　楂肉　神曲

五加减正气散方：藿香梗　广皮　茯苓块　厚朴　大腹皮　谷芽　苍术

△"三焦湿郁，升降失司，脘连腹胀，大便不爽，一加减正气散主之"（W-Z-58）。

△"湿郁三焦，脘闷，便溏，身痛，舌白，脉象模糊，二加减正气散主之"（W-Z-59）

△"秽湿着里，舌黄脘闷，气机不宣，久则酿热，三加减正气散主之"（W-Z-60）。

△"秽湿着里，邪阻气分，舌白滑，脉右缓，四加减正气散主之"（W-Z-61）。

△"秽湿着里，脘闷便泄，五加减正气散主之"（W-Z-62）。

27. **黄芩滑石汤方**：黄芩　滑石　茯苓皮　大腹皮　白蔻仁　通草　猪苓

△"脉缓身痛，舌淡黄而滑，渴不多饮，或竟不渴，汗出热解，继而复热，内不能运水谷之湿，外复感时令之湿，发表攻里，两不可施，误认伤寒，必转坏证，徒清热则湿不退，徒祛湿则热愈炽，黄芩滑石汤主之"（W-Z-63）。

28. **小半夏加茯苓汤方**：半夏　茯苓　生姜

**半夏泻心汤去人参干姜甘草大枣加枳实生姜方**：半夏　黄连　黄芩　枳实　生姜

△"阳明湿温，呕而不渴者，小半夏加茯苓汤主之；呕甚而痞者，半夏泻心汤去人参、干姜、大枣、甘草加枳实、生姜主之"（W-Z-64）。

29. **五汁饮方**：梨汁　荸荠汁　鲜苇根汁　麦冬汁　藕汁

**玉竹麦门冬汤方**：玉竹　麦冬　沙参　生甘草

△ "燥伤胃阴，五汁饮主之，玉竹麦门冬汤亦主之"（W-Z-100）。

### 30. 牛乳饮

△ "胃液干燥，外感已净者，牛乳饮主之"（W-Z-101）。

### 31. 玉女煎方：生石膏 知母 熟地 牛膝 麦冬

△ "燥证气血两燔者，玉女煎主之"（W-Z-102）。

### 32. 宣痹汤方：枇杷叶 郁金 射干 白通草 香豆豉

△ "太阴湿温，气分痹郁而哕者，宣痹汤主之"（W-S-46）。

### 33. 椒桂汤方：川椒 桂枝 良姜 柴胡 小茴香 广皮 吴茱萸 青皮

△ "暴感寒湿成疝，寒热往来，脉弦反数，舌白滑，或无苔不渴，当脐痛，或胁下痛，椒桂汤主之"（W-X-52）。

### 34. 大黄附子汤方：大黄 熟附子 细辛

△ "寒疝脉弦紧，胁下偏痛发热，大黄附子汤主之"（W-X-53）。

### 35. 天台乌药散方：乌药 木香 小茴香 良姜 青皮 川楝子 巴豆 槟榔

△ "寒疝少腹或脐旁，下引睾丸，或掣胁，下掣腰，痛不可忍者，天台乌药散主之"（W-X-54）。

### 36. 半硫丸方：石硫黄 半夏

△ "湿凝气阻，三焦俱闭，二便不通，半硫丸主之"（W-X-56）。

### 37. 术附汤方：生茅术 人参 厚朴 生附子 炮姜 广皮

△ "浊湿久留，下注于肛，气闭肛门坠痛，胃不喜食，舌苔腐白，术附汤主之"（W-X-57）。

# 第十一章　奔　豚

奔豚证属传染病过程所伴发的胃肠神经官能症，如胃痉挛、肠痉挛等，但不排除肠梗阻之前驱症状。

1. **茯苓桂枝甘草大枣汤方**：茯苓　桂枝　甘草　大枣

△ "发汗后，其人脐下悸者，欲作奔豚，茯苓桂枝甘草大枣汤主之"（S-65）。

2. **厚朴生姜半夏甘草人参汤方**：厚朴　生姜　半夏　甘草　人参

△ "发汗后，腹胀满者，厚朴生姜半夏甘草人参汤主之"（S-66）。

3. **桂枝加桂汤方**：桂枝　芍药　生姜　甘草　大枣

△ "烧针令其汗，针处被寒，核起而赤者，必发奔豚，气从少腹上冲心者，灸其核上各一壮，与桂枝加桂汤，更加桂二两也"（S-121）。

# 第十二章　下　利

下利证属传染病过程肠道炎性病变的症候群。"肠伤寒""细菌性痢疾""阿米巴痢疾"等，均以下利、便脓血为其特征性临床表现。非特异性溃疡性结肠炎、结肠多发性息肉也有便脓血者。下利证也有虚实寒热之别，风寒暑湿燥火之变，《伤寒论》与《温病条辨》各有发明创造。

1.**黄芩汤方**：黄芩　芍药　甘草　大枣

　**黄芩加半夏生姜汤方**：黄芩　芍药　甘草　大枣　半夏　生姜

△"太阳与少阳合病，自下利者，与黄芩汤；若呕者，黄芩加半夏生姜汤主之"（S-177）。

2.**黄连汤方**：黄连　甘草　干姜　桂枝　人参　半夏　大枣

△"伤寒，胸中有热，胃中有邪气，腹中痛，欲呕吐者，黄连汤主之"（S-178）。

3.**葛根黄芩黄连汤方**：葛根　甘草　黄芩　黄连

△"太阳病，桂枝证，医反下之，利遂不止，脉促者，表未解也；喘而汗出者，葛根黄芩黄连汤主之"（S-34）。

4.**白头翁汤方**：白头翁　黄柏　黄连　秦皮

△"热利，下重者，白头翁汤主之"（S-370）。

△"下利，欲饮水者，以有热故也，白头翁汤主之"（S-372）。

5.**桃花汤方**：赤石脂　干姜　粳米

△"少阴病，下利，便脓血者，桃花汤主之"（S-306）。

△"少阴病，二三日至四五日，腹痛，小便不利，下利不止，便脓血者，桃花汤主之"（S-307）。

6. **吴茱萸汤方**：吴茱萸 人参 生姜 大枣

△ "少阴病，吐利，手足逆冷，烦躁欲死者，吴茱萸汤主之"（S-309）。

7. **猪肤汤方**：猪肤

△ "少阴病，下利，咽痛，胸满，心烦，猪肤汤主之"（S-310；参见 W-X-24）。

8. **四逆汤方**：甘草 干姜 附子

△ "脉浮而迟，表热里寒，下利清谷者，四逆汤主之"（S-228）。

△ "自利不渴者，属太阴，以其藏有寒故也，当温之，宜服四逆辈"（S-277）。

△ "下利腹胀满，身体疼痛者，先温其里，乃攻其表。温里，宜四逆汤；攻表，宜桂枝汤"（S-371）。

9. **赤石脂禹余粮汤方**：赤石脂 太一禹余粮

△ "伤寒，服汤药，下利不止，心下痞鞕。服泻心汤已，复以他药下之，利不止。医以理中与之，利益甚。理中者，理中焦，此利在下焦，赤石脂禹余粮汤主之。复不止者，当利其小便"（S-164）。

10. **白通汤方**：葱白 干姜 附子

**白通加猪胆汁汤方**：葱白 干姜 附子 人尿 猪胆汁

△ "少阴病，下利，白通汤主之"（S-314）。

△ "少阴病，下利，脉微者，与白通汤。利不止，厥逆无脉，干呕烦者，白通加猪胆汁汤主之。服汤，脉暴出者死，微续者生"（S-315）。

11. **干姜黄芩黄连人参汤方**：干姜 黄芩 黄连 人参

△ "伤寒本自寒下，医复吐下之，寒格，更逆吐下，若食入口即吐，干姜黄芩黄连人参汤主之"（S-358）。

12. **四苓合芩芍汤方**：苍术 茯苓 猪苓 泽泻 白芍 黄芩 广皮 厚朴 木香

△ "自利不爽，欲作滞下，腹中拘急，小便短者，四苓合芩芍汤主之"（W-Z-87）。

13. **活人败毒汤方**：羌活 独活 茯苓 川芎 枳壳 柴胡 人参 前胡 桔梗 甘草

△ "暑温风寒杂感，寒热迭作，表证正盛，里证复急，腹不和而滞下者，活人败毒汤主之"（W-Z-88）。

14. **泻心汤方**：大黄 黄连 黄芩

△ "滞下湿热内蕴，中焦痞结，神识昏乱，泻心汤主之"（W-Z-90）。

15. **滑石藿香汤方**：飞滑石 白通草 猪苓 茯苓皮 藿香梗 厚朴 白蔻仁 广皮

△ "滞下红白，舌色灰黄，渴不多饮，小溲不利，滑石藿香汤主之"（W-Z-91）。

16. **五苓散加寒水石方**：五苓散加寒水石

△ "湿温下利，脱肛，五苓散加寒水石主之"（W-Z-92）。

17. **人参石脂汤方**：人参 赤石脂 炮姜 白粳米

△ "久痢阳明不阖，人参石脂汤主之"（W-Z-93）。

18. **加减附子理中汤方**：白术 附子 干姜 茯苓 厚朴

△ "自利腹满，小便清长，脉濡而小，病在太阴，法当温脏，勿事通腑，加减附子理中汤主之"（W-Z-94）。

19. **附子粳米汤方**：人参 附子 炙甘草 粳米 干姜

△ "自利不渴者属太阴，甚则哕冲气逆，急救土败，附子粳米汤主之"（W-Z-95）。

20. **加减小柴胡汤方**：柴胡 黄芩 人参 丹皮 白芍 当归 谷芽 山楂

△ "疟邪热气，内陷变痢，久延时日，脾胃气衰，面浮腹膨，里急肛坠，中虚伏邪，加减小柴胡汤主之"（W-Z-96）。

21. **加减黄连阿胶汤方**：黄连 阿胶 黄芩 炒生地 生白芍 炙甘草

△ "春温内陷下痢，最易厥脱，加减黄连阿胶汤主之"（W-Z-97）。

22. **加减补中益气汤方**：人参 黄耆 广皮 炙甘草 归身 炒白芍 防风 升麻

△"气虚下陷，门户不藏，加减补中益气汤主之"（W-Z-98）。

23. **加味白头翁汤方**：白头翁　秦皮　黄连　黄柏　白芍　黄芩

△"内虚下陷，热利下重，腹痛，脉左小右大，加味白头翁汤主之"（W-Z-99）。

24. **桃花粥方**：人参　炙甘草　赤石脂　白粳米

△"温病七八日以后，脉虚数，舌绛苔少，下利日数十行，完谷不化，身虽热者，桃花粥主之"（W-X-23）。

25. **茵陈白芷汤方**：绵茵陈　白芷　北秦皮　茯苓皮　黄柏　藿香

△"酒客久痢，饮食不减，茵陈白芷汤主之"（W-X-63）。

26. **双补汤方**：人参　山药　茯苓　莲子　芡实　补骨脂　苁蓉　萸肉　五味子　巴戟天　菟丝子　覆盆子

△"老年久痢，脾阳受伤，食滑便溏，肾阳亦衰，双补汤主之"（W-X-64）。

27. **加减理阴煎方**：熟地　白芍　附子　五味　炮姜　茯苓

△"久痢小便不通，厌食欲呕，加减理阴煎主之"（W-X-65）。

28. **地黄余粮汤方**：熟地黄　禹余粮　五味子

△"久痢，阴伤气陷，肛坠尻酸，地黄余粮汤主之"（W-X-68）。

29. **三神丸方**：五味子　补骨脂　肉果

△"久痢伤肾，下焦不固，肠腻滑下，纳谷运迟，三神丸主之"（W-X-69）。

30. **人参乌梅汤方**：人参　莲子　炙甘草　乌梅　木瓜　山药

△"久痢伤阴，口渴舌干，微热微咳，人参乌梅汤主之"（W-X-70）。

31. **参茸汤方**：人参　鹿茸　附子　当归　茴香　菟丝子　杜仲

△"痢久阴阳两伤，少腹肛坠，腰胯脊髀酸痛，由脏腑伤及奇经，参茸汤主之"（W-X-71）。

32. **乌梅圆方**：乌梅　细辛　干姜　黄连　当归　附子　蜀椒　桂枝　人参　黄柏

△"久痢伤及厥阴，上犯阳明，气上撞心，饥不欲食，干呕腹痛，乌梅圆主之"（W-X-72）。

33. **参芍汤方**：人参　白芍　附子　茯苓　炙甘草　五味子

△"休息痢经年不愈，下焦阴阳皆虚，不能收摄，少腹气结，有似症瘕，参芍汤主之"（W-X-73）。

34. **加减泻心汤方**：川连　黄芩　干姜　银花　楂炭　白芍　木香汁

△"噤口痢，左脉细数，右手脉弦，干呕腹痛，里急后重，积下不爽，加减泻心汤主之"（W-X-75）。

35. **加味参苓白术散方**：人参　白术　茯苓　扁豆　薏仁　桔梗　砂仁　炮姜　肉豆蔻　炙甘草

△"噤口痢，呕恶不饥，积少痛缓，形衰脉弦，舌白不渴，加味参苓白术散主之"（W-X-76）。

36. **肉苁蓉汤方**：肉苁蓉　附子　人参　干姜炭　当归　白芍

△"噤口痢，胃关不开，由于肾关不开者，肉苁蓉汤主之"（W-X-77）。

37. **桃花汤方**：赤石脂　炮姜　白粳米

△"温病脉，法当数，今反不数而濡小者，热撤里虚也。里虚下利稀水，或便脓血者，桃花汤主之"（W-X-22）。

△"下痢无度，脉微细，肢厥，不进食，桃花汤主之"（W-X-67）。

38. **断下渗湿汤方**：樗根皮　生茅术　生黄柏　地榆　楂肉　银花　赤苓　猪苓

△"久痢带瘀血，肛中气坠，腹中不痛，断下渗湿汤主之"（W-X-66）。

39. **黄土汤方**：甘草　干地黄　白术　附子　阿胶　黄芩　灶中黄土

△"先便后血，小肠寒湿，黄土汤主之"（W-X-46）。

# 第十三章　黄　疸

　　黄疸是传染病过程所致肝、胆、胰及血液病变的一个重要病证。胆囊炎、胆结石及胰腺炎、胰腺占位病变等，引起胆道梗阻性黄疸者较为多见。茵陈蒿汤、栀子柏皮汤、二金汤、茵陈五苓散等为中医临床所多用。

　　**1. 茵陈蒿汤方**：茵陈蒿　栀子　大黄

　　△ "阳明病，发热汗出者，此为热越，不能发黄也；但头汗出，身无汗，齐颈而还，小便不利，渴引水浆者，此为瘀热在里，身必发黄，茵陈蒿汤主之"（S-238）。

　　△ "伤寒七八日，身黄如橘子色，小便不利，腹微满者，茵陈蒿汤主之"（S-261）。

　　△ "阳明温病，无汗，或但头汗出，身无汗，渴欲饮水，腹满舌燥黄，小便不利者，必发黄，茵陈蒿汤主之"（W-Z-28）。

　　**2. 栀子柏皮汤方**：肥栀子　甘草　黄柏

　　△ "伤寒身黄，发热，栀子柏皮汤主之"（S-262）。

　　**3. 麻黄连轺赤小豆汤方**：麻黄　连轺（连翘根）　杏仁　赤小豆　大枣　生梓白皮　生姜　甘草

　　△ "伤寒瘀热在里，身必黄，麻黄连轺赤小豆汤主之"（S-263）。

　　**4. 二金汤方**：鸡内金　海金沙　厚朴　大腹皮　猪苓　白通草

　　△ "夏秋疸病，湿热气蒸，外干时令，内蕴水谷，必以宣通气分为要，失治则为肿胀。由黄疸而肿胀者，苦辛淡法，二金汤主之"（W-Z-70）。

5. **茵陈五苓散方：** 茵陈末　五苓散

△ "诸黄疸小便短者，茵陈五苓散主之"（W-Z-71）。

6. **杏仁石膏汤方：** 杏仁　石膏　半夏　山栀　黄柏　枳实汁　姜汁

△ "黄疸脉沉，中痞恶心，便结溺赤，病属三焦里证，杏仁石膏汤主之"（W-Z-72）。

7. **连翘赤豆饮方：** 连翘　山栀　通草　赤豆　花粉　香豆豉

　　**保和丸方：** 山楂　神曲　茯苓　陈皮　蔔子　连翘　半夏

△ "素积劳倦，再感湿温，误用发表，身面俱黄，不饥溺赤，连翘赤豆饮煎送保和丸"（W-Z-73）。

8. **草果茵陈汤方：** 草果　茵陈　茯苓皮　厚朴　广皮　猪苓　大腹皮　泽泻

　　**茵陈四逆汤方：** 附子　干姜　炙甘草　茵陈

△ "足太阴寒湿，舌灰滑，中焦滞痞，草果茵陈汤主之；面目俱黄，四肢常厥者，茵陈四逆汤主之"（W-Z-47）。

# 第十四章　疟

疟乃疟疾的症候群，或包括其他传染病的疟疾样症候。经方中之青蒿、蜀漆（常山苗）对疟疾有特殊效能；《温病条辨》所列诸方证，其整体调节的效能仍不可取代。

1. **苍术白虎汤加草果方**：白虎汤加苍术、草果

△ "疟家湿疟，忌用发散，苍术白虎汤加草果主之"（W-Z-75）。

2. **草果知母汤方**：草果　知母　半夏　厚朴　黄芩　乌梅　花粉　姜汁

△ "背寒，胸中痞结，疟来日晏，邪渐入阴，草果知母汤主之"（W-Z-76）。

3. **加减人参泻心汤方**：人参　黄连　枳实　干姜　生姜　牡蛎

△ "疟伤胃阳，气逆不降，热劫胃液，不饥不饱，不食不便，渴不欲饮，味变酸浊，加减人参泻心汤主之"（W-Z-77）。

4. **麦冬麻仁汤方**：麦冬　火麻仁　生白芍　何首乌　乌梅肉　知母

△ "疟伤胃阴，不饥不饱，不便，潮热，得食则烦热愈加，津液不复者，麦冬麻仁汤主之"（W-Z-78）。

5. **黄连白芍汤方**：黄连　黄芩　半夏　枳实　白芍　姜汁

△ "太阴脾疟，寒起四末，不渴多呕，热聚心胸，黄连白芍汤主之；烦躁甚者，可另服牛黄丸一丸"（W-Z-79）。

6. **露姜饮方**：人参　生姜

△ "太阴脾疟，脉濡寒热，疟来日迟，腹微满，四肢不暖，露姜饮主之"（W-Z-80）。

7. **加味露姜饮方**：人参　半夏　草果　生姜　广皮　青皮

△ "太阴脾疟，脉弦而缓，寒战，甚则呕吐噫气，腹鸣溏泄，苦辛

寒法，不中与也；苦辛温法，加味露姜饮主之"（W-Z-81）。

8. **补中益气汤方**：炙黄耆　人参　炙甘草　白术　广皮　当归　升麻　柴胡　生姜　大枣

△"中焦疟，寒热久不止，气虚留邪，补中益气汤主之"（W-Z-82）。

9. **青蒿鳖甲汤方**：青蒿　知母　桑叶　鳖甲　丹皮　花粉

△"脉左弦，暮热早凉，汗解渴饮，少阳疟偏于热重者，青蒿鳖甲汤主之"（W-Z-83）。

10. **小柴胡汤方**：柴胡　黄芩　半夏　人参　炙甘草　生姜　大枣

　　**小柴胡加干姜陈皮汤方**：小柴胡汤加干姜、陈皮

△"少阳疟如伤寒证者，小柴胡汤主之。渴甚者去半夏，加栝楼根；脉弦迟者，小柴胡加干姜陈皮汤主之"（W-Z-84）。

11. **厚朴草果汤方**：厚朴　杏仁　草果　半夏　茯苓块　广皮

△"舌白脘闷，寒起四末，渴喜热饮，湿蕴之故，名曰湿疟，厚朴草果汤主之"（W-Z-85）。

12. **白虎加桂枝汤方**：知母　生石膏　粳米　桂枝木　炙甘草

△"骨节疼烦，时呕，其脉如平，但热不寒，名曰温疟，白虎加桂枝汤主之"（W-S-50）。

13. **加味异功汤方**：人参　当归　肉桂　炙甘草　茯苓　於术　生姜　大枣　广皮

△"疟邪久羁，因疟成劳，谓之劳疟；络虚而痛，阳虚而胀，胁有疟母，邪留正伤，加味异功汤主之"（W-X-58）。

14. **鳖甲煎丸方**：鳖甲　乌扇　黄芩　柴胡　鼠妇　干姜　大黄　芍药　桂枝　葶苈　石苇　厚朴　牡丹皮　瞿麦　紫葳　半夏　人参　䗪虫　阿胶　蜂窝　赤硝　蜣螂　桃仁

△"疟久不解，胁下成块，谓之疟母，鳖甲煎丸主之"（W-X-59）。

15. **温脾汤方**：草果　桂枝　生姜　茯苓　蜀漆　厚朴

△"太阴三疟，腹胀不渴，呕水，温脾汤主之"（W-X-60）。

16. **扶阳汤方：** 鹿茸 熟附子 人参 粗桂枝 当归 蜀漆

△ "少阴三疟，久而不愈，形寒嗜卧，舌淡脉微，发时不渴，气血两虚，扶阳汤主之"（W-X-61）。

17. **减味乌梅圆方：** 半夏 黄连 干姜 吴茱萸 茯苓 桂枝 白芍 川椒 乌梅

△ "厥阴三疟，日久不已，劳则发热，或有痞结，气逆欲呕，减味乌梅圆法主之"（W-X-62）。

18. **五汁饮方：** 梨汁 荸荠汁 鲜苇根汁 麦冬汁 藕汁

△ "但热不寒，或微寒多热，舌干口渴，此乃阴气先伤，阳气独发，名曰瘅疟，五汁饮主之"（W-S-51）。

# 第十五章　皮疹与斑疹

　　皮疹与斑疹是传染病症状明显期的特征性表现，它与全身病理变化密切相关。皮疹（含黏膜疹）融合成片状者，谓之斑疹。

　　《金匮要略》升麻鳖甲汤证之阳毒，与猩红热（痧）相似；阴毒则与斑疹伤寒相似。除化斑汤、银翘散加减外，中医临床多用《疫疹一得》中的清瘟败毒饮（石膏、生地、知母、犀角、丹皮、赤芍、玄参、黄连、栀子、黄芩、连翘、桔梗、竹叶、甘草）。

　　**1. 化斑汤方**：石膏　知母　生甘草　元参　犀角　白粳米

　　△"太阴温病，不可发汗，发汗而汗不出者，必发斑疹，汗出过多者，必神昏谵语。发斑者，化斑汤主之；发疹者，银翘散去豆豉，加细生地、丹皮、大青叶，倍元参主之。禁升麻、柴胡、当归、防风、羌活、白芷、葛根、三春柳。神昏谵语者，清宫汤主之，牛黄丸、紫雪丹、局方至宝丹亦主之"（W-S-16）。

　　△"阳明斑者，化斑汤主之"（W-Z-21）。

　　**2. 银翘散去豆豉加细生地大青叶元参丹皮汤方**

　　△"阳明温病，下后疹续出者，银翘散去豆豉，加细生地大青叶元参丹皮汤主之"（W-Z-22）。

　　**3. 调胃承气汤方**：大黄　甘草　芒硝

　　△"斑疹阳明证悉具，外出不快，内壅特甚者，调胃承气汤微和之，得通则已，不可令大泄，大泄则内陷"（W-Z-24）。

　　△"阳明温毒发痘者，如斑疹法，随其所在而攻之"（W-Z-25）。

# 第十六章　风　湿

　　风湿证属风湿热引发的结缔组织炎性病变，系变态反应性疾病的范畴。流行病学研究表明，平均大约有3%的病人在链球菌性咽炎后发作急性风湿热。在链球菌感染后，急性风湿热的发病率直接与A组链球菌引起的免疫反应程度相关。风湿热属全身性结缔组织的炎症，早期以关节和心脏受累为最常见，而后以心脏损害为最重要。风湿热关节和心脏受累的症候，在桂枝附子汤证、甘草附子汤证、柴胡桂枝汤证、桂枝加附子汤证中均有表述，如脉浮虚而涩、汗出短气、小便不利、微肿、心下支结等。

　　**1. 桂枝附子汤方**：桂枝　附子　生姜　大枣　甘草

　　**去桂加白术汤方**：附子　白术　生姜　甘草　大枣

　　△ "伤寒八九日，风湿相搏，身体疼烦，不能自转侧，不呕不渴，脉浮虚而涩者，桂枝附子汤主之；若其人大便鞭，小便自利者，去桂加白术汤主之"（S-179）。

　　**2. 甘草附子汤方**：甘草　附子　白术　桂枝

　　△ "风湿相搏，骨节疼烦，掣痛不得屈伸，近之则痛剧，汗出短气，小便不利，恶风不欲去衣，或身微肿者，甘草附子汤主之"（S-180）。

　　**3. 柴胡桂枝汤方**：桂枝　芍药　黄芩　人参　甘草　半夏　大枣　生姜　柴胡

　　△ "伤寒六七日，发热，微恶寒，支节烦疼，微呕，心下支结，外证未去者，柴胡桂枝汤主之"（S-151）。

　　**4. 桂枝加附子汤方**：桂枝　芍药　甘草　生姜　大枣　附子

　　△ "太阳病，发汗，遂漏不止，其人恶风，小便难，四肢微急，难

第二篇　主要病证　现代类编

以屈伸者，桂枝加附子汤主之"（S-21）。

5. **宣痹汤方**：防己 杏仁 滑石 连翘 山栀 薏苡 半夏 晚蚕沙 赤小豆皮

△"湿聚热蒸，蕴于经络，寒战热炽，骨骱烦疼，舌色灰滞，面目萎黄，病名湿痹，宣痹汤主之"（W-Z-65）。

6. **薏苡竹叶散方**：薏苡 竹叶 飞滑石 白蔻仁 连翘 茯苓块 白通草

△"湿郁经脉，身热身痛，汗多自利，胸腹白疹，内外合邪，纯辛走表，纯苦清热，皆在所忌，辛凉淡法，薏苡竹叶散主之"（W-Z-66）。

7. **杏仁薏苡汤方**：杏仁 薏苡 桂枝 生姜 厚朴 半夏 防己 白蒺藜

△"风暑寒湿，杂感混淆，气不主宣，咳嗽头胀，不饥舌白，肢体若废，杏仁薏苡汤主之"（W-Z-67）。

8. **加减木防己汤方**：防己 桂枝 石膏 杏仁 滑石 白通草 薏仁

△"暑湿痹者，加减木防己汤主之"（W-Z-68）。

9. **桂枝姜附汤方**：桂枝 干姜 白术 熟附子

△"寒湿伤阳，形寒脉缓，舌淡，或白滑不渴，经络拘束，桂枝姜附汤主之"（W-S-49）。

10. **鹿附汤方**：鹿茸 附子 草果 菟丝子 茯苓

△"湿久不治，伏足少阴，舌白身痛，足跗浮肿，鹿附汤主之"（W-X-43）。

11. **安肾汤方**：鹿茸 葫芦巴 补骨脂 韭子 大茴香 附子 茅术 茯苓 菟丝子

△"湿久，脾阳消乏，肾阳亦惫者，安肾汤主之"（W-X-44）。

12. **术附姜苓汤方**：生白术 附子 干姜 茯苓

△"湿久伤阳，痿弱不振，肢体麻痹，痔疮下血，术附姜苓汤主之"（W-X-45）。

13. **白虎加苍术汤方**：白虎汤加苍术

△"手太阴暑温……身重者，湿也，白虎加苍术汤主之"（W-S-26）。

**参考文献**

［1］ 成都中医学院.伤寒论讲义［M］.上海：上海科学技术出版社，1964.

［2］ 杨麦青.《伤寒论》现代临床研究［M］.北京：中国中医药出版社，1962.

［3］ 南京中医学院.温病学释义［M］.上海：上海科学技术出版社，1964.

［4］ 陈灏珠.实用内科学［M］.10版.北京：人民卫生出版社，1999.

［5］ 湖北中医学院.中医临床参考丛书·金匮要略释义［M］.上海：上海科学技术出版社，1963.

［6］ 尚坦之，毛翼楷.金匮要略释义（西医学习中医试用教材）［M］.兰州：甘肃人民出版社，1980.

［7］ 吴瑭.温病条辨［M］.北京：人民卫生出版社，1963.

［8］ 方药中.实用中医内科学［M］.上海：上海科学技术出版社，1985.

# 《金匮要略》主要病证现代类编①

## 凡　例

1. 本文所引《金匮要略》原文，以上海科学技术出版社出版、湖北中医学院主编的中医学院试用教材《金匮要略讲义》（1963年9月第1版）为准。

2.《金匮要略》书名取汉语拼音首个字母，篇次及条目均取阿拉伯数字编排，如《金匮要略》百合狐惑阴阳毒病脉证治第三篇第11条，标为J–3–11。

3. 本文取名《〈金匮要略〉主要病证现代类编》者：（1）不采用《金匮要略》原来的篇次名称及其分类法，而参照《实用内科学》（第10版）对疾病的分类，首先列举诸病证所属之系统，如呼吸系统、循环系统、消化系统等，其次列举各系统的病证及方药；（2）对于所列病证，于必须处，加"按"指出其机体内在的结构、机能与代谢的病理生理学变化——"病理过程"（或病理改变、病理反应、病理状态）。

4. 病证之下，采取"以证带方，以方论证"的体例，先列病证，再列方药及条文。

5. 所列方药，只举组成，不举剂量及用法。

---

① 本文由李振英完成于2017年1月2日。

# 前　言

　　《金匮要略》原为《伤寒杂病论》中的杂病论部分，是东汉张仲景关于内科（含妇产科）疾病的专著，大约成书于公元3世纪初（200—210年），距今1800多年。这部专著，属于中古时代的医学，它所建立的基于临床经验层面的医学体系，充分运用脏腑辨证，参以八纲辨证等方法，系统阐述了内科范围多种疾病过程中所产生的症候群与综合征（综合起来就是中医的"证"）。《金匮要略》在脏腑辨证中，始终着眼于"证"。"证"是组成中医临床理论体系的"细胞"，也是中医诊断与治疗的靶的。

　　本文以一种新的视角，即"证"与"病理过程"相关、相结合的视角，来认识中医理论体系中的"证"。笔者认为这些表现于临床的"证"，都有其机体内在的病理生理学基础——"病理过程"（含病理反应、病理改变、病理状态）。《金匮要略》中的病证，如"痰饮咳喘""胸痹""腹满寒疝""呕吐哕""下利""小便不利""淋病""消渴""水气"等，都是疾病过程某一断面的症候群与综合征，由此而构成的临床医学体系，乃是横向思维的产物，可谓"横断医学"。这是古代先贤们在自然整体观指引下研究人体所患疾病而得来的医学科学成果。

　　在医学发展进入分析时代（大约相当于从我国明朝中叶开始，经历了400多年）以后，西方医学的思维方式由自然整体观转向分析还原论，它所采用的方法从推理思辨进入实验研究，它所追求的是纵向的形式逻辑的因果关系，它建立了人体解剖学、生理学、病理学、病原微生物学、药理学等基础医学学科，形成了"疾病"的科学概念和"生物医学模式"。在此期间，中医虽有明、清时期在温热病学等方面的创造与发明，但它却依然保持着自然整体观的思维方式，未能采用实验研究方

*147*

法来革新自己的理论体系。因此，中医在自身的发展中形成了400多年的历史空白区。中医发展的历史空白，也是"证"的研究中的历史空白，中医也就未能采用分析还原的科学成果，来阐明"证"的病理生理学基础。

20世纪，医学的发展进入了"整体医学观"（Holistic Medicine）时代，新兴的"病理生理学"，以研究活的整体为主要内容，系统研究了人体疾病过程中的"典型病理过程"，如炎症、发热、缺氧、休克、心衰、呼衰、水肿、脑疝、肝昏迷、尿毒症等。这些在多种疾病某一阶段所表现出来的共同的、成套的、呈规律性组合的、具有一定时相发展的、非特异性的病理生理学变化——"病理过程"（Pathological Process）所构筑起来的"病理生理学"，也是横向思维的产物，亦可谓"横断医学"。

没有科学的历史观，就不会产生科学的发展观。时至今日，一个古代的"横断医学"，以其与一个现代的"横断医学"具有共同的内在的病理生理学基础和特征，而发生了"碰撞"与"结合"。这是巧合，也是机缘。这使我们有可能运用"病理过程"这个历史内容去填充"证"的历史空白，阐明"证"的病理生理学基础。为中西两种医学理论体系的融合，为实现中医学的跨越式发展创造条件。本文对《金匮要略》22篇398条原文，参照现代医学疾病分类法，主要选取有论有方的条文，重新进行归纳、整理，总共归整出51个主要病证，其中内科杂病36个，妇产科15个主要病证，分属呼吸、循环、消化、泌尿、新陈代谢与内分泌、血液、神经精神及妇产科等十二个系统，分作十二章阐述。因为中医的"证"与西医的"病理过程"一样，是有层次之分的，所以在每个主要病证之下所列的若干方剂，实则代表着治疗单位的"证"。如大青龙汤证、小青龙汤证、己椒苈黄丸证、射干麻黄汤证、栝楼薤白白酒汤证、黄芪桂枝五物汤证、厚朴七物汤证、薏苡附子败酱汤证、五苓散证、肾气丸证、苓桂术甘汤证、黄芪建中汤证、桂枝茯苓丸证、当归贝母苦参丸证等。这一系列原创性的方证，是后世医家在内科学领域学习、研究与开拓的宝贵资源。对所列主要病证，于必须处，在"按"语中，尽可能指出其与"病理过程"的相关关系，以为"中西医结合点"研究的理论与临床依据。

# 细 目

153

155

第二篇　主要病证　现代类编

159

第二篇 主要病证 现代类编

# 第一章　呼吸系统病证

（一）痰饮咳喘

1. **大青龙汤方**：麻黄　桂枝　甘草　杏仁　生姜　大枣　石膏

2. **小青龙汤方**：麻黄　芍药　五味子　干姜　甘草　细辛　桂枝　半夏

△"病溢饮者，当发其汗，大青龙汤主之；小青龙汤亦主之"（J-12-23）。

△"咳逆倚息不得卧，小青龙汤主之"（J-12-35）。

3. **茯苓桂枝白术甘草汤方**：茯苓　桂枝　白术　甘草

△"心下有痰饮，胸胁支满，目眩，苓桂术甘汤主之"（J-12-16）。

4. **桂苓五味甘草汤方**：茯苓　桂枝　甘草　五味子

△"青龙汤下已，多唾口燥，寸脉沉，尺脉微，手足厥逆，气从少腹上冲胸咽，手足痹，其面翕热如醉状，因复下流阴股，小便难，时复冒者，与茯苓桂枝五味甘草汤"（J-12-36）。

5. **苓甘五味姜辛汤方**：茯苓　甘草　干姜　细辛　五味子

△"冲气即低，而反更咳、胸满者，用桂苓五味甘草汤去桂加干姜、细辛，以治其咳满"（J-12-37）。

6. **桂苓五味甘草去桂加干姜细辛半夏汤方**：茯苓　甘草　细辛　干姜　五味子　半夏

△"咳满即止，而更复渴，冲气复发者，以细辛、干姜为热药也。服之当遂渴，而渴反止者，为支饮也。支饮者法当冒，冒者必呕，呕者复内半夏以去其水"（J-12-38）。

7. **苓甘五味加姜辛半夏杏仁汤方**：茯苓　甘草　五味　干姜　细辛　半夏　杏仁

△"水去呕止，其人形肿者，加杏仁主之。其证应内麻黄，以其人

遂痹，故不内之。若逆而内之者，必厥，所以然者，以其人血虚，麻黄发其阳故也”（J-12-39）。

8. **苓甘五味加姜辛半杏大黄汤方**：茯苓　甘草　五味　干姜　细辛　半夏　杏仁　大黄

△“若面热如醉，此为胃热上冲熏其面，加大黄以利之”（J-12-40）。

9. **小半夏汤方**：半夏　生姜

△“呕家本渴，渴者为欲解，今反不渴，心下有支饮故也，小半夏汤主之”（J-12-28）。

10. **小半夏加茯苓汤方**：半夏　生姜　茯苓

△“卒呕吐，心下痞，膈间有水，眩悸者，小半夏加茯苓汤主之”（J-12-30）。

△“先渴后呕，为水停心下，此属饮家，小半夏加茯苓汤主之”（J-12-41）。

11. **甘草干姜汤方**：甘草　干姜

△“肺痿吐涎沫而不咳者，其人不渴，必遗尿，小便数，所以然者，以上虚不能制下故也。此为肺中冷，必眩，多涎唾，甘草干姜汤以温之。若服汤已渴者，属消渴”（J-7-5）。

12. **桂枝去芍药加麻黄细辛附子汤方**：桂枝　生姜　甘草　大枣　麻黄　细辛　附子

△“气分，心下坚，大如盘，边如旋杯，水饮所作，桂枝去芍药加麻辛附子汤主之”（J-14-31）。

13. **枳术汤方**：枳实　白术

△“心下坚，大如盘，边如旋盘，水饮所作，枳术汤主之”（J-14-32）。

14. **木防己汤方**：木防己　石膏　桂枝　人参

　　**木防己去石膏加茯苓芒硝汤方**：木防己　桂枝　人参　芒硝　茯苓

△“膈间支饮，其人喘满，心下痞坚，面色黧黑，其脉沉紧，得之数十日，医吐下之不愈，木防己汤主之。虚者，即愈，实者三日复发，

复与不愈者，宜木防己汤去石膏加茯苓芒硝汤主之"（J-12-24）。

15. **泽泻汤方**：泽泻　白术

△ "心下有支饮，其人苦冒眩，泽泻汤主之"（J-12-25）。

16. **厚朴大黄汤方**：厚朴　大黄　枳实

△ "支饮胸满者，厚朴大黄汤主之"（J-12-26）。

17. **葶苈大枣泻肺汤方**：葶苈　大枣

△ "支饮不得息，葶苈大枣泻肺汤主之"（J-12-27）。

18. **十枣汤方**：芫花　甘遂　大戟　大枣

△ "咳家其脉弦，为有水，十枣汤主之"（J-12-32）。

△ "夫有支饮家，咳烦胸中痛者，不卒死，至一百日或一岁，宜十枣汤"（J-12-33）。

19. **甘遂半夏汤方**：甘遂　半夏　芍药　甘草

△ "病者脉伏，其人欲自利，利反快，虽利，心下续坚满，此为留饮欲去故也，甘遂半夏汤主之"（J-12-18）。

20. **防己椒目葶苈大黄丸方**：防己　椒目　葶苈　大黄

△ "腹满，口舌干燥，此肠间有水气，己椒苈黄丸主之"（J-12-29）。

21. **射干麻黄汤方**：射干　麻黄　生姜　细辛　紫菀　款冬花　五味子　大枣　半夏

△ "咳而上气，喉中水鸡声，射干麻黄汤主之"（J-7-6）。

22. **厚朴麻黄汤方**：厚朴　麻黄　石膏　杏仁　半夏　干姜　细辛　小麦　五味子

△ "咳而脉浮者，厚朴麻黄汤主之"（J-7-8）。

23. **泽漆汤方**：半夏　紫参　泽漆　生姜　白前　甘草　黄芩　人参　桂枝

△ "脉沉者，泽漆汤主之"（J-7-9）。

24. **皂荚丸方**：皂荚

△ "咳逆上气，时时吐浊，但坐不得眠，皂荚丸主之"（J-7-7）。

25. **越婢加半夏汤方**：麻黄　石膏　生姜　大枣　甘草　半夏

△ "咳而上气，此为肺胀，其人喘，目如脱状，脉浮大者，越婢加

中西医学融合之道

半夏汤主之"（J-7-13）。

**26. 小青龙加石膏汤方**：麻黄　芍药　桂枝　细辛　甘草　干姜　五味子　半夏　石膏

△ "肺胀，咳而上气，烦躁而喘，脉浮者，心下有水，小青龙加石膏汤主之"（J-7-14）。

**27. 麦门冬汤方**：麦门冬　半夏　人参　甘草　粳米　大枣

△ "火逆上气，咽喉不利，止逆下气，麦门冬汤主之"（J-7-10）。

【按】痰饮咳喘是呼吸道炎症反应的一组症候群与综合征，属于现代医学慢性阻塞性肺疾病（Chronic Obstructive Pulmonary Disease, COPD）的范畴。在中西医结合的观点之下，可将COPD的外延扩展到慢性肺源性心脏病，还可将阻塞性肺气肿的分型广而用之于包括慢性肺源性心脏病在内的COPD所属疾病的症候群与综合征。阻塞性肺气肿的分型有红喘型（泛小叶肺气肿、无绀喘息型、A型）和蓝喘型（小叶中央型肺气肿、发绀臃肿型、支气管炎型、B型），混合型则兼有红喘型和蓝喘型的特征。红喘型者，中医多辨证为肺肾双虚、肾不纳气之虚证，主肺肾双补和/或固摄肾气之法，选用金匮肾气丸、七味都气丸、生脉散、参蛤散、六君子汤、补肺汤等加减之。蓝喘型者，中医多辨证为痰热（和/或痰湿）壅肺之实证，主清化热痰（和/或利湿祛痰）之法，选用清金化痰汤、二陈汤、黄连黄芩汤等出入之。对痰饮咳喘的辨证论治，后世发明甚多，临证不必拘泥于《金匮要略》所列方剂。

## （二）肺痈

**1. 葶苈大枣泻肺汤方**：葶苈　大枣

△ "肺痈，喘不得卧，葶苈大枣泻肺汤主之"（J-7-11）。

△ "肺痈胸满胀，一身面目浮肿，鼻塞清涕出，不闻香臭酸辛，咳逆上气，喘鸣迫塞，葶苈大枣泻肺汤主之"（J-7-15）。

**2. 桔梗汤方**：桔梗　甘草

△ "咳而胸满，振寒脉数，咽干不渴，时出浊唾腥臭，久久吐脓如米粥者，为肺痈，桔梗汤主之"（J-7-12）。

# 第二章　循环系统病证

（一）胸痹

**1. 栝楼薤白白酒汤方**：栝楼实　薤白　白酒

△ "胸痹之病，喘息咳唾，胸背痛，短气，寸口脉沉而迟，关上小紧数，栝楼薤白白酒汤主之"（J-9-3）。

**2. 栝楼薤白半夏汤方**：栝楼实　薤白　半夏　白酒

△ "胸痹不得卧，心痛彻背者，栝楼薤白半夏汤主之"（J-9-4）。

**3. 赤石脂丸方**：蜀椒　乌头　附子　干姜　赤石脂

△ "心痛彻背，背痛彻心，乌头赤石脂丸主之"（J-9-9）。

**4. 薏苡附子散方**：薏苡仁　大附子

△ "胸痹缓急者，薏苡附子散主之"（J-9-7）。

**5. 枳实薤白桂枝汤方**：枳实　厚朴　薤白　桂枝　栝楼实

**人参汤方**：人参　甘草　干姜　白术

△ "胸痹心中痞气，气结在胸，胸满，胁下逆抢心，枳实薤白桂枝汤主之；人参汤亦主之"（J-9-5）。

**6. 茯苓杏仁甘草汤方**：茯苓　杏仁　甘草

**橘枳姜汤方**：橘皮　枳实　生姜

△ "胸痹，胸中气塞，短气，茯苓杏仁甘草汤主之；橘枳姜汤亦主之"（J-9-6）。

**7. 桂枝生姜枳实汤方**：桂枝　生姜　枳实

△ "心中痞，诸逆心悬痛，桂枝生姜枳实汤主之"（J-9-8）。

**8. 桂枝救逆汤方**：桂枝　甘草　生姜　牡蛎　龙骨　大枣　蜀漆

△ "火邪者，桂枝去芍药加蜀漆牡蛎龙骨救逆汤主之"（J-16-12）。

**9. 半夏麻黄丸方**：半夏　麻黄

△ "心下悸者，半夏麻黄丸主之"（J-16-13）。

【按】胸痹属冠状动脉粥样硬化性心脏病（冠心病）范畴。其临床类型较多，主要有心绞痛和心肌梗死两种类型。常被误诊为胆绞痛、急性胆囊炎、急性消化性溃疡或急性胰腺炎。胸痹诸方证所述之喘息咳唾、心痛彻背、背痛彻胸、气结在胸、心下悸等症候，极似冠心病之临床特征。诸方加减变化，用于冠心病治疗多有良效。

## （二）血痹

**黄耆桂枝五物汤方：** 黄耆　芍药　桂枝　生姜　大枣

△ "血痹阴阳俱微，寸口关上微，尺中小紧，外证身体不仁，如风痹状，黄耆桂枝五物汤主之"（J-6-2）。

【按】《金匮》云："问曰：血痹病从何得之？师曰：夫尊荣人骨弱肌肤盛，重因疲劳汗出，卧不时动摇，加被微风，遂得之。"（J-6-1）加以黄耆桂枝五物汤证之"外证身体不仁，如风痹状"，似与脑血管病的"中风前兆"类同。

## （三）中风

△ "夫风之为病，当半身不遂，或但臂不遂者，此为痹，脉微而数，中风使然"（J-5-1）。

△ "邪在于络，肌肤不仁；邪在于经，即重不胜；邪入于腑，即不识人；邪入于脏，舌即难言，口吐涎"（J-5-2）。

【按】中风病，《金匮》有论无方，按其所述，极似脑血管病。现代医学将脑血管病分为缺血性和出血性两大类。缺血性者，包括短暂脑缺血发作、脑血栓形成、脑栓塞等，中医辨证多属痰蒙脑窍，瘀阻血脉。出血性脑血管病包括脑出血、蛛网膜下腔出血等，中医辨证多属血气并上，卒然大厥。其神经症状及定位体征视脑出血及血管闭塞的部位及范围而定。

# 第三章　消化系统病证

（一）腹满寒疝

1.**厚朴七物汤方**：厚朴　甘草　大黄　大枣　枳实　桂枝　生姜

△"病腹满，发热十日，脉浮而数，饮食如故，厚朴七物汤主之"（J-10-9）。

2.**大柴胡汤方**：柴胡　黄芩　芍药　半夏　枳实　大黄　大枣　生姜

△"按之心下满痛者，此为实也，当下之，宜大柴胡汤"（J-10-12）。

3.**厚朴三物汤方**：厚朴　大黄　枳实

△"痛而闭者，厚朴三物汤主之"（J-10-11）。

4.**大承气汤方**：大黄　厚朴　枳实　芒硝

△"腹满不减，减不足言，当须下之，宜大承气汤"（J-10-13）。

5.**附子粳米汤方**：附子　半夏　粳米　甘草　大枣

△"腹中寒气，雷鸣切痛，胸胁逆满，呕吐，附子粳米汤主之"（J-10-10）。

6.**大建中汤方**：蜀椒　干姜　人参

△"心胸中大寒痛，呕不能饮食，腹中寒，上冲皮起，出见有头足，上下痛而不可触近，大建中汤主之"（J-10-14）。

7.**大乌头煎方**：乌头

△"腹痛，脉弦而紧，弦则卫气不行，即恶寒，紧则不欲食，邪正相搏，即为寒疝。寒疝绕脐痛，若发则白汗出，手足厥冷，其脉沉紧者，大乌头煎主之"（J-10-17）。

8.**乌头桂枝汤方**：桂枝汤方加乌头

△"寒疝腹中痛，逆冷，手足不仁，若身疼痛，灸刺诸药不能治，抵（'祗'字之讹）当乌头桂枝汤主之"（J-10-19）。

9. **大黄附子汤方**：大黄　附子　细辛

△"胁下偏痛，发热，其脉紧弦，此寒也，以温药下之，宜大黄附子汤"（J-10-15）。

10. **赤丸方**：茯苓　半夏　乌头　细辛

△"寒气厥逆，赤丸主之"（J-10-16）。

11. **当归生姜羊肉汤方**：当归　生姜　羊肉

△"寒疝腹中痛，及胁痛里急者，当归生姜羊肉汤主之"（J-10-18）。

【按】腹满寒疝证，属急慢性胃肠运动功能障碍性疾病之症候群。附子粳米汤、大建中汤、大乌头煎、乌头桂枝汤所述之"雷鸣切痛，胸胁逆满，呕吐"，"心胸中大寒痛，呕吐不能饮食，腹中寒，上冲皮起，出现有头足，上下痛而不可触近"，"寒疝绕脐痛，若发则白汗出，手足厥冷"，"寒疝腹中痛，逆冷，手足不仁"等，与肠梗阻、肠扭转、肠套叠等之症候极为相似。但不排除奔豚证存在的可能。

（二）奔豚

1. **奔豚汤方**：甘草　芎䓖　当归　半夏　黄芩　生葛　芍药　生姜　甘李根白皮

△"奔豚气上冲胸，腹痛，往来寒热，奔豚汤主之"（J-8-2）。

2. **桂枝加桂汤方**：桂枝　芍药　甘草　生姜　大枣

△"发汗后，烧针令其汗，针处被寒，核起而赤者，必发奔豚，气从少腹上至心，灸其核上各一壮，与桂枝加桂汤主之"（J-8-3）。

3. **茯苓桂枝甘草大枣汤方**：茯苓　甘草　大枣　桂枝

△"发汗后，脐下悸者，欲作奔豚，茯苓桂枝甘草大枣汤主之"（J-8-4）。

【按】奔豚证似与胃肠神经官能症类同，如胃痉挛、肠痉挛等。但不排除肠梗阻前驱症状存在的可能。

（三）呕吐哕

1. **大黄甘草汤方**：大黄　甘草

△"食已即吐者，大黄甘草汤主之"（J-17-17）。

2. **橘皮竹茹汤方**：橘皮　竹茹　人参　甘草　生姜　大枣

△ "哕逆者，橘皮竹茹汤主之"（J-17-23）。

3. **橘皮汤方**：橘皮　生姜

△ "干呕、哕，若手足厥者，橘皮汤主之"（J-17-22）。

4. **茱萸汤方**：吴茱萸　人参　生姜　大枣

△ "呕而胸满者，茱萸汤主之"（J-17-8）。

5. **四逆汤方**：附子　干姜　甘草

△ "呕而脉弱，小便复利，身有微热，见厥者，难治，四逆汤主之"（J-17-14）。

6. **大半夏汤方**：半夏　人参　白蜜

△ "胃反呕吐者，大半夏汤主之"（J-17-16）。

7. **小半夏汤方**：半夏　生姜

△ "诸呕吐，谷不得下者，小半夏汤主之"（J-17-12）。

8. **生姜半夏汤方**：半夏　生姜汁

△ "病人胸中似喘不喘，似呕不呕，似哕不哕，彻心中愦愦然无奈者，生姜半夏汤主之"（J-17-21）。

9. **半夏干姜散方**：半夏　干姜

△ "干呕、吐逆、吐涎沫，半夏干姜散主之"（J-17-20）。

10. **猪苓散方**：猪苓　茯苓　白术

△ "呕吐而病在膈上，后思水者，解，急与之。思水者，猪苓散主之"（J-17-13）。

11. **茯苓泽泻汤方**：茯苓　泽泻　甘草　桂枝　白术　生姜

△ "胃反，吐而渴欲水者，茯苓泽泻汤主之"（J-17-18）。

12. **半夏泻心汤方**：半夏　黄芩　干姜　人参　黄连　大枣　甘草

△ "呕而肠鸣，心下痞者，半夏泻心汤主之"（J-17-10）。

13. **黄芩加半夏生姜汤方**：黄芩　甘草　芍药　半夏　生姜　大枣

△ "干呕而利者，黄芩加半夏生姜汤主之"（J-17-11）。

14. **小柴胡汤方**：柴胡　黄芩　人参　甘草　半夏　生姜　大枣

△"呕而发热者，小柴胡汤主之"（J-17-15）。

15. **文蛤汤方**：文蛤　麻黄　甘草　生姜　石膏　杏仁　大枣

△"吐后，渴欲得水而贪饮者，文蛤汤主之。兼主微风、脉紧、头痛"（J-17-19）。

【按】呕吐哕诸方所述之食已即吐、哕逆、干呕、手足厥、胃反、谷不得下等症候，似与胃占位性病变相关。所云之"朝食暮吐，暮食朝吐，食谷不化，名曰胃反"（J-17-5），是幽门梗阻之典型症状，而大黄甘草汤之"食已即吐者"，则是贲门梗阻的典型症状。

## （四）下利

1. **四逆汤方**：附子　干姜　甘草

　**桂枝汤方**：桂枝　芍药　甘草　生姜　大枣

△"下利腹胀满，身体疼痛者，先温其里，乃攻其表。温里宜四逆汤，攻表宜桂枝汤"（J-17-36）。

2. **大承气汤方**：大黄　厚朴　枳实　芒硝

△"下利三部脉皆平，按之心下坚者，急下之，宜大承气汤"（J-17-37）。

△"下利脉迟而滑者，实也，利未欲止，急下之，宜大承气汤"（J-17-38）。

△"下利脉反滑者，当有所去，下乃愈，宜大承气汤"（J-17-39）。

△"下利已差，至其年月日时复发者，以病不尽故也，当下之，宜大承气汤"（J-17-40）。

3. **小承气汤方**：大黄　厚朴　枳实

△"下利谵语者，有燥屎也，小承气汤主之"（J-17-41）。

4. **桃花汤方**：赤石脂　干姜　粳米

△"下利便脓血者，桃花汤主之"（J-17-42）。

5. **白头翁汤方**：白头翁　黄连　黄柏　秦皮

△"热利下重者，白头翁汤主之"（J-17-43）。

**6. 栀子豉汤方：** 栀子　香豉

△ "下利后更烦，按之心下濡者，为虚烦也，栀子豉汤主之"（J-17-44）。

**7. 通脉四逆汤方：** 附子　干姜　甘草（依证而有加减）

△ "下利清谷，里寒外热，汗出而厥者，通脉四逆汤主之"（J-17-45）。

**8. 紫参汤方：** 紫参　甘草

△ "下利肺痛，紫参汤主之"（J-17-46）。

**9. 诃梨勒散方：** 诃梨勒（煨）

△ "气利，诃梨勒散主之"（J-17-47）。

**（五）脾约**

**麻子仁丸方：** 麻子仁　芍药　枳实　大黄　厚朴　杏仁

△ "趺阳脉浮而涩，浮则卫气强，涩则小便数，浮涩相搏，大便则坚，其脾为约，麻子仁丸主之"（J-11-15）。

**（六）黄疸**

**1. 茵陈蒿汤方：** 茵陈蒿　栀子　大黄

△ "谷疸之为病，寒热不食，食即头眩，心胸不安，久久发黄为谷疸，茵陈蒿汤主之"（J-15-13）。

**2. 硝石矾石散方：** 硝石　矾石

△ "黄家日晡所发热，而反恶寒，此为女劳得之；膀胱急，少腹满，身尽黄，额上黑，足下热，因作黑疸，其腹胀如水状，大便必黑，时溏，此女劳之病，非水也。腹满者难治。硝石矾石散主之"（J-15-14）。

**3. 栀子大黄汤方：** 栀子　大黄　枳实　香豉

△ "酒黄疸，心中懊侬或热痛，栀子大黄汤主之"（J-15-15）。

**4. 桂枝加黄耆汤方：** 桂枝　芍药　甘草　生姜　大枣　黄耆

**猪膏发煎方：** 猪膏　乱发

△ "诸病黄家，但利其小便；假令脉浮，当以汗解之，宜桂枝加黄耆汤主之"（J-15-16）。

△ "诸黄，猪膏发煎主之"（J-15-17）。

5. **茵陈五苓散方**：茵陈蒿 五苓散

△ "黄疸病，茵陈五苓散主之"（J-15-18）。

6. **大黄硝石汤方**：大黄 黄柏 硝石 栀子

△ "黄疸腹满，小便不利而赤，自汗出，此为表和里实，当下之，宜大黄硝石汤"（J-15-19）。

7. **小半夏汤方**：半夏 生姜

△ "黄疸病，小便色不变，欲自利，腹满而喘，不可除热，热除必哕。哕者，小半夏汤主之"（J-15-20）。

8. **小柴胡汤方**：柴胡 黄芩 人参 半夏 生姜 大枣

△ "诸黄，腹痛而呕者，宜柴胡汤"（J-15-21）。

9. **小建中汤方**：桂枝 甘草 大枣 芍药 生姜 胶饴

△ "男子黄，小便自利，当与虚劳小建中汤"（J-15-22）。

（七）肠痈

1. **大黄牡丹汤方**：大黄 牡丹 桃仁 瓜子 芒硝

△ "肠痈者，少腹肿痞，按之即痛如淋，小便自调，时时发热，自汗出，复恶寒。其脉迟紧者，脓未成，可下之，当有血。脉洪数者，脓已成，不可下也。大黄牡丹汤主之"（J-18-4）。

2. **薏苡附子败酱散方**：薏苡仁 附子 败酱

△ "肠痈之为病，其身甲错，腹皮急，按之濡，如肿状，腹无积聚，身无热，脉数，此为肠内有痈脓，薏苡附子败酱散主之"（J-18-3）。

（八）宿食

1. **大承气汤方**：大黄 厚朴 枳实 芒硝

△ "问曰：人病有宿食，何以别之？师曰：寸口脉浮而大，按之反涩，尺中亦微而涩，故知有宿食，大承气汤主之"（J-10-21）。

△ "脉数而滑者，实也，此有宿食，下之愈，宜大承气汤"（J-10-22）。

△ "下利不欲食者，有宿食也，当下之，宜大承气汤"（J-10-23）。

2. **瓜蒂散方**：瓜蒂　赤小豆

△ "宿食在上脘，当吐之，宜瓜蒂散"（J-10-24）。

## （九）阴狐疝气

**蜘蛛散方**：蜘蛛　桂枝

△ "阴狐疝气者，偏有小大，时时上下，蜘蛛散主之"（J-19-4）。

# 第四章  泌尿系统病证

（一）小便不利与水气

1.**五苓散方**：泽泻　猪苓　茯苓　白术　桂枝

△"脉浮，小便不利，微热消渴者，宜利小便发汗，五苓散主之"（J-13-4）。

△"渴欲饮水，水入则吐者，名曰水逆，五苓散主之"（J-13-5）。

2.**猪苓汤方**：猪苓　茯苓　阿胶　滑石　泽泻

△"脉浮发热，渴欲饮水，小便不利，猪苓汤主之"（J-13-13）。

3.**栝楼瞿麦丸方**：栝楼根　茯苓　薯蓣　附子　瞿麦

△"小便不利者，有水气，其人苦渴，栝楼瞿麦丸主之"（J-13-10）。

4.**蒲灰散方**：蒲灰　滑石

**滑石白鱼散方**：滑石　乱发　白鱼

**茯苓戎盐汤方**：茯苓　白术　戎盐

△"小便不利，蒲灰散主之；滑石白鱼散、茯苓戎盐汤并主之"（J-13-11）。

5.**苓桂术甘汤方**：茯苓　桂枝　白术　甘草

**肾气丸方**：干地黄　山药　山萸肉　泽泻　茯苓　丹皮　桂枝　附子

△"夫短气有微饮，当从小便去之，苓桂术甘汤主之；肾气丸亦主之"（J-12-17）。

6.**甘遂半夏汤方**：甘遂　半夏　芍药　甘草

△"病者脉伏，其人欲自利，利反快，虽利，心下续坚满，此为留饮欲去故也，甘遂半夏汤主之"（J-12-18）。

7.**防己椒目葶苈大黄丸方**：防己　椒目　葶苈　大黄

△"腹满，口舌干燥，此肠间有水气，己椒苈黄丸主之"（J-12-29）。

8. **越婢汤方**：麻黄　石膏　生姜　甘草　大枣

△ "风水恶风，一身悉肿，脉浮而渴，续自汗出，无大热，越婢汤主之"（J-14-23）。

9. **防己茯苓汤方**：防己　黄耆　桂枝　茯苓　甘草

△ "皮水为病，四肢肿，水气在皮肤中，四肢聂聂动者，防己茯苓汤主之"（J-14-24）。

10. **蒲灰散方**：蒲灰　滑石

△ "厥而皮水者，蒲灰散主之"（J-14-27）。

11. **越婢加术汤方**：麻黄　石膏　生姜　甘草　大枣　白术

△ "里水者，一身面目黄肿，其脉沉，小便不利，故令病水。假如小便自利，此亡津液，故令渴也。越婢加术汤主之"（J-14-5）。

12. **甘草麻黄汤方**：甘草　麻黄

△ "里水，越婢加术汤主之；甘草麻黄汤亦主之"（J-14-25）。

13. **麻黄附子汤方**：麻黄　甘草　附子

　　**杏子汤方（方缺）**

△ "水之为病，其脉沉小，属少阴；浮者为风。无水虚胀者，为气。水发其汗即已，脉沉者宜麻黄附子汤；浮者宜杏子汤"（J-14-26）。

14. **五苓散方**：泽泻　猪苓　茯苓　白术　桂枝

△ "渴欲饮水，水入则吐者，名曰水逆，五苓散主之"（J-13-5）。

（二）**淋病**

1. **导赤承气汤方**：赤芍　细生地　生大黄　黄连　黄柏　芒硝

△ "阳明温病，下之不通……左尺牢坚，小便赤痛，时烦渴甚，导赤承气汤主之"（W-Z-17）。

2. **茯苓皮汤方**：茯苓皮　生薏仁　猪苓　大腹皮　白通草　淡竹叶

△ "吸受秽湿，三焦分布，热蒸头胀，身痛呕逆，小便不通，神识昏迷，舌白，渴不多饮，先宜芳香通神利窍，安宫牛黄丸；继用淡渗分消浊湿，茯苓皮汤"（W-Z-56）。

【按】《金匮》所述之小便不利与淋病，实难从病原、病理上区分，二者皆属逆行性尿系感染范畴，多有尿频、尿急、尿痛，中医按下焦湿热论治。《金匮》有论无方，如言"淋之为病，小便如粟状，小腹弦急，痛引脐中"（J-13-7），故引《温病条辨》方剂二则以补之。后世医家多有发明，将淋病分为石淋、气淋、血淋、膏淋、劳淋五种。石淋治以八正散，气淋治以沉香散，血淋治以小蓟饮子，膏淋治以知柏地黄丸或萆薢饮，劳淋治以补中益气汤。小便不利，则应责之肾脏泌尿功能障碍，非五苓散、猪苓汤、栝楼瞿麦丸等所能全也。

# 第五章　结缔组织病证

（一）狐蟚

**1. 甘草泻心汤方**：甘草　黄芩　人参　干姜　黄连　大枣　半夏

△"狐蟚之为病，状如伤寒，默默欲眠，目不得闭，卧起不安，蚀于喉为蟚，蚀于阴为狐，不欲饮食，恶闻食臭，其面目乍赤、乍黑、乍白。蚀于上部则声喝，甘草泻心汤主之"（J-3-10）。

**2. 苦参汤方**：苦参

△"蚀于下部则咽干，苦参汤洗之"（J-3-11）。

**3. 雄黄熏法**：雄黄

△"蚀于肛者，雄黄熏之"（J-3-12）。

**4. 赤小豆当归散方**：赤小豆　当归

△"病者脉数，无热，微烦，默默但欲卧，汗出，初得之三四日，目赤如鸠眼；七八日，目四眦黑。若能食者，脓已成也，赤小豆当归散主之"（J-3-13）。

【按】狐蟚证似眼、口、生殖器综合征（白塞病）。

（二）历节与风湿

**1. 乌头汤方**：麻黄　芍药　黄耆　甘草　川乌

△"病历节不可屈伸疼痛，乌头汤主之"（J-5-10）。

**2. 桂枝芍药知母汤方**：桂枝　芍药　甘草　麻黄　生姜　白术　知母　防风　附子

△"诸肢节疼痛，身体尫羸，脚肿如脱，头眩短气，温温欲吐，桂枝芍药知母汤主之"（J-5-8）。

**3. 麻黄加术汤方**：麻黄　桂枝　甘草　杏仁　白术

△"湿家身烦疼，可与麻黄加术汤发其汗为宜，慎不可以火攻之"

（J-2-20）。

**4. 麻黄杏仁薏苡甘草汤方**：麻黄　甘草　薏苡仁　杏仁

△ "病者一身尽疼，发热，日晡所剧者，名风湿。此病伤于汗出当风，或久伤取冷所致也，可与麻黄杏仁薏苡甘草汤"（J-2-21）。

**5. 防己黄耆汤方**：防己　甘草　白术　黄耆

△ "风湿脉浮身重，汗出恶风者，防己黄耆汤方主之"（J-2-22）。

**6. 桂枝附子汤方**：桂枝　生姜　附子　甘草　大枣

　　**白术附子汤方**：白术　附子　甘草　生姜　大枣

△ "伤寒八九日，风湿相搏，身体疼烦，不能自转侧，不呕不渴，脉浮虚而涩者，桂枝附子汤主之；若大便坚，小便自利者，去桂加白术汤主之"（J-2-23）。

**7. 甘草附子汤方**：甘草　白术　附子　桂枝

△ "风湿相搏，骨节疼烦掣痛，不得屈伸，近之则痛剧，汗出短气，小便不利，恶风不欲去衣，或身微肿者，甘草附子汤主之"（J-2-24）。

**（三）肾著与肝著**

**1. 甘草干姜苓术汤方**：甘草　白术　干姜　茯苓

△ "肾著之病，其人身体重，腰中冷，如坐水中，形如水状，反不渴，小便自利，饮食如故，病属下焦，身劳汗出，衣里冷湿，久久得之，腰以下冷痛，腹重如带五千钱，甘姜苓术汤主之"（J-11-16）。

**2. 旋覆花汤方**：旋覆花　葱　新绛

△ "肝著，其人常欲蹈其胸上，先未苦时，但欲饮热，旋覆花汤主之"（J-11-7）。

【按】历节与风湿证，属风湿热范畴。后世所谓风寒湿三气杂至合而为痹者，与风湿热相似。肾著与肝著归整于结缔组织病证者，以其甘草干姜苓术汤温脾利湿之法，旋覆花汤活血化瘀之法，均可用于此类病证。

# 第六章　新陈代谢与内分泌病证

## （一）消渴

**1. 白虎加人参汤方**：知母　石膏　甘草　粳米　人参

△ "渴欲饮水，口干舌燥者，白虎加人参汤主之"（J-13-12）。

**2. 肾气丸方**：干地黄　山药　山萸肉　泽泻　茯苓　丹皮　桂枝　附子

△ "男子消渴，小便反多，以饮一斗，小便一斗，肾气丸主之"（J-13-3）。

**3. 文蛤散方**：文蛤

△ "渴欲饮水不止者，文蛤散主之"（J-13-6）。

【按】《金匮要略》将消渴归于虚劳证，如言"寸口脉浮而迟，浮即为虚，迟即为劳；虚则卫气不足，劳则营气竭"；"趺阳脉浮而数，浮即为气，数即消谷而大坚；气盛则溲数，溲数即坚，坚数相搏，即为消渴"（J-13-2）。现代医学将糖尿病归于物质代谢与内分泌功能障碍性疾病。消渴证中之白虎加人参汤证、肾气丸证似与糖尿病、甲状腺功能亢进症之症候群类同。而文蛤散证似与尿崩症之症候群类同。糖尿病的中医辨证治疗，白虎汤加人参汤证示以清胃热、补脾虚，肾气丸证则示以温补肾阳。

## （二）黄汗

**1. 黄耆芍药桂枝苦酒汤方**：黄耆　芍药　桂枝　苦酒

△ "问曰：黄汗之为病，身体肿，发热汗出而渴，状如风水，汗沾衣，色正黄如柏汁，脉自沉，何从得之？师曰：以汗出入水中浴，水从汗孔入得之，宜耆芍桂酒汤主之"（J-14-28）。

**2. 桂枝加黄耆汤方**：桂枝　芍药　甘草　生姜　大枣　黄耆

△ "若身重，汗出已辄轻者，久久必身瞤，瞤即胸中痛，又从腰以

上必汗出，下无汗，腰髋弛痛，如有物在皮中状，剧者不能食，身疼重，烦躁，小便不利，此为黄汗，桂枝加黄耆汤主之"（J-14-29）。

【按】黄汗证之身重，脉沉，腰髋驰痛，如有物在皮中状，剧者不能食，身体肿，状如风水等，类似甲状腺机能减退所致之黏液性水肿。

（三）虚劳

1. **小建中汤方**：桂枝 甘草 大枣 芍药 生姜 胶饴

△"虚劳里急，悸，衄，腹中痛，梦失精，四肢酸疼，手足烦热，咽干口燥，小建中汤主之"（J-6-13）。

2. **桂枝龙骨牡蛎汤方**：桂枝 芍药 生姜 甘草 大枣 龙骨 牡蛎

△"夫失精家少腹弦急，阴头寒，目眩，发落，脉极虚芤迟，为清谷，亡血，失精。脉得诸芤动微紧，男子失精，女子梦交，桂枝龙骨牡蛎汤主之"（J-6-8）。

3. **黄耆建中汤方**：黄耆 桂枝 甘草 大枣 芍药 生姜 胶饴

△"虚劳里急，诸不足，黄耆建中汤主之"（J-6-14）。

4. **肾气丸方**：干地黄 山药 山茱萸 泽泻 茯苓 丹皮 桂枝 附子

△"虚劳腰痛，少腹拘急，小便不利者，八味肾气丸主之"（J-6-15）。

5. **酸枣仁汤方**：酸枣仁 甘草 知母 茯苓 芎䓖

△"虚劳虚烦不得眠，酸枣仁汤主之"（J-6-17）。

6. **大黄䗪虫丸方**：大黄 黄芩 甘草 桃仁 杏仁 芍药 干地黄 干漆 蛀虫 水蛭 蛴螬 䗪虫

△"五劳虚极羸瘦，腹满不能饮食，食伤，忧伤，饮伤，房室伤，饥伤，劳伤，经络营卫气伤，内有干血，肌肤甲错，两目黯黑。缓中补虚，大黄䗪虫丸主之"（J-6-18）。

7. **薯蓣丸方**：薯蓣 当归 桂枝 麯 干地黄 豆黄卷 甘草 人参 芎䓖 芍药 白术 麦门冬 杏仁 柴胡 桔梗 茯苓 阿胶 干姜 白蔹 防风 大枣

△"虚劳诸不足，风气百疾，薯蓣丸主之"（J-6-16）。

【按】虚劳证，即《金匮要略·脏腑经络篇》所言之"五劳七伤六极、妇人三十六病"，声言"不在其中"者，因其不属六气外感之病，而属虚劳之病。五劳指久视、久卧、久坐、久立、久行。七伤指食伤、忧伤、饮伤、房室伤、饥伤、劳伤及经络营卫气伤。六极指气极、血极、筋极、骨极、饥极及精极。似属今日所谓"生活方式病"，与消渴同样，其病理生理学基础为物质代谢与内分泌功能障碍。

虚劳证之辨证治疗，责之于脾、肾两脏者多。补脾者有小建中汤、黄耆建中汤，补肾者有肾气丸。虚烦不得眠者用酸枣仁汤，内有干血者用大黄䗪虫丸，气虚血亏者用薯蓣丸。虚劳证之预防，重在"养慎"。《金匮要略·脏腑经络先后病脉证》云："若人能养慎。不令邪风干忤经络；适中经络，未流传脏腑，即医治之。四肢才觉重滞，即导引、吐纳、针灸、膏摩，勿令九窍闭塞；更能无犯王法禽兽灾伤，房室勿令竭乏，服食节其冷热苦酸辛甘，不遗形体有衰，病则无由入其腠理"（J-1-2）。

# 第七章　血液病证

1. **柏叶汤方**：柏叶　干姜　艾

△ "吐血不止者，柏叶汤主之"（J-16-14）。

2. **泻心汤方**：大黄　黄连　黄芩

△ "心气不足，吐血、衄血，泻心汤主之"（J-16-17）。

3. **黄土汤方**：甘草　地黄　白术　附子　阿胶　黄芩　灶中黄土

△ "下血，先便后血，此远血也，黄土汤主之"（J-16-15）。

4. **赤小豆当归散方**：赤小豆　当归

△ "下血，先血后便，此近血也，赤小豆当归散主之"（J-16-16）。

【按】出血病证，涉及胃、肠、肝等脏腑及血液系统。止血治疗为应急者可，若夫根治者，则仍应藉现代诊断术弄清病位、病性及病情。

# 第八章　神经精神病证

（一）癫眩

1. **五苓散方**：泽泻　猪苓　茯苓　白术　桂枝

△ "假令瘦人脐下有悸，吐涎沫而癫眩，此水也，五苓散主之"（J-12-31）。

2. **茯苓桂枝白术甘草汤方**：茯苓　桂枝　白术　甘草

△ "伤寒，若吐若下后，心下逆满，气上冲胸，起则头眩，脉沉紧，发汗则动经，身为振振摇者，茯苓桂枝白术甘草汤主之"（S-67）。

【按】癫眩一证，似与耳源性眩晕（美尼尔氏综合征）类同。验之于临床，五苓散类加减治疗此证有良效。

（二）惊悸

1. **桂枝救逆汤方**：桂枝　甘草　生姜　牡蛎　龙骨　大枣　蜀漆

△ "火邪者，桂枝去芍药加蜀漆牡蛎龙骨救逆汤主之"（J-16-12）。

2. **半夏麻黄丸方**：半夏　麻黄

△ "心下悸者，半夏麻黄丸主之"（J-16-13）。

（三）百合病

1. **百合知母汤方**：百合　知母

△ "百合病发汗后者，百合知母汤主之"（J-3-2）。

2. **滑石代赭汤方**：百合　滑石　代赭石

△ "百合病下之后者，滑石代赭汤主之"（J-3-3）。

3. **百合滑石散方**：百合　滑石

△ "百合病变发热者，百合滑石散主之"（J-3-8）。

4. **百合地黄汤方**：百合　生地黄汁

△ "百合病不经吐、下、发汗，病形如初者，百合地黄汤主之"（J-3-5）。

**5. 百合洗方**：百合

△ "百合病一月不解，变成渴者，百合洗方主之"（J-3-6）。

**6. 栝楼牡蛎散方**：栝楼根 牡蛎

△ "百合病渴不差者，栝楼牡蛎散主之"（J-3-7）。

**7. 百合鸡子黄汤方**：百合 鸡子黄

△ "百合病吐之后者，用后（本）方主之"（J-3-4）。

**（四）脏躁**

**甘麦大枣汤方**：甘草 小麦 大枣

△ "妇人脏躁，喜悲伤欲哭，象如神灵所作，数欠伸，甘麦大枣汤主之"（J-22-6）。

**（五）梅核气**

**半夏厚朴汤方**：半夏 厚朴 茯苓 生姜 干苏叶

△ "妇人咽中如有炙脔，半夏厚朴汤主之"（J-22-5）。

【按】《金匮》云："百合病者……诸药不能治，得药则剧吐利，如有神灵者，身形如和，其脉微数。"（J-3-1）甘麦大枣汤证亦云："妇人脏躁，喜悲伤欲哭，象如神灵所作。"（J-22-6）似与精神分裂症类同，但"脏躁"证并不排除神经症之中的癔症。半夏厚朴汤证《医宗金鉴》名之曰"梅核气"者，属神经症之中的癔球症，多伴有慢性咽炎。

# 第九章　感染及外伤病证

（一）痉

1.**栝楼桂枝汤方**：栝楼根　桂枝　芍药　甘草　生姜　大枣

△"太阳病，其证备，身体强，几几然，脉反沉迟，此为痉，栝楼桂枝汤主之"（J-2-11）。

2.**葛根汤**：葛根　麻黄　桂枝　芍药　甘草　生姜　大枣

△"太阳病，无汗而小便反少，气上冲胸，口噤不得语，欲作刚痉，葛根汤主之"（J-2-12）。

3.**大承气汤方**：大黄　厚朴　枳实　芒硝

△"痉为病，胸满口噤，卧不着席，脚挛急，必齘齿，可与大承气汤"（J-2-13）。

【按】痉证属破伤风杆菌侵入人体后，所产生的外毒素引起的急性特异性感染范畴。其临床特征为全身或局部肌肉的持续性收缩和阵发性痉挛抽搐。大承气汤证所描述的"胸满口噤，卧不着席，脚挛急，必齘齿"是破伤风的典型症状群。

（二）浸淫疮

1.**黄连粉方**

△"浸淫疮，黄连粉主之"（J-18-8）。

2.**排脓散方**：枳实　芍药　桔梗（见J-21-5之枳实芍药散）。

3.**排脓汤方**：甘草　桔梗　生姜　大枣（见S-311之桔梗汤）。

（三）阴阳毒

1.**升麻鳖甲汤方**：升麻　当归　蜀椒　甘草　鳖甲　雄黄

△"阳毒之为病，面赤斑斑如锦文，咽喉痛，唾脓血。五日可治，七日不可治，升麻鳖甲汤主之"（J-3-14）。

## 2. 升麻鳖甲汤去雄黄蜀椒方

△ "阴毒之为病，面目青，身痛如被杖，咽喉痛。五日可治，七日不可治，升麻鳖甲汤去雄黄、蜀椒主之"（J-3-15）。

【按】据尚坦之、毛翼楷在《金匮要略释义》中对本证之按语称，阴阳毒相当于后世所说的温毒发斑一类疾病。阳毒类似猩红热或流行性出血热等，阴毒类似斑疹伤寒或斑疹性传染病伴有休克者。

### （四）金疮

**王不留行散方：** 王不留行 蒴藋细叶 桑东南根白皮 甘草 川椒 黄芩 干姜 厚朴 芍药

△ "病金疮，王不留行散主之"（J-18-6）。

# 第十章　理化因素病证

（一）中暍

1. **白虎加人参汤方**：知母　石膏　甘草　粳米　人参

△ "太阳中热者，暍是也。汗出恶寒，身热而渴，白虎加人参汤主之"（J-2-26）。

2. **一物瓜蒂汤方**：瓜蒂

△ "太阳中暍，身热疼重，而脉微弱，此以夏月伤冷水，水行皮中所致也，一物瓜蒂汤主之"（J-2-27）。

【按】中暍与中暑（中热）类同，还可能包括传染病过程的中暑样症状群。

（二）转筋

**鸡屎白散方**：鸡屎白

△ "转筋之为病，其人臂脚直，脉上下行，微弦。转筋入腹者，鸡屎白散主之"（J-19-3）。

# 第十一章 寄生虫及虫媒病证

（一）蛔虫

1. **乌梅丸方**：乌梅 细辛 附子 黄连 当归 黄柏 桂枝 人参 干姜 川椒

△ "蛔厥者，乌梅丸主之"（J-19-8）。

2. **甘草粉蜜汤方**：甘草 粉蜜

△ "蛔虫之为病，令人吐涎心痛，发作有时，毒药不止，甘草粉蜜汤主之"（J-19-6）。

（二）疟

1. **白虎加桂枝汤方**：知母 甘草 石膏 粳米 桂枝

△ "温疟者，其脉如平，身无寒但热，骨节疼烦，时呕，白虎加桂枝汤主之"（J-4-4）。

2. **蜀漆散方**：蜀漆 云母 龙骨

△ "疟多寒者，名曰牝疟，蜀漆散主之"（J-4-5）。

3. **鳖甲煎丸方**：鳖甲 乌扇 黄芩 柴胡 鼠妇 干姜 大黄 芍药 桂枝 葶苈 石韦 厚朴 牡丹 瞿麦 紫葳 半夏 人参 䗪虫 阿胶 蜂窝 赤硝 蜣螂 桃仁

△ "病疟以月一日发，当以十五日愈，设不差，当月尽解；如其不差，当云何？师曰：此结为症瘕，名曰疟母，急治之，宜鳖甲煎丸"（J-4-2）。

# 第十二章　妇产科病证

## （一）症瘕并月经不调

**1. 桂枝茯苓丸方**：桂枝　茯苓　牡丹　芍药　桃仁

△"妇人宿有症病，经断未及三月，而得漏下症不止，胎动在脐上者，为症痼害。妊娠六月动者，前三月经水利时，胎也。下血者，后断三月衃也。所以血不止者，其症不去故也，当下其症，桂枝茯苓丸主之"（J-20-2）。

**2. 温经汤方**：吴茱萸　当归　芎䓖　芍药　人参　桂枝　阿胶　牡丹皮　生姜　甘草　半夏　麦门冬

△"问曰：妇人年五十所，病下利数十日不止，暮即发热，少腹里急，腹满，手掌烦热，唇口干燥，何也？师曰：此病属带下。何以故？曾经半产，瘀血在少腹不去。何以知之？其证唇口干燥，故知之。当以温经汤主之"（J-22-9）。

**3. 土瓜根散方**：土瓜根　芍药　桂枝　䗪虫

△"带下经水不利，少腹满痛，经一月再见者，土瓜根散主之"（J-22-10）。

**4. 旋覆花汤方**：旋覆花　葱　新绛

△"寸口脉弦而大，弦则为减，大则为芤，减则为寒，芤则为虚，虚寒相搏，此名曰革，妇人则半产漏下，旋覆花汤主之"（J-22-11）。

**5. 胶姜（艾）汤方**：川芎　阿胶　甘草　艾叶　当归　芍药　干地黄

△"妇人陷经漏下黑不解，胶姜（艾）汤主之"（J-22-12）。

**6. 大黄甘遂汤方**：大黄　甘遂　阿胶

△"妇人少腹满如敦状，小便微难而不渴，生后者，此为水与血俱结在血室也，大黄甘遂汤主之"（J-22-13）。

7. **抵当汤方**：水蛭　虻虫　桃仁　大黄

△"妇人经水不利下，抵当汤主之"（J-22-14）。

8. **矾石丸方**：矾石　杏仁

△"妇人经水闭不利，脏坚癖不止，中有干血，下白物，矾石丸主之"（J-22-15）。

9. **红蓝花酒方**：红蓝花　白酒

△"妇人六十二种风，及腹中血气刺痛，红蓝花酒主之"（J-22-16）。

10. **当归芍药散方**：当归　芍药　川芎　茯苓　泽泻　白术

△"妇人腹中诸疾痛，当归芍药散主之"（J-22-17）。

△"妇人怀娠，腹中疠痛，当归芍药散主之"（J-20-5）。

11. **小柴胡汤方**：柴胡　黄芩　人参　半夏　生姜　甘草　大枣

△"妇人中风，七八日续来寒热，发作有时，经水适断，此为热入血室，其血必结，故使如疟状，发作有时，小柴胡汤主之"（J-22-1）。

【按】症瘕并月经不调病证，多起因于妇科炎症。由于生理特点，女性之生殖系统易受逆行性感染，影响阴道、子宫颈、宫腔、输卵管及卵巢，迁延日久，时复多发者，则易酿成输卵管不通、月经失调、赤白带下及继发性不孕症等。

（二）腹痛及转胞

1. **小建中汤方**：桂枝　甘草　大枣　芍药　生姜　胶饴

△"妇人腹中痛，小建中汤主之"（J-22-18）。

2. **肾气丸方**：干地黄　山药　山茱萸　泽泻　丹皮　茯苓　桂枝　附子

△"问曰：妇人病饮食如故，烦热不得卧，而反倚息者，何也？师曰：此名转胞不得溺也，以胞系了戾，故致此病，但利小便则愈，宜肾气丸主之"（J-22-19）。

（三）阴寒、阴吹及阴中生疮

1. **蛇床子散方（坐药）**：蛇床子仁

△"妇人阴寒，温阴中坐药，蛇床子散主之"（J-22-20）。

189

2. **狼牙汤方**：狼牙

△ "少阴脉滑而数者，阴中即生疮，阴中蚀疮烂者，狼牙汤洗之"（J-22-21）。

3. **膏发煎方**：猪膏　乱发

△ "胃气下泄，阴吹而正喧，此谷气之实也，膏发煎导之"（J-22-22）。

【按】阴寒、阴吹及阴中生疮证，除肠道致病菌感染外，多为滴虫及霉菌感染。蛇床子坐药，对于带下，尤其对滴虫所致之带下阴痒有良效。

**（四）吐涎沫及心下痞**

1. **小青龙汤方**：麻黄　芍药　桂枝　细辛　甘草　干姜　五味子　半夏

2. **泻心汤方**：大黄　黄连　黄芩

△ "妇人吐涎沫，医反下之，心下即痞，当先治其吐涎沫，小青龙汤主之；涎沫止，乃治痞，泻心汤主之"（J-22-7）。

**（五）妊娠养胎**

1. **当归散方**：当归　黄芩　芍药　川芎　白术

△ "妇人妊娠，宜常服当归散主之"（J-20-9）。

2. **白术散方**：白术　川芎　蜀椒　牡蛎

△ "妊娠养胎，白术散主之"（J-20-10）。

**（六）妊娠及产后腹痛**

1. **附子汤方（未见）**

△ "妇人怀娠六七月，脉弦发热，其胎愈胀，腹痛恶寒者，少腹如扇，所以然者，子脏开故也，当以附子汤温其脏"（J-20-3）。

2. **枳实芍药散方**：枳实　芍药

△ "产后腹痛，烦满不得卧，枳实芍药散主之"（J-21-5）。

3. **下瘀血汤方**：大黄　桃仁　䗪虫

△ "师曰：产后腹痛，法当以枳实芍药散，假令不愈者，此为腹中有干血著脐下，宜下瘀血汤主之；亦主经水不利"（J-21-6）。

（七）妊娠小便难

**当归贝母苦参丸方**：当归 贝母 苦参

△ "妊娠，小便难，饮食如故，当归贝母苦参丸主之"（J-20-7）。

（八）妊娠水气

**葵子茯苓散方**：葵子 茯苓

△ "妊娠有水气，身重，小便不利，洒淅恶寒，起即头眩，葵子茯苓散主之"（J-20-8）。

（九）妊娠呕吐

**干姜人参半夏丸方**：干姜 人参 半夏

△ "妊娠呕吐不止，干姜人参半夏丸主之"（J-20-6）。

（一〇）妊娠下血

**胶艾汤方**：川芎 阿胶 甘草 艾叶 当归 芍药 干地黄

△ "师曰：妇人有漏下者，有半产后因续下血都不绝者，有妊娠下血者，假令妊娠腹中痛，为胞阻，胶艾汤主之"（J-20-4）。

（一一）妊娠下利

**白头翁加甘草阿胶汤方**：白头翁 甘草 阿胶 秦皮 黄连 柏皮

△ "产后下利虚极，白头翁加甘草阿胶汤主之"（J-21-11）。

（一二）妇人乳中虚

**竹皮大丸方**：生竹茹 石膏 桂枝 甘草 白薇

△ "妇人乳中虚，烦乱呕逆，安中益气，竹皮大丸主之"（J-21-10）。

（一三）产后中风

1.**桂枝汤方**：桂枝 芍药 甘草 生姜 大枣

△ "产后风续续数十日不解，头微痛，恶寒，时时有热，心下闷，干呕，虽久，阳旦证续在耳，可与阳旦汤"（J-21-8）。

2.**竹叶汤方**：竹叶 葛根 防风 桔梗 桂枝 人参 甘草 附子 大枣 生姜

△ "产后中风，发热，面正赤，喘而头痛，竹叶汤主之"（J-21-9）。

（一四）产后大便难

1. **小柴胡汤方**：柴胡 黄芩 人参 半夏 生姜 甘草 大枣

△ "大便坚，呕不能食，小柴胡汤主之"（J-21-2）。

2. **大承气汤方**：大黄 厚朴 枳实 芒硝

△ "病解能食，七八日更发热者，此为胃实，大承气汤主之"（J-21-3）。

△ "产后七八日，无太阳证，少腹坚痛，此恶露不尽；不大便，烦躁发热，切脉微实，再倍发热，日晡时烦躁者，不食，食则谵语，至夜即愈，宜大承气汤主之。热在里，结在膀胱也"（J-21-7）。

（一五）产后腹痛、寒疝、虚劳不足

**当归生姜羊肉汤方**：当归 生姜 羊肉

△ "产后腹中疞痛，当归生姜羊肉汤主之；并治腹中寒疝，虚劳不足"（J-21-4）。


## 参考文献

［1］湖北中医学院.中医临床参考丛书——金匮要略释义［M］.上海：上海科学技术出版社，1963.

［2］尚坦之，毛翼楷.西医学习中医试用教材——金匮要略释义［M］.兰州：甘肃人民出版社，1980.

［3］陈灏珠.实用内科学［M］.10版.北京：人民卫生出版社，1999.

［4］成都中医学院.伤寒论讲义［M］.上海：上海科学技术出版社，1964.

［5］杨麦青.伤寒论现代临床研究［M］.北京：中国中医药出版社，1992.

［6］南京中医学院.温病学释义［M］.上海：上海科学技术出版社，1964.

［7］［清］吴塘.温病条辨［M］.北京：人民卫生出版社，1963.

［8］方药中.实用中医内科学［M］.上海：上海科学技术出版社，1985.

# 第三篇

## 纵横结合 病案选举

李振英 选举

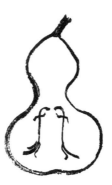

Δ20世纪以来，随着人类疾病谱重心的转移，医学的发展进入了"整体医学观"时代。病理生理学以及社会医学、行为医学、心身医学、分子生物学、遗传学、免疫学等体现"整体医学观"的新兴学科得到了蓬勃发展。

Δ到20世纪70年代，"中西医结合"在临床、教学与科研方面进入了巅峰时期，"病证结合"模式的形成是这一时期的标志性事件，具有划时代的里程碑意义。

Δ在此特辑《肝、肾真脏脉与高血压病》的原因是，笔者在多年的临床实践中，特别关注按照肾素—血管紧张素系统（RAS）活性的相对或绝对升高，对高血压病进行分型。并试图将容量依赖型和肾素依赖型两个基本分型，与我国传统医学根据肝、肾真脏脉的脉象及相关症候群对高血压的辨证分型联系起来。通过临床观察，进一步了解这两个基本分型的临床特征及中医治疗的特别效应。

# 前　言

20世纪以来，随着人类疾病谱重心的转移，医学的发展进入了"整体医学观"时代。在新的医学模式——"生物—心理—社会医学模式"引领下，现代医学通过批判"生物医学模式"，克服了分析还原论的局限性，跨入了辩证综合的发展阶段。病理生理学以及社会医学、行为医学、心身医学、分子生物学、遗传学、免疫学等体现"整体医学观"的新兴学科得到了蓬勃发展。人类疾病谱的重心也从传染性疾病、营养不良性疾病转向免疫、遗传、代谢性疾病（亦称生活方式病、慢性非传染性疾病。简言之，即慢病）。对我国中西医结合工作者来说，这是一次挑战，也是一次千载难逢的机遇。

中华人民共和国成立以后，政府将"中西医结合"定为卫生工作的一项重要方针，到20世纪70年代，"中西医结合"在临床、教学与科研方面进入了巅峰时期，"病证结合"模式的形成是这一时期的标志性事件，具有划时代的里程碑意义。在临床实践中"病证结合"模式表现为自发和/或自觉的纵向结合和横向结合两种方式。所谓纵向结合，类似于我国传统医学的"同病异治"，实质是"病中辨证"，大都为"以病带证"，其典型例证就是吴咸中院士的中西医结合专著《中西医结合治疗急腹症》（人民卫生出版社，1972年版）。所谓横向结合，类似于我国传统医学的"异病同治"，实质是"病间辨证"，大都为"以证带病"，其典型例证就是上海第一医学院脏象研究所沈自尹教授主持下，在1959年出版的《中医肾的研究》一书中，对于具有同一"肾虚证"的不同的六种疾病的有效治疗。时有"六病归肾"之说。纵横结合的"病证结合"模式，形成了中西医结合诊疗模式的显著特色，展现了中西医取长补短、相辅相成的生动局面，取得了"通古达变"的治学效果。

　　"病证结合"模式是中西医结合巅峰时期的产物，但也存在局限性。这就是匡调元教授最先指出的"病证结合"只是中西医结合的初级阶段，而后，笔者也曾提出，"诊病"与"辨证"之间存在着"两张皮"状态。为了解决这一问题，笔者于1983年提出了"证"与"病理过程"平行相关的医学命题，于2002年在第二次世界中西医结合大会上提出了"现代医学'病理过程'与我国传统医学'证'结合假说"。其学术意义可概述为：

　　1. "证"与"病理过程"平行相关，是同一病理生理学变化的内外相关的两个不可分割的侧面。有什么"症"，就有什么"病理过程"。二者具有共同的病理生理学变化特征。

　　2. "证"的病理生理学基础就是"病理过程"，"证"的实质就是"病理过程"所包括的代谢、机能与结构的异常变化。

　　3. 中医的"证"与现代医学的"症"同源同构，"证"可定义为："证"是疾病过程一定阶段所产生的机体外在的症候群与综合征的综合（Syndrome）。

　　4. "病理过程"是"疾病"与"证"的结合点。"疾病"与"证"不可能直接结合，而在"病理过程"与"证"结合以后，就可达到"疾病"与"证"的完全统一。换句话说，当疾病过程中的一系列"病理过程"与"证"结合之时，就是"疾病"与"证"完全统一之日。

　　5. "病理过程"与"证"结合的平台在现代临床医学的二级诊断中。在中西医结合临床上，确定"疾病"的诊断是必需的第一步，必需的第二步就是"辨证"。除了对体质差异进行辨证外，还要对"疾病"进行分期、分型或分度（分级），并明确与分期、分型或分度（分级）相关的"病理过程"（含病理反应、病理变化、病理状态）。这应当是二级诊断的具体内容。可见，二级诊断既是建立治疗方案的重要依据，也是实行"病理过程"与"证"结合的主要平台。当"疾病"与"证"完全统一以后，"诊病"与"辨证"也就会成为统一的临床工作程序。兹举例说明二级诊断中"病理过程"与"证"的相关关系。

表1 二级诊断中"病理过程"与"证"的相关关系

| 例1:大叶性肺炎 | |
|---|---|
| 病理过程 | 症候(证) |
| 发热 | 发热 |
| 炎症 | 肺热和/或肺痈 |
| 缺氧 | 气促、气短 |
| 休克 | 寒厥或热厥 |
| 例2:风湿性心脏病 | |
| 病理过程 | 症候(证) |
| 缺氧 | 气促、气短 |
| 肺瘀血 | 血瘀 |
| 水肿 | 水气 |
| 心功能不全 | 心气不足和/或心阳不振 |
| 心律不齐 | 脉结代 |
| 例3:疖、疮、痈等局部感染 | |
| 病理过程 | 症候(证) |
| 炎症 | 红、肿、热、痛,功能障碍 |

　　在医学发展至"整体医学观"的新时期,面对慢性非传染性疾病(亦称免疫、遗传、代谢性疾病,生活方式病),单一的一张"药物治疗处方"已不能满足患者的需求。其原因可举例说明如下:

　　1. 高血压有了新定义。吴成教授在《中国医学论坛报》第996期上著文介绍了美国高血压学会(ASH)于2005年提出的高血压新定义及美国心脏病学会(ACC)提出的VHP新概念:高血压新定义认为,高血压是一个由诸多病因引起的处于不断进行状态的心血管综合征,可导致心脏血管功能和结构的改变。明确提出:不能仅靠血压读数诊断高血压,只有将血压读数与危险因素、疾病早期标记和靶器官损伤有机地结合在一起,才能准确地表达高血压所引起的心血管系统和其他器官的功能异常。所谓VHP新概念,就是将血管疾病(Vascular Disease)、高血压(Hypertension)和预防(Prevention)三者作为一个整体来看待,其涉及范围涵盖了血管生理学、遗传学、病理生理学及更多学科交叉的内容。其共同切入点是中老年心血管疾病的病理基础——内皮功能异常。这一新概念，使人们认识到，心血管疾病的共同点是从危险因素（高脂血症、高血压、糖尿病、吸烟、肥胖、胰岛素抵抗等）发展到血管内皮功能异常，再到心血管临床事件（动脉粥样硬化、左室肥厚、冠状动脉疾病、心肌梗死、左室重构）直至心力衰竭，形成了一条完整的心血管事件链。

2. 高血压还有另一种分型。通常，高血压按靶器官受损程度分为一、二、三期，按舒张压水平又分为轻、中、重度。李楚杰教授等认为，肾激肽释放酶——激肽系统（简称K-K系统）、前列腺素和肾素—血管紧张素系统（简称R-A系统），三者功能上相互拮抗，又相互制约，前两者是降压的，后者是升压的。一旦失去平衡，如后者超过前两者时，则可导致血压升高（李楚杰、卢兴、赵修竹，《临床病理生理学》，1990年版，第275页）。吴其夏教授等根据高血压的病理生理学改变，认为肾素—血管紧张素系统（RAS）是血压长时程调控的重要调节机制。多数高血压患者的血压升高与RAS活性相对或绝对升高有关（吴其夏、余应年、卢建，《新编病理生理学》，1999年版，第342–343页）。故将高血压分为：（1）低肾素活性型原发性高血压。此型属容量依赖性高血压。细胞外液容量增大，故血压升高的同时肾素活性也降低。对于此型，利尿剂的降压效果特别明显。（2）正常肾素活性型及高肾素活性型原发性高血压。此型属肾素依赖性高血压。对于此型，利尿剂降压效果不明显。这种分型也正合现行抗RAS效应降压药的作用机制。

3. 心脏代谢性疾病的负担已引起学界高度关注。据《中国医学论坛报》2014年6月12日C₂版载文：2014年5月17日，《柳叶刀·糖尿病与内分泌学》杂志描述了1980—2010年全球归因于高血压、糖尿病、高血脂、高体质指数（BMI）（简称四种危险因素）的心血管疾病、慢性肾脏病和糖尿病（简称三大疾病）的死亡负担的变迁。结果显示：21世纪初，全球心脏代谢性疾病（Cardiome tabolic Disease）的主要危险是高血压、肥胖和糖尿病的影响在增加。其死亡负担从高收入国家向中低收入国家转移。2010年，全球因三大疾病死亡的人群中，超过40%归因于高血压，约15%归因于高血糖，约15%归因于高BMI，超过10%归因于高血脂，其他占20%。

4. 全球抗击糖尿病的战役已经打响。据《中国医学论坛报》2011年12月8日（C叠）载文，国际糖尿病联盟（IDF）系列计划迎击T2DM"海啸"。记者常聪报道，全世界目前有T2DM人群3.66亿，还有2.8亿糖耐量受损（IGT）人群。每年治疗花费是4650亿美元，并且每5例患者中就有4例来自中低收入国家。因此，IDF制定了应对糖尿病为代表的慢性非传染性疾病的全球行动计划。在所发布的餐后血糖控制2011年版指南中，指出餐后血糖可能与糖尿病患者大血管并发症、视网膜病变、癌症、认知功能障碍、血管内皮功能障碍等相关，因此，必须加强对餐后血糖的控制。2011年12月，IDF组织的糖尿病大会（在阿联酋迪拜召开），包括了临床科学、教育、流行病学、全球健康挑战及带糖尿病生活等五个方面的内容，力图引导全球在抗击糖尿病的战役中取得关键性胜利。

5. 合理膳食是个大问题。

（1）合理摄入植物性膳食，防治慢病，促进健康。《中国医学论坛报》2015年10月15日（C8）报道，"植物性膳食在健康和疾病中的作用"国际论坛在泸召开。会上，贾伟平教授说，吃得好，更要吃得健康，我们经常说，总量控制，种类放开。原则是：均衡饮食，以碳水化合物为主。会议有学者指出了植物性膳食的益处是：①胆固醇含量更少；②水分和钾含量更多；③高卡路里快速吸收的糖分更少；④含有更多的具有功能性作用的营养素（如豆类和坚果类中的榛子对降低心血管疾病和其他慢性疾病危险因素的作用，尤其是榛子皮对血管健康和大脑退行具有益处）。有报道称：世卫组织下属国际癌症研究机构定于2015年10月26日发布报告，评估部分肉类食品的致癌风险。英国媒体提前披露，把火腿肠、培根等加工肉制品列为"致癌物"，并把新鲜牛羊肉等红肉的致癌风险定为仅次于加工肉制品的"第二等级"。如果能如此定级的话，将可能改变人们的饮食习惯，突现植物性膳食的益处。

（2）反式脂肪（人造黄油）可能是增加心脏和死亡危险的"元凶"。《中国医学论坛报》2015年9月10日（C₂）转述：2015年6月16日，FDA裁定：反式脂肪酸作为食品添加剂，不是"公认安全"的。

（3）"甜蜜"的负担太重。全球每年18.4万人死亡与含糖饮料相关。基于60万人群的调查，研究者指出：控制含糖饮料，并不能消除与饮食相关的疾病，但却是降低包含相关疾病的重要手段（《中国医学论坛报》，2015-7-9）。还有研究指出：摄入含糖饮料与肥胖、糖尿病、心血管疾病、痛风风险增加相关（《中国医学论坛报》，2015-10-22）。WHO和美国农业部2015年膳食指南咨询委员会建议：游离糖摄入不超过总能量摄入的10%，推荐目标是5%以下。

（4）"吃水果"与"控血糖"可以两不误。这是北大公共卫生学院李立明教授等的研究结果（《中国医学论坛报》，2017-4-20）。近50万中国人的前瞻性队列研究显示：与极少摄入新鲜水果的人相比，经常摄入新鲜水果的人罹患糖尿病和糖尿病性血管并发症的风险明显降低。该项研究成果将为现有膳食指南以及倡导提高新鲜水果摄入量提供科学依据。

6. 医患矛盾古来有。司马迁《史记·扁鹊传》云，病有六不治："骄恣不论于理，一不治也；轻身重财，二不治也；衣食不能适，三不治也；阴阳并（指亡阴亡阳），藏气不定，四不治也；形羸不能服药，五不治也；信巫不信医，六不治也。"处理好医患关系，是关乎医患双方的事。"六不治"重在患者方面，而唐代大医孙思邈所著《大医精诚》重在医生方面，为医生的医德与行为立言，故成为中医医德规范的经典之作。

7. 五个处方不嫌多。面对慢病，胡大一教授说，目前正在推行"五个处方"。笔者之所以举出有关慢病研究的一些热点，就是想说明一个问题：单一的一张药物治疗处方已不能满足患者的需求。在"整体医学观"时代，不论中医还是西医，这都是医生所面临的重大挑战和机遇。胡大一教授所举出的"五个处方"（运动处方、营养处方、心理处方、药物处方、戒烟处方）已经突破了临床工作的范围与程序，但就慢病来说，并不嫌多，犹嫌太少。因为慢病所涉及的问题，除了病原学、流行病学、病理生理学而外，还有更为复杂的心理医学、社会医学、行为医学、卫生经济学等超乎医学科学范围的问题。医学将与人文科学结伴而行，医疗活动将变得更加人性化。

笔者自愿投身中西医结合事业近半个世纪。自以为，"探古追今"的中西医结合临床工作，是一件具有历史意义、学术意义和哲学意义的饶有趣味的乐事。在本篇中，仅就慢性非传染性疾病范围，将其分为"虚劳证与物质代谢紊乱性疾病""咳喘证与慢性阻塞性肺疾病""郁证与功能性胃肠病和胃食管反流病""痹证与变态反应性疾病""喦证与细胞异常增殖性疾病"和"瘀血证与血栓性疾病"等六个部分，在复习古今文献的同时，选择并举出一些比较完整的病案，试图证明"病证结合"模式的纵向结合与横向结合两种方式，以及"证"与"病理过程"平行相关、相结合理念的合理性与可行性。

# 第一章　虚劳证与物质代谢紊乱性疾病

## 【概念与范畴】

物质代谢紊乱性疾病有一个共同的症候群——虚劳证。什么是"虚"证?《素问·通评虚实论》曰:"精气夺则虚。"可见,虚证的实质是正气(真气、精气、元气)虚,与之相应的实证,其实质则是邪气(病气、风邪、贼风)实。《素问·生气通天论》进一步指出:"苍天之气,清静则志意治,顺之则阳气固,虽有贼邪,弗能害也,此因时之序。故圣人抟精神,服天气,而通神明。失之则内闭九窍,外壅肌肉,正气散解,此谓自伤,气之削也。"所谓"自伤"者,是因为自身不良生活习惯而导致能量摄入与消耗失去平衡,任由自己制造出来的疾病。

《金匮要略》首先提出了"虚劳"的病证。后世医家所言"虚劳"者,大抵包括消渴、眩晕、胸痹、心痛及血痹、中风诸症,以及阳痿、早泄、耳鸣,耳聋、不寐、健忘等。《金匮要略》认为:"血痹"乃"阴阳俱微""骨弱肌肤盛"的"尊荣人"易得之病证;"中风"乃"脉微而数"的气血亏虚病证,且与"(血)痹"密切相关。故曰:"夫风之为病,当半身不遂,或但臂不遂者,此为痹,脉微而数,中风使然。""消渴"乃营卫虚竭之虚劳病证。还指出:"夫脉当取太过不及,阳微阴弦,即胸痹而痛,所以然者,责其极虚也。今阳虚知在上焦,所以胸痹、心痛者,以其阴弦故也。"胸痹、心痛是由于胸阳不足、阴邪搏结所致。可见,血痹、中风、消渴、胸痹、心痛皆属虚劳证。

现代医学将以往显然分属两个系统的糖尿病、高血压,放在一起讨论,原因是:糖尿病、高血压病具有一个共同的发病土壤。意大利学者Antonio Cerielo教授发现:营养摄入与消耗之间失衡,进入细胞的葡萄糖和游离脂肪酸（FFA）增加，引起乙酰辅酶A超载，线粒体电子传递链中产生了过多的超氧化物（ROS），导致血管内皮细胞受损、肌肉脂肪组织胰岛素抵抗、胰岛β细胞分泌减少。长期的营养失衡，启动了不同组织的炎症过程。糖尿病和心血管疾病同属慢性低度炎症性疾病，是同一病理生理过程在不同时期、不同组织的表现。

【发病机理】

关于虚劳证的发病机理：《素问·宣明五气篇》列举了"五劳所伤"，即"久视伤血、久卧伤气、久坐伤肉、久立伤骨、久行伤筋"。《难经·十四难》有"五损"之说，即"一损损于皮毛，皮聚而毛落；二损损于血脉，血脉虚少，不能荣于五脏六腑也；三损损于肌肉，肌肉消瘦，饮食不能为肌肤；四损损于筋，筋缓不能自收持；五损损于骨，骨痿不能起于床"。《金匮要略》在虚劳病证中列举了食伤、忧伤、饮伤、房劳伤、饥伤、劳伤、内有干血、亡血失精、风气百疾等"诸不足"。隋巢元方《诸病源候论·虚劳病诸候》则对五劳（肺劳、肝劳、心劳、脾劳、肾劳）、六极（气极、血极、筋极、骨极、肌极、精极）、七伤（大饱伤脾、大怒气逆伤肝；强力举重，久坐湿地伤肾；形寒寒饮伤肺；忧愁思虑伤心；风雨寒暑伤形；大恐惧不节伤志）的具体内容做了说明。

（一）关于消渴证（亦谓脾瘅、消瘅）的发病机理

1. 论消渴证之"胃热"。《素问·气厥论》曰："胃中热，则消谷，令人悬心善饥。"

2. 论肥胖症之"内热"。《素问·奇病论》曰："夫五味入口，藏于胃，脾为之行其津气，津液在脾，故令人口甘也。肥者令人内热，甘者令人中满，故其气上溢，转为消渴。"《灵枢·五变篇》曰："怒则气上逆，胸中蓄积，血气逆留，髋皮充肌，血脉不行，转而为热，热则消肌肤，故为消瘅。"

3. 论消渴证之"脾虚"。《素问·太阴阳明论》曰："今脾病不能为胃行其津液，四肢不得禀水谷气，气日以衰，脉道不利，筋骨肌肉，无

气以生，故不用焉。"

4. 论消渴证之肾气虚竭。《金匮要略》曰："男子消渴，小便反多，以饮一斗，小便一斗，肾气丸主之"。《备急千金要方·消渴》曰："凡人生放恣者众，盛壮之时，不自慎惜，快情纵欲，极意房中，稍至年长，肾气虚竭……此皆由房事不节所致也。"

5. 论消渴证乃膏粱之疾，且与偏枯痿厥（中风）并存。《素问·通评虚实论》曰："凡治消瘅仆击，偏枯痿厥，气满发逆，（甘）肥贵人，则高梁（膏粱）之疾也。"

6. 论消渴证之并发症。《素问·生气通天论》曰："高梁（膏粱）之变，足生大丁，受如持虚。"刘河间《三消论》曰："消渴者，多变聋盲疮癣痤痱之类，虚热蒸汗，肺痿劳嗽。"

**（二）关于高血压病、糖尿病发病机理的热点研究成果**

现代医学关于高血压病、糖尿病发病机理的研究成果中，有许多值得临床工作者关注的热点。兹择要如下：

1. 下丘脑控制着全身能量代谢。天津医科大学代谢病医院郑少雄著文称：饥饿可减少迟发慢性病并延长寿命（《中国医学论坛报》，2016-7-21）。该研究表明，不同类型的生物，从酵母、昆虫到啮齿动物，饥饿都能不同程度延长寿命。在人类，限制热量摄入可通过相同机制减少年龄相关疾病特别是糖尿病的发生和发展。

2. β细胞功能衰竭近期被认为与去分化，而非细胞死亡机制相关。这是潘长玉教授在"β细胞功能的整体评估"演讲（《中国医学论坛报》，2015-11-26）中所介绍的糖尿病领域的研究热点。近期，郑少雄、谷伟军著文称：美国哥伦比亚大学的多梅尼科·阿奇利（Domenic Accili）教授和他的团队证实了胰岛β细胞去分化而不是或不完全是β细胞凋亡或死亡。因此，获得了美国糖尿病学会（ADA）科学年会设立的班廷（Banting）科学成就奖。她的获奖演说题目是《糖尿病新生物学》（《中国医学论坛报》，2017-7-6）。

3. 糖尿病和甲状腺功能异常有相关性。2016年，默克中国论坛甲状腺糖尿病年度峰会的报道（《中国医学论坛报》，2016-5-5）称：糖尿病和甲状腺功能异常有高于数学重叠关系的相关性。如糖尿病发病率为1/10，甲状腺发病率为1/15。调查显示，两者同时发病的概率为1/150，提示两者在病因学上有联系。

4.T2DM和肿瘤可能存在着共同的潜在危险因素。四川大学华西医院张舫等关于糖尿病与肿瘤相关性的探索（《中国医学论坛报》，2016-11-17）认为，易患T2DM的危险因素，多数也是易患肿瘤的危险因素：糖尿病增加膀胱癌风险；糖尿病与肝细胞癌发病率增加显著相关；糖尿病患者肾癌风险显著高于无糖尿病者；糖尿病增加23%的乳腺癌风险，特别是绝经后女性；糖尿病与结、直肠癌发病率增加相关。

## 【临床特征】

### （一）糖尿病的中国特色

许樟荣教授指出，中国糖尿病患者以碳水化合物饮食为主，更多胰岛功能减退。患者胰岛分泌高峰延迟，不能与血糖上升曲线同步，易出现餐后高血糖和下一餐前低血糖，如果不控制饮食，同时持续应用胰岛促泌剂者，会造成胰岛功能早衰，等同于"饮鸩止渴"（《中国医学论坛报》，2016-9-26）。

### （二）高血压病的中国特色

1.高钠低钾。国人食盐偏高，平均10 g/d以上，冬天有吃腌菜习惯，腌菜含盐更多，故合理膳食要求含盐量应控制在6 g/d以内。国际标准为3 g/d以内。国人的Na/K比例远远高于西方人群，甚至可以高出4倍，中国人的高血压的特点形成了高容量性高血压，医生多选用钙通道阻滞剂（CCB）。在学术界，限盐有益已被关注，但补钾获益却很少被问及（《中国医学论坛报》，2011-11-10）。

2.同型半胱氨酸血症（H型高血压）。国人的同型半胱氨酸血症高达75%，在中国人群叶酸水平偏低的地区，同型半胱氨酸血症会大大增加高血压患者发生卒中的风险。一种简单的策略是：对中国高血压患者补充叶酸，可显著降低卒中风险。研究表明，同型半胱氨酸升高/叶酸缺乏与卒中发生密切相关。每天按0.8 mg给予叶酸，是安全有效的剂量（《中国医学论坛报》，2015-4-16）。

## 【治疗原则与方法】

慢病以虚证为主，但初诊宜用"八法"中的清法与消法，当血脂、血糖、血尿酸、体质指数等达标后，方可转向正气受损所致之正气虚，则应以补法、和法为主，或补、和与清、消并用。

### （一）糖尿病

西医现在的治疗方法，尚不能干预胰岛β细胞功能的进行性衰退。一些降糖药还有引发低血糖和体重增加等风险。2型糖尿病患者60%至80%最终死于心血管病。其治疗原则为：（1）治疗糖尿病，在控制血糖的同时，一定要注意患者的血压、血脂、肥胖等其他指标，并以治疗胰岛素抵抗为根本，来达到降糖、控制糖尿病病程及减少心血管病危险因素的目标；（2）目前临床应用的噻唑烷二酮、他汀类药物、血管紧张素转换酶抑制剂，具有显著的细胞内抗氧化剂活性；（3）人胰岛素类似物-1（GLP-1）受体激动剂艾塞那肽、利拉鲁肽及二肽基肽酶-4（DPP-4）抑制剂，有望在降低血糖的同时改善胰岛功能，减少低血糖的发生，不增加或减轻体重，能给患者带来除血糖控制外的多重收益。

糖尿病的中医辨证论治要点：

1.脾虚胃热。胃热者，宜清热除烦止渴，取法于白虎人参汤、玉泉丸、玉液汤等；脾虚者，宜健脾益气燥湿，取法于七味白术散、升阳益胃汤、参苓白术散、消渴方等。药如：

黄耆 山药 生地 天花粉 葛根 石斛 知母 石膏 人参 麦冬 地骨皮 白术 甘草 五味子 茯苓

伴高脂血症者，选用姜黄、郁金、东楂、泽泻、苍术、黄精、何首乌等；伴高尿酸血症者，选用白茅根、海金沙、金钱草、苦参、浙贝、东楂、泽泻、白术、三七、当归等；伴泌尿功能障碍者，选用白茅根、猪苓、泽泻、桂枝等。

2. 肝肾亏损。宜滋补肝肾。取法于六味地黄丸、地黄饮子、滋阴大补丸、二仙汤等。药如：

知母　黄柏　枸杞子　淫羊藿　巴戟天　蛇床子　熟地　当归　山萸肉　肉苁蓉　五味子　仙茅

伴眼部病变者，选用白蒺藜、沙苑子、决明子、珍珠母、青葙子、茺蔚子、丹参、三七、黄耆、何首乌等；伴皮肤瘙痒者，选用苍术、黄精、赤芍、红花、三七、东楂、泽泻、酸枣仁、柏子仁、黄耆、何首乌等；伴高凝血症者，选用地龙、三七、土元、水蛭、黄耆、何首乌、黑木耳等。

### （二）高血压病

高血压不只是血流动力学变化，而且伴有明显的代谢异常。其治疗原则为：（1）在控制血压的同时，必须注意控制血糖、血脂、肥胖等相关指标；（2）联合治疗。19世纪50年代以前，人们认为高血压病是机体的代偿反应，是器官衰老的必然结果，血压升高有助于脏器的血液灌注，不应积极进行降压治疗。从19世纪50年代开始，高血压的治疗得到了重视。1990年以来，流行病学及大规模临床干预试验结果显示，降压治疗可有效降低高血压患者心、脑、肾等重要器官损害及死亡危险，老年人接受降压治疗，可降低脑卒中危险。降压治疗方案经历了序贯治疗、阶梯治疗，再到联合治疗的演进。联合治疗是应用不同降压机制的药物以合适的剂量进行组合，可以满足不同类型高血压患者的要求，在血压控制、靶器官保护和代谢方面发挥协同效应。

高血压的中医辨证论治要点：

1. 脾虚肝亢。此型属容量依赖性高血压（即低肾素活性型原发性高血压）。证见形体肥胖臃肿，常有下肢浮肿、头晕、头痛、失眠、胸胁苦满，或见项强、腰痛、阳痿、早泄、大便秘结。舌质或红，舌苔多呈黄腻或白腻兼燥。其脉弦大强硬，刚劲有力，呈真肝脉象。收缩压较高，压差较大。宜平肝健脾。取法于天麻钩藤饮、龙胆泻肝汤、大柴胡汤、五苓散等。药如：

天麻 钩藤 黄芩 泽泻 夏枯草 龙胆草 白术 栀子 柴胡 茯苓 猪苓 白蒺藜 决明子

痰浊内蕴者，选用半夏、胆南星、橘红、竹茹、天竺黄等；气滞血瘀者，选用赤芍、红花、川芎、黄耆、当归、丹参、三七等；心衰者，选用人参、黄耆、当归、桂枝、麦冬、五味子、葛根、银杏叶、绞股蓝等。

2. 肾精亏损。此型属肾素依赖性高血压（即正常肾素活性型及高肾素活性型原发性高血压）。证见五心烦热、腰酸腿困、阳痿、遗精、头晕、耳鸣耳聋、心悸怔忡，或有鼻衄。舌红苔薄，或舌净无苔。其脉沉伏弦细，坚硬如石，呈真肾脉象。舒张压较高，压差较小，或虽见真肾脉，但血压可在正常范围。宜滋补肾精。取法于左归丸、六味地黄汤、镇肝熄风汤、建瓴汤、二仙汤等。药如：

熟地 山萸肉 枸杞子 龟甲 鳖甲 龙骨 牡蛎 知母 巴戟天 淫羊藿 黄柏 仙茅 当归 杭芍 甘草 黑芝麻 紫河车

阳痿遗精者，选用怀牛膝、沙苑子、桑螵蛸、覆盆子、金樱子等；眼睛干涩、视物模糊者，选用杭菊、决明子、白蒺藜、青葙子、茺蔚子等；失眠多梦、记忆力减退者，选用何首乌、酸枣仁、远志、石菖蒲、琥珀等；腑实、便秘者，选用大黄、枳实、厚朴、槟榔、肉苁蓉、当归等。

（三）冠心病

冠心病的中医辨证论治要点：

1. 痰阻心脉，胸痹心痛。症见剧烈心痛，如刺如绞，痛有定处，苔薄，舌暗红、暗紫或见瘀斑，舌下静脉迂曲，脉弦涩或结代。属心绞痛的典型症状。宜豁痰化瘀，祛痛通脉。取法于栝楼薤白半夏汤、栝楼薤白白酒汤、枳实薤白桂枝汤、橘枳姜汤、厚朴三物汤、血府逐瘀汤等。药如：

栝楼 薤白 黄连 半夏 胆南星 干姜 细辛 桂枝 当归 生地 桃仁 怀牛膝 红花 枳实 厚朴 柴胡 桔梗 郁金 石菖蒲

2. 心肾阴虚，热厥阴脱。症见心痛兼眩晕、耳鸣、五心烦热、颧红、虚火上升、舌光绛，或少津无苔。若心痛增剧，烦躁不安，气短喘息，手足温而脉微细者，证转热厥阴脱，似心源性温休克。宜滋阴清热，益气固脱。取法于天王补心丹、黄连阿胶汤、炙甘草汤、左归饮等。药如：

人参 玄参 天冬 麦冬 石菖蒲 山萸肉 枸杞子 远志 黄连 黄芩 阿胶 五味子 酸枣仁 柏子仁 黄芪 桂枝 生地

人参大补元气，补脾益肺，生津止渴，安神益智，具有增强免疫功能、调整血糖水平、降血脂、抗衰老、调整中枢神经系统功能等作用。《本经》"主补五脏，安精神，定魂魄，止惊悸，除邪气，明目，开心益智，久服轻身延年"。

3. 心肾阳虚，寒厥阳脱。症见心痛兼胸脘满闷，喘息不得卧，四肢逆冷，指（趾）甲青紫，大汗淋漓，尿少，水肿，烦躁或神志不清。若心痛增剧，唇舌青紫，脉微欲绝者，证转寒厥阳脱，似心源性冷休克。宜温补心肾，益气固脱。取法于人参汤、肾气丸、真武汤、参附汤、四逆人参汤等。药如：

人参 附子 干姜 甘草 熟地 山萸肉 肉桂 茯苓 泽泻 白术 苍术 黄精 石菖蒲 远志

### （四）脑血管病

脑血管病的中医辨证论治要点：

1. 血气并上，卒然大厥。此证似脑出血症候。症见头痛，恶心，呕吐，意识障碍，大小便失禁，大汗淋漓，脉洪大，血压升高，苔黄厚腻或燥，舌质红绛，多在活动中突然发病。宜清热凉血止血。条件允许时，可鼻饲中医"三宝"（安宫牛黄丸、至宝丹、紫雪丹）之一，可取三黄泻心汤或犀角地黄汤浓煎鼻饲。药如：

大小蓟 羚羊角 大黄 黄连 黄芩 生地 怀牛膝 石菖蒲

安宫牛黄丸清热解毒，豁痰开窍，清热为主；至宝丹化痰开窍，清热解毒，开窍为主；紫雪丹清热解毒，定惊为主。

2. 痰蒙清窍，瘀阻血脉。此证似脑血栓形成症候。症见不同程度的意识障碍和/或不同部位的运动障碍，脉弦硬，苔薄黄腻，舌质紫暗，舌下静脉迂曲，多在安静休息或睡眠时发病。宜除痰化瘀开窍。取苏合香丸鼻饲，或取法于涤痰丸、参附汤等煎服。药如：

人参 附子 干姜 甘草 大枣 石菖蒲 远志 半夏 枳壳 陈皮 丹参 三七 胆南星

3. 症见半身不遂、言语不利或口眼歪斜等脑梗后遗症者，均应在继续治疗原发病的基础上，随症选药。传统方剂中推荐补阳还五汤。

**【病案选举】**

1. 樊某某（病案号2-2），男。2000年11月18日初诊，时年50岁。兰州某医院血流变测试报告：单项高黏度血症，中度异常，血脂、胆固醇偏高。血红蛋白155 g/L，胆固醇2.0 mmol/L。按高血压病、压差较小，高血黏状态，初诊为肾素依赖性高血压，以脉沉紧，舌苔白腻，精神亢奋，睡眠欠佳。辨证为肾精亏损，四脉争张。取天麻勾藤饮合酸枣仁汤等出入。药如：

天麻 勾丁 丹参 地龙 白蒺藜 决明子 怀牛膝 茯苓 泽泻 东楂 郁金 何首乌 珍珠粉 仙灵毗 龟板 鳖甲 水蛭 仙茅 大芸

共为细粉，每次10 g，每日2次，饭后开水冲服，约40天为一疗程。并嘱，在服中药同时，控制饮食、定时定量进行体育锻炼，进行7个疗程后，至2001年12月7日，血黏度改善，血压下降至正常范围。

至2002年6月13日，因停药半年，血黏度反跳，仍以初诊方变通服用，约40天为一疗程，至第10个疗程，血压下降到110～130/70～90 mmHg，唯余手胀，口苦，脉弦，舌苔腻，续药至第14疗程（2006年8月30日）后停药。停药后嘱坚持控制饮食并进行体育锻炼。3年前，即2014年随诊，形体瘦健，判若两人，仍在经营木材。

2. 李某某（病案号2-66），男。2003年5月1日初诊，时年75岁，自述于2002年12月10日，以前列腺癌行睾丸切除术。素有高血压病史（最高204/118 mmHg）、冠心病、2型糖尿病、陈旧性脑梗塞、中枢性耳聋、白内障、胆结石。现症出虚汗，脉弦硬、苔薄。以其代谢病加恶性肿瘤，按虚劳证辨证论治，给行气活血、补益脾肾兼清利湿热之剂将息。药如：

葛根 菝葜 水蛭 川芎 穿山龙 大蓟根 败酱草 银杏 浙贝 苦参 东楂 木鳖子 何首乌 酸枣仁 泽泻 丹参 郁金 黄芪 紫河车 川牛膝 益母草 防风 白术

共为细粉，每次 10 g，每日 2 次，饭后开水冲服，约 60 天为一疗程。至 11 疗程，即 2009 年 8 月 27 日，以气血双亏、肝肾阴虚，处方如下，带至海南省海口市疗养，时年 81 岁。药如：

黄连 阿胶 肉桂 干地黄 山萸肉 枸杞子 金樱子 附片 当归 丹参 二仙胶 牛蒡根 菟丝子 覆盆子 三七 苍术 黄精 何首乌 酸枣仁 紫河车 沙漠二参 西洋参

共为细粉，每次 15 g，每日 2 次，饭后开水冲服，约 50 天为一疗程。嘱坚持用药，随诊。

3.袁某某（病案号6-123），男。2005 年 7 月 21 日初诊，时年 59 岁。以头晕、头痛、双下肢浮肿、眼睛干涩、视蒙、胸闷。某医院检查：心动过缓、心肌缺血、电轴右偏、左室高电压、血压 140/90 mmHg。初诊：肾素依赖性高血压、窦性心动过缓（45 次/分），辨证为胸阳不振，气滞血瘀。取天麻勾藤饮合龙骨牡蛎汤、六味地黄汤等出入。药如：

天麻 苍术 黄精 何首乌 决明子 白蒺藜 青葙子 葛根 龙牡 二甲 枸杞子 山萸肉 银杏叶 桂枝 丹参 地龙 黄芪

共为细粉，每次 15 g，每日 2 次，饭后开水冲服，以 30 天至 60 天为一疗程。至第 9 疗程，因摔伤后，致血压偏低，并心肌缺血、窦缓，辨证为心阳不振，给生脉散合五苓散、二仙汤出入。药如：

麦冬 黄芪 桂枝 茯苓 西洋参 全栝楼 胆南星 附片 薤白 猪苓 白术 鹿角片 二仙草 五味子 泽泻 丹参 三七 葛根 绞股蓝

共为细粉，每次 15 g，每日 2 次，饭后开水冲服，约 60 天为一疗程，至第 13 疗程，即 2011 年 1 月 26 日，给第 9 疗程处方，维持治疗。近日随访，病情稳定。至今未放置起搏器。

4. 李某某（病案号6-22），男。初诊日期2010年9月12日，时年67岁，因下壁心梗，入白银市某医院ICU室抢救后，按心梗后心气虚、心阳不振辨证论治，给黄芪桂枝五物汤合生脉散、枳术丸、保和丸等出入。药如：

黄芪 桂枝 丹参 当归 川芎 赤芍 银杏叶 绞股蓝 三七 葛根 枳壳 白术 茯苓 薏仁 干晒参 乳菌片 白及 东楂 陈皮 甘松 甘草 香附 郁金 鸡内金

共为水丸，每次15 g，每日2次，饭后开水冲服，约60～80日为一疗程，至第10疗程，以心梗后遗症，拟行气活血、祛痰通络之剂继续治疗。药如：

黄芪 人参 桂枝 茯苓 山药 鸡内金 乳菌片 绞股蓝 薏仁 东楂 葛根 川芎 郁金 银杏叶 全栝楼 胆南星 薤白 丹参 甘松 石菖蒲

共为水丸，每次15 g，每日2次，饭后开水冲服，约70～80日为一疗程，治疗至19疗程，即2015年11月18日，易地维持治疗。患者已恢复至心梗前状态，坚持五金日杂店铺经营，并家庭日常生活料理。考虑到家庭经济状况及医疗风险，未接受冠脉放置支架的介入治疗。

5. 张某某（病案号6-231），女。2009年2月22日初诊，时年73岁，以老年性高血压（压差大）、手麻、下肢浮肿、腓肠肌抽筋、睡眠欠佳、按容量依赖性高血压，辨证为脾虚肝亢，与西药降压治疗并行。给黄芪当归补血汤、五苓散、酸枣仁汤等出入。药如：

黄芪 当归 桂枝 赤芍 甘草 茯苓 车前子 葶苈子 猪苓 白术 泽泻 川芎 丹参 三七 银杏叶 绞股蓝 地龙 葛根

共为水丸，每次15 g，每日2次，饭后半小时开水冲服，约80天为一疗程，至第21疗程，自觉下肢浮肿减轻，睡眠改善，血压压差较前缩小（由160～170/54 mmHg变为140～135/60～68 mmHg）。降压西药或可间断减量或停药。唯因视力模糊，加用清肝明目之药，调整上方如下：

黄芪 当归 川芎 丹参 三七 何首乌 酸枣仁 五味子 茯苓 猪苓

白术 泽泻 桂枝 白蒺藜 决明子 珍珠母 牡蛎 黄连 甘草 青葙子

共为水丸，每次10 g，每日2次，饭后开水冲服，约80天为一疗程，继续中药与西药降压并行治疗。至第25疗程，即2016年12月14日后，以便干、便秘兼口臭，检查发现幽门螺杆菌感染，用丽珠维三联治疗，中药方改为市售复方丹参滴丸。

6. 雷某某（病案号6-149），男。2006年2月2日初诊，时年76岁。自诉头晕、嗜睡、大便干（4～5日或2～3日一行）、小便次数多、夜尿3～4次、下肢发软或肿，自服尼莫地平、卡托普利、小阿司匹林、丹参片等。脉弦细、有结代，舌质红、苔薄白。心电图示：心房颤动、心律不齐，顺钟向转位，异常心电图。血压160/80 mmHg。初诊为肾素依赖型高血压，辨证为肝肾阴虚，四脉争张。给天麻钩藤饮合知柏地黄丸、二仙汤等出入。药如：

天麻 勾丁 珍珠 白蒺藜 决明子 夏枯草 龙胆草 生军 大芸 当归 干地黄 土茯苓 二仙草 巴戟天 黄耆 红藤 知母 黄柏 紫河车 蛇床子

共为细粉，每次15 g，每日2次，饭后半小时开水冲服，约60天为一疗程。服药后，诸症悉减，血压降至130/60～70 mmHg，或有足肿。维持治疗至第10疗程，即2010年1月30日，血压稳定在120/70 mmHg。或有大便干。续药至第20个疗程前，即2013年11月4日，血压稳定。调整处方如下：

天麻 勾丁 大芸 茯苓 猪苓 白术 白蒺藜 决明子 泽泻 桂枝 黄耆 当归 槟榔 阿胶 珍珠母 莱菔子 黄连 苍术 黄精 葶苈子 山萸肉 枸杞子

共为水丸，每次15 g，每日2次，饭后半小时开水冲服，约70天为一疗程，嘱定期到附近医院检查。

# 特辑:肝、肾真脏脉与高血压病①

【按】1983 年春天，我应邀给某基层医院的医生讲授《病理生理学·总论》。在备课中，无意中发现：中医的"证"和西医的"病理过程"之间存在着平行的相关关系。关于"病理过程"的定义，兰州医学院覃见效老师发给我们的补充讲义是这样表述的："同一疾病的不同阶段，可存在不同的病理过程，而不同疾病的某一阶段，可出现同一个病理过程。"而关于中医的"证"，尚无明确的定义。在 1976 年 5 月内部印行的甘肃省西医学习中医试用教材《中医内科学讲义》中，对于"证"的基本特征是这样表述的："同一种疾病，在不同的发展阶段，可出现不同的证候。多种疾病，在发展过程的某个阶段，可出现相同的证候。"可见，这一发现的意义，在明确了"证"与"病理过程"二者的平行相关关系的基础上，还有可能为中西医结合理论研究做出新的贡献。

为此，笔者提出了一个崭新的医学命题："'证'与'病理过程'相关。"这是一项关于中西医结合临床思路与方法的研究。遂与王克万先生反复琢磨，决定从高血压病的平脉辨证与分型入手，以"肝、肾真脏脉与高血压病"为题进行讨论，始有此文的产生。此文为"'证'与'病理过程'相关的医学命题找到了切入点"。

在此后多年的中西医结合临床实践中，按照肾素—血管紧张素系统

---

① 此文由王克万、李振英完成，承蒙辽宁中医学院基础理论教研室李德新主任审阅、指正，发表于《辽宁中医杂志》1984 年第 12 期，第 1-4 页。已收集于《中西医结合点之研究》一书中，现经增写按语，删去小结，添加讨论，特辑于本书。

（RAS）活性的相对或绝对升高的病理生理学变化，对高血压病进行分型的新思路，成了研究"辨证论治"方略的主导思想，而此文所提供的案例与理法方药，则成为中西医结合临床研究的范例。

自《内经》问世以来，由于脉动"见真脏曰死"的定论对人们的束缚，历代医家皆以"真脏脉"为禁区。真脏脉之与高血压病的关系亦尚未见有文献发表。笔者从临床实践中发现，所谓真脏脉，其实只是某些病脉的典型脉象，不一定就是"死"脉。故在高血压病的平脉辨证中，以获得真肝脉与真肾脉作为诊断治疗的主要指征。现代医学关于高血压病血循环构型的研究表明，全身小动脉阻力增加与血循环容量增加是高血压病发病的两大因素。这也是肝、肾真脏脉研究的重要理论基础。

### 真脏脉的病理学基础

病理脉象有两类。一是四时太过、不及的病脉，一是无胃气的真脏脉。病脉与真脏脉之间虽有显著区别，但并无严格的界限，而是一个量变过程。

真脏脉是由病脉发展而来的。《素问·平人气象论》记载，"春胃微弦曰平，弦多胃少曰肝病，但弦无胃曰死"，"冬胃微石曰平，石多胃少曰肾病，但石无胃曰死"。应四时之变，春天的胃脉除具有冲和的主要性状外，还应略微带弦。而至弦多胃少，即已缺乏胃脉的主要特征时，便是肝病之脉。如果病情加重，一旦出现无有胃气的真脏脉，便是肝之死脉。同理，冬天的胃脉应略微带石，石多胃少即是肾之病脉，而至但石无胃便是肾之死脉。其余各脏之脉也都是胃脉—病脉—真脏脉这样一个演变过程。《黄帝内经》的作者以为见真脏脉者"皆死"，且认为各脏之真脏脉一旦出现，则死期可定。这是前人的经验。临床实践证实，真脏脉只不过是病脉进一步发展的结果，或者就是典型的病脉。所以，见真脏脉者，大都仍在"可治"的范围，而且有不少病例还可能得到比较彻底的逆转。

真脏脉的性状。五脏所属之真脏脉，其性状各不相同。临床所见之真肝脉弦大强硬，刚劲有力。真肾脉则沉伏弦细，坚硬如石，往往需推筋着骨，方能切得。其余心、肺、脾之真脏脉亦各具其性状。

真脏脉的病理学基础。《素问·平人气象论》："人以水谷为本，故人绝水谷则死，脉无胃气亦死。所谓无胃气者，但得真脏脉不得胃气也。"《素问·玉机真脏论》："五脏者，皆禀气于胃，胃者五脏之本也，藏气者（《太素》作'五脏'），不得自至于手太阴，必因于胃气，乃至于手太阴也。"可见，五脏之气化功能，皆由胃气所化的水谷精微来维持，脉无胃气者，亦可谓脉无生气也。无生气之脉，即胃气不能到达手太阴寸口，只呈现无胃气之真脏脉。是以"肺朝百脉"等的正常功能得不到发挥，则五脏必然衰败，最后导致死亡。

## 高血压病的平脉辨证与分型

笔者多年来试以平脉法探索与高血压病有关的肝、肾真脏脉的性状，并验之于血压计，作为辨证分型与治疗的主要指征。在临证中，以平脉为主，结合舌苔、主证，将高血压分为两个基本证型和一个中间过渡型（或混合型）。

**第1型：肝失条达，转枢失司。**

其脉弦大强硬，刚劲有力。验之于血压计，此型高血压病的特点为收缩压较高，压差较大。患者形体多肥胖臃肿，或见下肢浮肿。舌质或红，舌苔多呈黄腻或白腻兼燥象。证见头晕头痛，胸胁苦满，或见项强、腰痛、大便秘结。以病在少阳、胆失条达、转枢失司使然。黄元御曰："风木之性，专于疏泄，泄而未遂则梗涩不行。"魏念庭曰："上下升降，无论邪正之气无有不由少阳。以少阳为阴阳之道路也。"《素问·六节藏象论》："凡十一脏取决于胆也。"胆在人体内属于一个较高层次的生理功能系统。因而有主司其下的子系统的作用。胆的功能一旦紊乱，则转枢失司，就能引起物质代谢与水电解质平衡的破坏，而导致真肝脉的出现（肝胆相表里）。笔者治疗此型高血压病，常以转枢少阳为法，取柴胡系有关方剂变通应用之。

例一：张右，71岁。主诉头晕头痛，心慌气短，胸胁满闷，不寐，大便秘结。有高血压病史20余年。查其脉弦硬而刚劲有力。面赤，舌微红，苔略黄，形体臃肿。血压200/120 mmHg，压差80 mmHg。方拟大柴胡汤加牛膝、石决明、珍珠母、花粉、防己。煎服5剂后，诸症悉减，唯感头晕。查黄苔已化，脉转冲和。血压降至170/90 mmHg。嘱原方再进3剂。药尽，取5剂为散，每次6 g，日2次，将息之。

小柴胡汤能转枢阴阳窘迫之结气，宣中达外，宣发中、上焦之气积，布水津，通津液。而方用大柴胡以变其制，加防己通二便，并助大黄泻下之力。变宣发中、上二焦为通导三焦，以治胸胁满闷，故不用留滞之甘草，升补之人参。以黄芩清炎上之火，泻胆逆以行疏泄之令。兼佐姜、夏降阳明之逆。芍药、枳实、大黄并用以下心下邪气，此《伤寒论·太阴篇》桂枝加芍药、大黄定法也。重用牛膝（30 g）者，以《素问·调经论》："血之与气，并走于上，则为大厥，厥者暴死，气复反则生，不反则死。"牛膝"除脑中痛"，是其急引气血下行，而达到"气复反则生"之转机。《灵枢·邪气脏腑病形》："邪中于面则下阳明。"故面赤加葛根，实由奔豚汤重用生葛而悟出，在于下阳明之逆，增花粉，以加强之。石决明、珍珠母并用以潜镇上并之气血。君柴胡以升清降浊，阖开阴阳，全在利转阴阳之枢。缘少阳居表阳、里阴，上火下水之间，故能使邪由阳明出太阳而解。

例二：张左，58岁。主诉头痛、项强2年。左半身沉重无力，两腿不时拘急抽搐，疼痛难忍已年余。查形体肥胖，苔黄腻而湿润，脉弦硬而大，血压170/108 mmHg，压差62 mmHg。柴胡桂姜汤加牛膝、防己、细辛、木瓜、石决明、珍珠母。煎服9剂后，诸症咸减，下肢抽掣消失，已能拄杖而行，且可自己料理生活。血压降至134/96 mmHg。

高血压病所遗偏枯颓废之证，实为胆不转输，三焦秘涩不行所致。唐容川云："此皆寒水之气闭其胸膈腠理。"以皮肤之内，肠胃之外，为营卫经行之道，少阳三焦失其下行之序，挟胃俱逆使然。下肢拘急抽搐者，缘"诸痉项强，皆属于湿"，其与上证（偏枯颓废）貌相牴牾，实为同一证源之不同表现，犹小续命汤既治中风痱，又治拘急不得转侧也。故以上方输转少阳通津液。加重牛膝急引逆上之气血，以通在下之梗涩。加细辛协桂枝导三阳下行而开阴结。木瓜化湿，防己直通水府兼利大便。增石决明、珍珠母以镇潜上并之浮阳。

**第2型：肾阴不足，四脉争张。**

其脉沉伏弦细，坚硬如石。验之于血压计，此型高血压病之特点是舒张压较高，压差较小，或虽见真脏脉，但血压可在正常范围。舌红苔薄或无苔。证见五心烦热，腰酸腿困，头晕眼花，耳鸣耳聋，心悸怔忡，或有鼻衄。肾阴不足，脾不能为胃行其津液，肾不能受五脏六腑之精而藏之，则心、脾、肝、肺四脉得不到肾精之濡养而争张，变生诸证。

例一：王右，42岁。主诉心慌气短，胸中憋闷，咽喉如梗，头目昏眩，五心烦热，夜不成寐，舌净无苔，脉沉伏而坚硬如石。血压164/130 mmHg，压差34 mmHg。全身微肿。治宜填补肾精，兼以潜镇浮阳，通利水道为法。拟建瓴汤出入之。生地、山药、牛膝、代赭石、鳖甲、防己、泽泻、生龙牡、黄连、酸枣仁、杭芍，煎服6剂后，诸症消失，精神好转，血压降至130/90 mmHg。

肾阴不足，则四脉争张，阳并于上，心火不得下交于肾，故加黄连直折心火，以治心烦不寐；心慌气短，胸中憋闷，全身微肿，是以肺气失其治节之令，三焦决渎失司，故加泽泻、防己直通水道；地黄甘寒滋润，能降上炎之火，清燥热之土，益耗散之精，润枯槁之木，使并上之阳下交于阴，所以生者尤良；山药强阴，协地黄共起五脏之衰；肝木枯燥，则失疏泄，故加芍药疏肝以通血脉，使营行有序；牛膝及重潜之品，皆能引药下行，而平并上之阳。使水火既济，阴平阳秘，肾精充足，则火炎、木枯、金烁、土热皆可以解之。

例二：李右，26岁。主诉头痛头昏，反复发作鼻衄1年半。病情加剧时，头不得转侧，鼻衄气味腥臭。面赤，舌尖红，苔薄，脉沉伏坚硬。血压90/70 mmHg，压差20 mmHg。血红蛋白8.5 g。拟三黄泻心汤加石决明、牛膝、珍珠母、葛根、黑姜、细辛。煎服3剂，鼻衄止，头昏头痛减轻，脉稍转柔和，血压110/80 mmHg，压差增至30 mmHg。于原方加夏枯草、白蒺藜，续服3剂，除身困乏力外，余无不适。唯经期将近，鼻衄发作，遂以三黄泻心汤合当归芍药散加石决明、珍珠母、牛膝，再进3剂而愈。

此阳明络伤致衄。高士宗云："欲辨衄之重轻，须察衄之冷热。衄出觉热者，乃阳明络脉之血，轻也。治宜凉血滋阴。"心液滋生于肾精，热耗肾精则心气虚，虚则争张而火炎，炎上之火迫血从冲、任历三焦逆而上行，则为衄。故方君黄连泻营热。以牛膝急下引之。黄芩清三焦之火。石决明、珍珠母潜镇不使争张之火气窜扰。葛根下阳明之经热。大黄泻胃络之逆热，兼导络血下行。加细辛、黑姜者，以"肾苦燥，急食辛以润之"。合当归芍药散者，全在升肝脾之陷，使血有所归藏，以杜其再衄。

**第3型：肾胆合逆，三焦不行。**

此型是上两型之中间过渡型或混合型。《灵枢·本输》曰："少阳属肾，肾上连肺，故将两脏。"少阳之释，众说不一，张景岳以三焦、膀胱作解。王冰注有"肾胆合逆，三焦不行"之说。笔者认为：胆失条达，则肺、肾气逆而积水；三焦决渎失司，则水道不通亦能积水。缘《素问·水热穴论》曰："肾者，至阴也，至阴者，盛水也；肺者，太阴也……故其本在肾，其末在肺，皆积水也。"又曰："肾者，胃之关也，关门不利，故聚水……"这说明少阳胆对其下之子系统起调整、控制作用，其对肺、肾两个子系统，主要起调控水电解质代谢的生理功能。而《难经·三十一难》说"三焦者，水谷之道路，气化之终始也"，则可能是少阳胆"将（统领）两脏（肺、肾）"的调控作用在另一侧面（或断面）的表现。故肺、肾气逆则积水。三焦决渎失司，则水道不通，水道不通亦能积水，其病理转归是同一的。故此型高血压宜以蠲除水饮为法，取木防己汤、合泽泻汤与橘枳姜汤出入之。

例案：孙右，46岁。素有气管炎病史，长期内服肾上腺皮质激素。

现症头目眩晕，午后时有发热，胸闷气憋，小便不利，下肢肿胀。心悸气短，脉弦硬，舌微赤苔薄微白。尿检正常，血压140/100 mmHg，压差40 mmHg。投以木防己汤加橘皮、枳实、生姜、泽泻、白术、花粉、牛膝、石决明、珍珠母、葛根。3剂尽，头轻肿消，诸症大减，脉转冲和。血压降至110/70 mmHg，再以原方调整续服之。

此系水饮为患。故按《金匮·痰饮》篇之"心下有支饮，其人苦冒眩"，"膈间支饮，其人喘满"治之，合木防己汤、泽泻汤、橘枳姜汤为方。以泽泻汤除上犯清阳之饮，治头目眩晕。橘枳姜汤治胸痹气塞短气。以党参补脾，枳术丸转输留滞经络、肌腠之水湿。石膏、花粉润镇三焦之逆，且以石决明、珍珠母增强之。桂枝佐防己直通三焦之涩结。牛膝引气血下行。此例病在手少阳三焦，故虽不用柴胡，仍属少阳枢转失司。

## 讨　论

《黄帝内经》的作者认为，见真脏脉者"皆死"，这是前人的经验。笔者试图以肝、肾真脏脉与高血压病的关系为切入点，寻求现代医学关于高血压病的病理生理学分型与中医以肝肾真脏脉为主要指征的临床辨证分型之间的相关关系，并从临床治验中举出若干案例予以证明。这在中西医结合点之研究中，是开题后的第一篇论文。现就其要点做进一步讨论：

1. 真脏脉由病脉发展而来。《素问·平人气象论》曰："春胃微弦曰平，弦多胃少曰肝病，但弦无胃曰死。""冬胃微石曰平，石多胃少曰肾病，但石无胃曰死。"应四时之变，春天的肝脉，其中的胃气之脉除具有冲和的主要性状外，还应略微带弦，故曰"春以胃气为本"。而至弦多胃少，即已缺乏胃气之脉的主要特征时，便是肝病之脉。如果病情加重，一旦出现无有胃气之脉的真脏脉，便是肝之死脉。同理，冬天的肾脉，其中的胃气之脉应略微带石，故曰"冬以胃气为本"。石多胃少即是肾之病脉，而至但石无胃，便是肾之死脉。其余各脏之脉也都是平脉

—病脉—真脏脉这样一个演变过程。临床经验证明，真脏脉不过是病脉进一步发展的结果，或者就是典型的病脉，大多仍在"可治"的范围，并且有不少病例经过治疗可以得到比较彻底的逆转。

2. 在病理生理学中，根据多数高血压患者血压升高与肾素—血管紧张素—醛固酮系统（RAAS）的加压作用和肾缓激肽缓释酶—激肽—前列腺素系统的减压作用失衡有关。故将高血压分为容量依赖型高血压（低肾素活性型高血压）和肾素依赖型高血压（正常肾素活性型及高肾素活性型高血压）两个基本类型。

（1）中医辨证属肝失条达、转枢失司或曰脾虚肝亢者，可见真肝脉及其相关症、征。证见形体肥胖臃肿，常有下肢浮肿、头晕、头痛、失眠、胸胁苦满，或见项强、腰痛、阳痿、早泄、大便秘结。舌质或红，舌苔多呈黄腻或白腻兼燥。其脉弦大强硬，刚劲有力，呈真肝脉象。舒张压较低，压差较大。似与容量依赖性高血压相关。利尿剂降压效果比较明显，现今多以利尿剂配合 ARB 或 ACEI 或 CCB。中医以转枢少阳为法，取柴胡系有关方剂变通应用之，以其功在通津液、导三焦、清心火、泻胆逆。常用药如天麻、钩藤、刺蒺藜、决明子、墨旱莲、龙胆草、栀子、柴胡、黄芩、茯苓、猪苓、泽泻、白术。

（2）中医辨证属肾阴不足，四脉（心、肝、脾、肺）争张或曰肾精亏损者，可见真肾脉及其相关症、征。证见五心烦热、腰酸腿困、阳痿、遗精、头晕、耳鸣、耳聋、心悸怔忡，或有鼻衄。舌红苔薄，或舌净无苔。其脉沉伏弦细，坚硬如石，呈真肾脉象。舒张压较高，压差较小。或虽见真肾脉，但血压可在正常范围，全身症状明显。似与肾素依赖型高血压相关。利尿剂降压效果不明显，以往多采用血管扩张剂治疗，现今则多选用 ARB 或 ACEI 及 CCB。中医以补肾为法，取左归丸、六味地黄汤合建瓴汤出入之，以其功在填补肾精，潜镇浮阳。常用药如熟地、山萸肉、枸杞子、龟甲、鳖甲、龙骨、牡蛎、知母、黄柏、仙茅、仙灵脾、紫河车、黑芝麻、当归、杭菊、甘草。

3. 高血压病是一个全身性疾病。在高血压病的诊治中，如此分型，为"证"与"病理过程"的相关性找到了"切入点"。脉象是高血压病诊治中的重要指征，但不是唯一的指征。以肝真脏脉为主要指征的胆失条达型与以肾真脏脉为主要指征的肾阴不足型，可视为高血压病的两个基本证型。这两个基本证型与现代医学以病理生理学为理论基础，所提出的容量依赖型高血压和肾素依赖型高血压的两个类型是密切相关的。其病理损害涉及多个脏器，且根源于物质代谢紊乱与水电解质平衡的破坏。可见，高血压病是一个全身性的神经内分泌与代谢性疾病。

# 第二章　咳喘证与慢性阻塞性肺疾病

## 【概念与范畴】

慢性阻塞性肺疾病（Chronic Obstructive Pulmonary Disease，COPD）属中国传统医学痰饮、咳喘与哮喘范围。哮证是突然发作，以呼吸喘促、喉间有哮鸣音为特征的病证。因为哮喘的炎症反应为变态反应性，重要炎性细胞为支气管壁浸润的嗜酸粒细胞及$CD_4^+T$淋巴细胞。哮必兼喘，故称哮喘。喘证是气息迫促为特征的病证。喘与咳多相伴而行，故称咳喘。痰饮则是咳喘与哮喘过程的炎性病理产物。咳喘证所要讨论的慢阻肺不包括哮喘证。2017年版《慢阻肺诊断、治疗与预防全球战略》（2017GOLD）将COPD的定义更新为："慢阻肺是一种常见的、可预防、可治疗的疾病，以持续存在的呼吸系统症状和气流受限为特征，是由有毒颗粒或气体导致的气道和/或肺泡异常引起的疾病。"其危险因素除宿主因素外，仍强调吸烟、空气污染的严重影响。"炎症"仍为"元凶"（《中国医学论坛报》，2017-1-19）。

在中西医结合临床中，慢性支气管炎、阻塞性肺气肿和慢性肺源性心脏病在临床表现方面存在着明显的交叉与重叠。阻塞性肺气肿是慢性支气管炎的并发症，而阻塞性肺气肿的并发症又主要是慢性肺源性心脏病。可见，这三种疾病是不可分割的"三谱曲"，并且以此构成一个完整的疾病转归因果链。其症状可见于呼吸系统及肺外多个系统。

## 【发病机理】

明代张介宾主张以虚实分析喘病，他说："气喘之病……欲辨之者，亦唯二证而已。所谓二证者，一曰实喘，一曰虚喘也。此二证相反，不可混也。实喘者有邪，邪气实也；虚喘者无邪，元气虚也。"清代叶天士在《临证指南医案》中指出："且喘病之因，在肺为实，在肾为虚。"这两种论述，与现代医学将阻塞性肺气肿分为无绀喘息型（红喘型、PP型）与发绀臃肿型（蓝喘型、BB型）的论述颇有相近之处。笔者在临床中，将虚喘归于红喘型，实喘归于蓝喘型，按型辨证论治。

## 【临床特征】

现代医学将阻塞性肺气肿分为红喘型与蓝喘型两大类。这种病理生理学的分型足以说明慢性阻塞性肺疾病（包括慢性支气管炎、阻塞性肺气肿和慢性肺源性心脏病）的临床特征及其病理生理学基础（详见表1）。

## 【治疗原则与方法】

中医对慢阻肺的辨证论治

### （一）肺肾双虚、肾不纳气

与阻塞性肺气肿之PP型（红喘型）相似。其发病与家族性$\alpha_1$抗胰蛋白酶缺失所导致的胰蛋白酶—抗胰蛋白酶失衡有关。此型多见于老年人，体质消瘦，呼吸困难明显，无发绀，患者多取两肩高耸、双臂扶床、呼气时两颊鼓起及缩唇状态。舌质淡或红，脉沉细无力。宜肺肾双补和/或固摄肾气。取法于肾气丸、七味都气丸、生脉散、六君子汤、补肺汤等。药如：

附片　桂枝　熟地　山萸肉　山药　丹皮　五味子　泽泻　香附　砂仁　西洋参　茯苓

**表1　阻塞性肺气肿分型**

| 表型 | 气肿型（泛小叶肺气肿、无绀喘息型、PP型、A型） | 支气管炎型（小叶中央型肺气肿、发绀臃肿型、BB型、B型） |
|---|---|---|
| 病史及症状 | 多为老年人，起病隐袭，病程漫长，初期无明显症状，劳动、用力后出现气喘。与家族性 $\alpha_1$ 抗胰蛋白酶缺乏所导致的胰蛋白酶—抗胰蛋白酶失衡有关 | 多年轻人，有吸烟、粉尘吸入史或反复呼吸道感染史，咳嗽重，咳大量黏液性或黏液脓性痰。与细支气管炎导致的支气管阻塞密切相关 |
| 体征 | 显著消瘦，气喘突出，但无发绀，胸廓呈过度充气状态，呼气相对延长，呼气时颈静脉怒张，吸气时出现三凹征，听诊呼吸音减弱，啰音少 | 体型臃肿，多肥胖，呼吸困难伴显著发绀，颜面肿胀，颈静脉怒张，肝颈反流征阳性，下肢浮肿，胸部充气状态轻，啰音密集 |
| 红细胞体积分数 | 多<0.45 | 常>0.50 |
| 心力衰竭 | 不常见，仅见于晚期 | 常见，且易反复发生 |
| 呼吸衰竭 | 不常见，或见于晚期 | 常见 |
| 肺功能测定 | 降低 | 降低 |
| 肺总量 | 显著增高 | 轻度增高 |
| 气体分布 | 均匀 | 不均匀 |
| 弥散功能 | 减低 | 正常 |
| $PaO_2$(mmHg) | >70 | <70 |
| $PaCO_2$(mmHg) | <45 | >45 |
| 红细胞压积 | <55 | >60 |
| 肺动脉高压 | 较轻 | 常重 |
| 心排出量 | 常低 | 正常或升高 |
| X线片 | 肺气肿显著，周围肺血管纤细，心脏正常或狭长垂直 | 肺气肿不显著，肺野正常或充血，心脏扩大 |

资料来源：陈灏珠主编《实用内科学·下册》（第10版）：两种类型的阻塞性肺气肿。

## （二）痰热和/或痰湿壅肺

与阻塞性肺气肿之BB型（蓝喘型）相似。患者常有多年吸烟史及慢性咳嗽、咯痰史，气急促之症状逐年加重。多见肥胖、发绀、颈静脉怒张及下肢浮肿。舌苔白腻或黄腻，脉滑数。易发展为呼吸衰竭及右心衰竭。宜清化热痰和/或利湿祛痰。取法于清金化痰汤、二陈汤、黄连黄芩汤、三子汤、三仁汤等。药如：

陈皮 半夏 茯苓 甘草 苏子 白芥子 莱菔子 杏仁 厚朴 薏仁 黄芩 连翘 白蔻仁 赤芍 丹参 川芎 红花 泽泻 白术

### 【病案选举】

7. 孔某某（病案号5-1），女。1998年4月18日初诊，时年67岁，以白银市某医院诊为"肺心病"，求中医药治疗。自觉气短乏力，食欲下降，喜俯卧位，眠差，易惊醒，检查血压偏低（90/70mmHg）、心肌缺血。心电图示：P波分离，呈肺心P。按肺心病虚喘（红喘型）辨证论治。给黄芪桂枝五物汤合生脉饮、蛤蚧定喘丸等兼健脾、开胃、补肾药出入。药如：

黄芪 麦冬 远志 黄连 西洋参 五味子 酸枣仁 阿胶 桂枝 东楂 山药 柏子仁 石菖蒲 青陈皮 薏仁 蛤蚧 砂仁 水蛭 鸡内金 莱菔子 紫河车 地龙

共为细粉，每次15g，每日2次，饭后半小时开水冲服，约40天为一疗程。经14个疗程至2002年1月30日，即第15疗程，以仍觉乏力、腹胀、呃逆、食欲减退、心悸（白银某医院诊为预激综合征，加用西药美托洛克），上方加酸枣仁汤、枳术丸等出入。药如：

黄芪 麦冬 葛根 西洋参 五味子 银杏叶 酸枣仁 佛手 枳壳 白术 夜交藤 乳菌片 紫河车 鸡内金 东楂 灵芝 远志 石菖蒲

共为细粉，每次10g，每日2次，饭后半小时开水冲服。约60天为一疗程，至23疗程，即2004年4月1日，自觉服药后，气短减轻，唯觉腹胀、腹凉，脉细弱、舌质暗、苔薄白。仍以黄芪桂枝五物汤合生脉散、酸枣仁汤兼益肾健脾药出入。药如：

黄芪 桂枝 麦冬 西洋参 五味子 制首乌 酸枣仁 砂仁 草蔻 香橼 全栝楼 鸡内金 乳菌片 紫河车 佛手 山药 薏仁 茯苓 黄芩

共为细粉，每次10g，每日2次，饭后半小时开水冲服，约60天为一疗程，坚持用药，病情稳定，至36疗程，即2010年2月26日后，停止中药治疗。

8. 王某某（病案号5-56），男。2005年2月1日初诊，时年49岁。任乡村医生。乏力、气短、手脚心发热、脉数而弱、舌苔薄、舌质暗、舌下静脉迂曲。心电图示：肺型P波、心率增快、心肌缺血。胸片示：透光增强。呼吸科检查：肺功能减退。诊为咳喘证之虚喘型（红喘型），按肺肾双虚辨证论治。给黄芪当归补血汤合六味地黄汤、三仁汤兼滋肾养阴中药出入。药如：

黄芪 桂枝 当归 赤芍 红花 山萸肉 枸杞子 五味子 熟地 山药 薏仁 茯苓 杏仁 白蔻仁 仙灵脾 蛇床子 苍术 黄精 蛤蚧 川贝 银杏 百合 紫河车 二仙胶 大芸 锁阳

共为细粉，每次10g，每日2次，饭后半小时开水冲服，约80天为一疗程，到第5疗程，即2009年4月2日，以咳喘伴心悸、手脚心发热，脉浮数、舌苔白腻、舌质暗，诊为肺心病，按气阴两虚辨证论治，给生脉散合三仁汤、枳术丸、三子养亲丸等出入。药如：

苍术 黄精 桔梗 西洋参 天麦冬 五味子 白蔻仁 杏仁 薏仁 枳壳 乳菌片 鸡内金 莱菔子 二仙草 白术 苏子 鹿茸 蛤蚧 巴戟天 紫河车

共为细粉，每次10g，每日2次，饭后半小时开水冲服，约80天为一疗程。至第6疗程，即2013年3月29日后，以上方为粉剂，带药方自行调养。

9. 尚某（病案号5-102），男。2010年7月27日初诊，时年45岁。某省级医院曾通过拍胸片，肺功能检测，诊为"哮喘"。自诉乏力、性功能减退，脉弦数，舌苔薄黄腻，舌质暗淡，以无明显发绀，亦未诉具有突然发作、呼吸喘促、喉间哮喘音为特征的典型哮喘症状，初步诊断为慢阻肺红喘型，辨证为肺肾双虚。给予二仙汤合三子养亲汤、玉屏风散、厚朴杏仁汤兼补肺气、滋肾精之药出入。药如：

黄芪 防风 白术 当归 三仙草 巴戟天 白芥子 知母 黄柏 黄芩 海

马 全栝楼 鹿茸片 菜菔子 蛤蚧 川贝 大芸 锁阳 紫河车 冬虫夏草 苏子 厚朴 杏仁 枳壳

共为水丸，每次15 g，每日2次，饭后半小时开水冲服，约90天为一疗程，至第2疗程后，复查肺功能及血生化无异常。续生脉散合玉屏风、三子养亲汤、厚朴杏子汤、二仙汤兼补肺气、助肾阳之药出入。药如：

黄耆 麦冬 当归 防风 西洋参 五味子 苍白术 三子 厚朴 杏仁 黄芩 二仙草 巴戟天 二仙胶 蛤蚧 地龙 海龙 虫草 鱼腥草 鹿茸片 川贝 知母 黄柏

共为水丸，每次15 g，每日2次，饭后半小时开水冲服，约100天为第3疗程，自觉诸症悉减。遂于2011年10月31日续第5疗程，巩固疗效。

10. 洪某某（病案号5-120），女。2012年7月27日，以慢性喘息性支气管炎求诊，时年48岁。B超肝、肾未见异常，胸片心肺未见异常。诊断为支气管肺部感染，辨证为肺热，给3剂汤药如下：

厚朴 杏仁 桔梗 枳壳 甘草 半夏 陈皮 二花 连翘 浙贝 鱼腥草

服药后见效，遂按肺热，以黄连阿胶汤合桔梗汤、厚朴杏仁汤、二仙汤兼清肺热并理气之药出入。药如：

黄芩 黄连 阿胶 桔梗 杏仁 全栝楼 鱼腥草 厚朴 枳壳 二花 连翘 丹参 二仙胶 怀牛膝 三七 当归 二版 黄耆 续断 千年健

共为水丸，每次15 g，每日2次，饭后半小时开水冲服，约70天为一疗程，经6个疗程，至2017年3月24日，自觉慢支近两年好转。唯因腰椎间盘突出，胆囊区不适，血压偏高（138/92mmHg）。B超示：慢性胆囊炎。胸片示：支气管炎。嘱自测血压后，综合处理。

11. 于某某（北京市第六医院中医主任医师张兆元医案），男，2016年4月14日初诊，时年67岁。患者近20余年多于外感后咳喘证加重。既往有"冠心病"史。2周前外感后喘息憋气，呼吸困难，痰多，色白，伴面部皮肤发痒，睡眠欠佳。舌质紫暗，苔薄白水滑，脉滑数。诊断为：慢性阻塞性肺疾病。辨证为：实喘证，痰饮伏肺，夹有瘀血。宜温肺化饮平喘，辅以活血。处方：

桂枝 15 g 茯苓 15 g 干姜 10 g 五味子 10 g 炙麻黄 6 g 桃仁 10 g 细辛 5 g 厚朴 15 g 清半夏 10 g 紫苏子 15 g 射干 15 g 丹皮 15 g

共 7 剂，水煎服，日 1 剂。1 周后复诊诉：喘息较前缓解，仍有白痰，咽部不适，晨起咳嗽，大便不成形。查体：双肺呼吸音低，偶及干鸣音，心率 88 次/分，律齐，腹软无压痛，双下肢不肿，舌质紫暗，舌苔水滑，脉滑。仍施以温肺化饮平喘兼活血之法，处方：

茯苓 15 g 桂枝 15 g 白术 15 g 炙甘草 10 g 厚朴 10 g 生姜 10 g 桃仁 10 g 清半夏 10 g 丹皮 15 g 地龙 15 g 紫苏子 15 g

共 7 剂，水煎服，日 1 剂。

# 第三章　郁证与功能性胃肠病和胃食管反流病

## 【概念与范畴】

功能性胃肠病（Functional Gastrointestinal Disorders，FGIDs）和胃食管反流病（Gastro-Esophageal Reflux Disease，GERD）属中国传统医学所说的郁证范畴。FGIDs曾称胃肠神经官能症。最常见的有功能性消化不良（FD）、肠易激综合征（IBS），比较少见的有癔球症、弥漫性食管痉挛、神经性呕吐、神经性嗳气、神经性厌食等。清代沈金鳌《杂病源流犀烛·诸郁源流》曰："诸郁，脏气病也，皆原本于思虑过深，更兼脏气弱，故六郁之病生焉。"明代张介宾《景岳全书·郁证》曰："凡五气之郁则诸病皆有，此因病而郁也；至若情志之郁，则总由乎心，此因郁而病也。"这也是笔者将FGIDs和GERD放在一起讨论的理由。因为GERD的功能性消化不良症状和肠易激综合征（Irritable Bowel Syndrome，IBS）的消化道症状存在很多交叉、重叠，且在一定时间内可以相互转换，说明部分的GERD与FGIDs存在相似的病理生理学基础。还因为，就郁证而言，其"因病而郁"的典型例证就是胃食管反流病（GERD），而"因郁而病"的典型例证则是肠易激综合征（IBS）。

在2016年美国消化疾病周召开的"罗马基金会和美国消化病学会专题报告"会议上，发布了"功能性胃肠病·罗马Ⅳ"出版的消息。罗马基金会采用德尔菲（Delphi）表决方法为FGIDs提出了全新的定义，即"肠—脑互动异常"（Disorders of Gut-Brain Interaction）。在即将出版的罗马Ⅳ专著中，功能性胃肠病（FGIDs）又被称为"肠—脑互动异常"。而且，新的定义强调其症状产生与动力紊乱、内脏高敏感性、黏膜和免疫功能的改变、肠道菌群的改变以及中枢神经系统（CNS）功能异常有关。可见，罗马Ⅳ新定义强调了肠—脑互动，但并未涉及胃食管反流病，只是随着对疾病模式的认识转变和相关研究证据的更新而发生了转变，即由单一的胃肠动力异常转变为包括神经胃肠病学和肠—脑互动等多方面的异常（《中国医学论坛报》，2016-6-2）。

## 【发病机理】

功能性胃肠病是在排除了器质性病变之外的功能性变化的症候群和综合征。罗马Ⅳ标准，强调了"肠—脑互动异常"，无形中明确了与中医"郁证"的相关性。郁证"皆原本于思虑过深，更兼脏气弱"者，即在脏气弱的基础上，突现了"思虑过深"的"肠—脑互动异常"。这些症候群与综合征，除了消化系统的腹痛、腹泻、便秘等外，还会因为过度劳累、情绪紧张、家庭纠纷、社会纠纷、生活困难、工作不愉快等心理和社会因素而发生一些情志变化、体征变化。据此，笔者将郁证所涉及的范围由现代医学的功能性胃肠病扩大到"因病而郁"的胃食管反流病外，还延伸到《金匮要略》所论述的"痞"证，即诸泻心汤证、理中汤证、藿香正气散证和大小柴胡汤证。其发病机理则主要从脾失健运和肝失条达两个框架进行探索。

## 【临床特征】

1. 功能性胃肠病，其实是一组不具疾病特异性的症状群与综合征。如果将"功能性胃肠病"绝对化，看不到"郁证"的"因病而郁"和"因郁而病"两个基本类型所包括的多种疾病，所谓"功能性胃肠病"的概念则很难独立存在。

2. 从中西医结合的角度讲，中国传统医学所说的"诸郁"乃"脏气病也"，不独于"肠"，故有"六郁"之说。郁证与"肠—脑互动异常"相关，但不是平行相关，郁证所平行相关者，是"大脑皮层与内脏相关学说"。其范畴为"因病而郁"和"因郁而病"两大类。

3. 功能性胃肠病多以精神因素为背景。故其临床表现除胃肠道症状外，常伴有失眠、焦虑、注意力涣散、健忘、神经过敏、头痛等肠道外的功能性症状。

## 【治疗原则与方法】

中医辨证论治，对这类疾病而言，主要从脾失健运和肝失条达两个框架入手，其总则为疏肝健脾。疏肝者，以调节神经内分泌与免疫网络的功能。健脾者，以增强消化器官运化食物及水电解质的功能。

### （一）脾失健运

1. 脾胃虚弱，中气下陷。脾虚失运，水谷不化，清阳之气不能升发，湿浊内生，混杂而下，则为泄泻，宜健脾益胃。取法于小柴胡汤、补中益气丸、枳术丸、痛泻要方及参苓白术散等。药如：

黄耆 防风 白术 白芍 甘草 西洋参 陈皮 枳实 升麻 柴胡

2. 心脾两虚。若因忧愁思虑，心脾俱伤，则致气血生化失源，水谷升降失枢。心失所养，脾失健运，则成斯证。宜养心健脾。取法于归脾汤、四君子汤、四物汤、六郁汤等。药如：

人参 白术 茯苓 甘草 黄耆 远志 龙眼肉 香附 当归 熟地 川芎 白芷 菖蒲 郁金 砂仁

3. 脾肾阳虚。脾阳与肾阳密切相关。命门之火助脾胃腐熟水谷。若肾阳虚衰，则不能温煦脾土，导致运化失常，则可引起泄泻。宜温补脾肾，取法于理中丸、附子理中丸、四神丸等。药如：

附片 人参 白术 煨蔻仁 吴茱萸 补骨脂 干姜 枳壳 木香 甘草 五味子

### （二）肝失条达

1. 肝气郁结。肝之疏泄失常，经脉气机不畅，则变生诸症。宜疏肝解郁。取法于六郁汤、柴胡疏肝饮等。药如：

陈皮 半夏 苍术 厚朴 茯苓 香附 砂仁 枳壳 赤芍 甘草 川芎 当归 柴胡

2. 肝气横逆。恼怒忧思，肝郁气滞，则横逆而犯胃乘脾。宜降逆和胃、疏肝理气。取法于逍遥散、四逆散、痛泻要方等。药如：

当归 杭芍 柴胡 茯苓 苍术 白术 陈皮 枳壳 香附 郁金

3. 肝火亢盛。肝郁日久则化火。宜清肝泻火，取法于丹栀逍遥散、大柴胡汤、大黄黄连泻心汤、左金丸、失笑散等。药如：

大黄 黄连 黄芩 丹皮 栀子 当归 吴茱萸 柴胡 茯苓 生姜 薄荷 白芍 蒲黄 五灵脂

【病案选举】

12. 李某某（病案号7-6），男。2000年7月12日初诊，时年30岁。因饮酒，进食后即泻，日4～5次，或晨起即腹痛、腹泻。大便不成形，如豆腐渣。舌苔薄白，脉缓。初诊为肠易激综合征，辨证为痛泻证和/或五更泄，给四神丸合痛泻要方出入。药如：

桔梗 升麻 薏仁 补骨脂 吴茱萸 煨蔻仁 五味子 诃子 乌梅 陈皮 土茯苓 马齿苋 败酱草 防风 白芷

共为细粉，每次15 g，每日2次，饭后半小时开水冲服，约30天为一疗程，至第8疗程，即2012年11月7日，间断用药，服药即可见效。唯因饮酒，时有发作。

13. 雒某某（病案号7-159），男。2012年9月28日初诊，时年60岁。曾以"贲门失弛缓症""胃食管反流病"，在白银某医院住院两次（2008年、2011年）。近因旧病复发影响进食，进食后刺激食道疼痛，夜间症状加重，不能平卧，平卧后即有食物反流症状。白银某医院胃镜诊断为：胆汁反流性胃炎，伴食管糜烂，B超轻度脂肪肝。素有高血压病，自服降压药控制。初诊为胆汁反流性胃炎伴食管糜烂，辨证为胃气上逆，肝胃不和，给枳术丸合生脉散、平胃散、乌贝散等出入。药如：

黄芪 葛根 升麻 山药 薏仁 浙贝 黄连 乌贼骨 黄芩 当归 赤芍 桃仁 苍术 厚朴 枳壳 西洋参 白术 麦冬 陈皮 五味子

共为细粉，每次15 g，每日2次，饭后半小时开水冲服，约40天为一疗程，服用2个疗程见效。至2014年5月14日，反馈：胆汁反流症已愈。唯因是年春，在西安遇雾霾，呼吸急迫，不时发作，间歇期一切正常。某医院查：血生化、血常规、喉镜正常，心电图正常，胸片正常，肺通气功能正常。考虑"气道高反应症"。辨证为肺气不利，以桔梗杏仁汤合三子养亲汤、黄芪桂枝五物汤、玉屏风散等出入。药如：

苏叶 桔梗 杏仁 甘草 海藻 夏枯草 莱菔子 黄芪 桂枝 当归 阿魏 苏叶 白芥子 灵芝孢 柴胡 黄芩 三甲 丹参 三七 防风 金虫草

共为水丸，每次15g，每日2次，饭后半小时开水冲服，约60天为一疗程。

14. 于某某（北京市第六医院中医主任医师张兆元医案），女，2016年3月28日初诊，时年62岁。既往有高血压病史。胃镜示：浅表性胃炎，隆起部糜烂性胃炎，HP阴性。诊断为：反流性食管炎，糜烂性胃炎，胃肠功能紊乱。以腹胀满闷不适，双膝以下发凉，双下肢酸软，体重渐增加，喜热饮，晨起大便稀，日3~4行。舌苔黄腻，脉滑数。辨证为：痛泄证，邪郁少阳，阳虚水泛。宜和解少阳，温阳利水。取法小柴胡汤、五苓散等。药如：

柴胡25g 生姜10g 茯苓25g 清半夏15g 猪苓15g 泽泻20g 桂枝10g 太子参10g 厚朴15g 枳实10g 炒苍术15g

共7剂，水煎服，日1剂。2周后，复诊诉：胃胀略减轻，仍有阵发性胃脘部疼痛、口干，双脚凉。体查：舌质红，舌苔根部黄腻，脉沉。辨证为气滞湿停。宜理气祛湿温阳。药如：

茯苓25g 木瓜15g 厚朴15g 炒苍术15g 附子6g 干姜10g 黄连10g 炒草果10g 黄芩15g 枳实10g 焦槟榔6g

共7剂，水煎服，日1剂。

# 第四章　痹证与变态反应性疾病

## 【概念与范畴】

祖国传统医学经典《黄帝内经》对痹证和痿证的病因病机、临床特征等进行过系统论述。《素问·痹论》明确指出，痹证的病因、病机为"风寒湿三气杂至，合而为痹"，强调了外感病因的重要性，还认为"饮食居处，为其病本"。这说明饮食与环境因素和痹证的发生有密切关系。关于痹证的预后，《痹论》指出，"其入脏者死，其留连筋骨者痛久，其留皮肤间者易已"。关于痹证的传变，《痹论》认为，"五脏皆有所合，病久而不去者，内舍其合也"，故后世医家在临证中有五体痹、五脏痹、五体痿的辨证论治。可见，痹证是一组全身性病证。

现代医学所论的变态反应则是指一种特异性的免疫病理反应。变态反应（Allergy）这一术语是 Von Pirpuet（1906年）首次引进免疫学，用以描述接触过抗原的机体所表现出的"改变了的免疫反应性"，即当再次接触抗原时，机体发生的反应不是保护性的免疫现象，而是不同形式的免疫病理损害过程，甚至可以导致疾病的发生。Cell 和 Coombs（1963年）正是根据这一类病理免疫反应发生的不同机制而将变态反应分为过敏反应型（Ⅰ型）、细胞毒型（Ⅱ型）、抗原抗体复合物型（Ⅲ型）和迟发型（Ⅳ型）四个类型。Ⅰ型变态反应的常见病为变应性鼻炎、特应性皮炎和皮肤、消化道与呼吸道的超敏反应等。Ⅱ型变态反应的常见病为输血反应、新生儿溶血症、肺—肾综合征、免疫性血液病和甲状腺疾病等。Ⅲ型变态反应常见病为 Arthus 反应、人类局部过敏反应、急慢性免疫复合物病、过敏性休克等。Ⅳ型变态反应常见病为传染性变态反应、接触性超敏反应等。这种致病性免疫反应的发病机制与一般保护性免疫反应的

235

第三篇　纵横结合　病案选举

机制基本相同。二者的根本区别在于免疫反应对机体所带来的后果。而这又取决于个体的遗传素质，即遗传因素所造成的机体免疫应答的质和量的差异，或表现为高反应个体，或表现为低反应个体。

笔者主要探索痹证与变态反应性疾病的相关关系，并寻找二者在病理生理学变化中的普适性的结合点。在临床医学中，那些"改变了的免疫反应性"表现为异质性的炎症反应（亦即变态的炎症反应），故认为，变态反应者就是炎症的变态反应。并且以为，变态反应这一最基本的"病理过程"正是痹证与变态反应性疾病的结合点。

## 【发病机理】

在痹证与其相关的炎症变态反应性疾病的发病原理中，正气不足属体质因素，尚有环境因素和病理因素。

### （一）体质因素

《黄帝内经》中蕴含着有关体质的丰富内容。后世医家多将"气质"与"体质"合而为一。所谓"神形合一"，实际上是将吾人之心理素质与生理素质结合起来进行研究。《黄帝内经》是世界医学史上最早对体质进行分类研究的医学文献。将体质按"五行""五态""肥瘦壮""膏脂肉"及"勇怯""形志苦乐"分型。气血虚弱（血停为瘀）、津液不足（液凝成痰）、肝肾阴虚、脾肾阳虚、气阴两虚、心肾双虚、肺肾双虚等症候群的出现，如限于功能性变化、排除器质性病变者，皆可视为体质差异症候群。这些变化当属于不同体质个体正常范围的表现。现代医学研究证明，生殖细胞中的染色体载负着遗传信息，即能自我复制（DNA半复制）的基因。基因具有储存和传递遗传信息及控制细胞分化发育的作用。基因是人类个体体质差异的遗传学决定因素。但是，人类体质的变化还受到年龄、性别、地理、气象、饮食和社会因素的影响。与痹证相关的炎症变态反应性疾病的发病与体质差异关系密切。素体虚弱者，多见肺、脾、肾三脏亏虚，易感风、寒、湿、热邪气而发病；饮食不节，嗜食酸咸肥甘，或过量进食鱼虾海鲜者，则可致脾运失常，内生痰浊，成为疾病发生的原因。

## （二）环境因素

对于痹证的发病而言，风、寒、湿三气不是一般所说的发病诱因，而是发病原因。《痹论》指出，"饮食居处，以为病本"。可见住地寒冷潮湿，冒风雪雨水作业，汗出入水，过劳受凉，都是痹证发生的重要原因。在现代医学中，以荨麻疹为例，在其发病的物理因素中，冷、热、日光、摩擦、推动和压力等均可引起某些个体出现荨麻疹，如寒冷型荨麻疹、局部热荨麻疹、日光性荨麻疹、皮肤划痕症等。但就荨麻疹的发病而言，遗传因素仍然不可忽略，如家族性寒冷型荨麻疹为常染色体显性遗传病，而Ⅳ型日光性荨麻疹为遗传性红细胞生成原型卟啉症的表现之一。

## （三）病理因素

传统医学认为，痹证日久，气血周流不畅，血停为瘀，液凝成痰。痰、瘀则成为痹证发生发展最基本的病理因素。在痹证晚期，所见之关节肿胀、畸形等病变，皆为痰、瘀交阻于关节所致。现代医学认为，在免疫应答过程中，补体的裂解产物、激酶、5-羟色胺、组胺、慢反应物质、凝血系统的各种因子、一些细胞因子以及吞噬细胞所产生的溶酶体酶等这些病理产物，都可诱发和加重炎症反应。以链球菌感染后的急性肾小球肾炎为例，在急性期所形成的可溶性免疫复合物（CIC）留滞并沉积于肾小球基底膜（GBM）后，即可激活补体而引起一系列病理改变，这在急性肾炎的发病中起着重要作用。

## 【临床特征】

在清代吴瑭（鞠通）所著《温病条辨》一书中，汪机按语指出："温热、湿温为本书两大纲"。"湿温为三气杂感，浊阴弥漫，有寒有热，传变不一"。短短四句话，却道出了"痹证"的基本特征。

## （一）三气杂感、有寒有热

风寒湿三气，杂感于人体。风寒挟湿，皆可化热，故有寒亦有热；湿性重浊，留注经络脏腑，故有风痹、寒痹、湿痹及其相对应的行痹、痛痹、着痹之说。

### （二）浊阴弥漫

湿热之邪，化为痰、瘀者，乃浊阴之物，留注经络脏腑，损害脏腑功能，则表现为五体痹、五体痿、五脏痹。症见经络痹阻、四肢懈惰，难以忍伸；甚则内舍五脏，枢折（不）挈，胫纵而不任地，筋急而挛，肌肉不仁，皮毛虚弱，脉不通，筋膜干，步履废，骨枯髓减，腰脊酸软，头晕目眩；危者不治而亡。

### （三）传变不一

痹证既已形成，说明病已入脏。"其入脏者死"，说明痹证属难治病。如果将痿证看作痹证的终点事件，即使在科学昌明的今天，彻底治愈痹证及其相关的炎症变态反应性疾病，还有待时日。

痹证的发病原理与临床特征可综述为：

1. 一个主要"病证"和"病理过程"，即"痹证"和"变态反应"。

2. 两个病理改变，即"痰"和"瘀"。

3. 三个脏腑，即肺、脾、肾。

## 【治疗原则与方法】

### （一）中医治疗原则与方药

1. 主方对主证以及与之平行相关的"病理过程"。特选择具有利湿祛痰、活血通络作用，同时具有生物反应调节作用的老鹳草、海藻、青蒿、苏叶、当归、阿魏、蛇床子等20种中药，组成"复方老鹳草合剂（代号HBL）"。

2. 辅方针对痰、瘀两个病理改变。

（1）以痰湿为主要病证（含疾病与体质辨证两个方面）者，宜利湿祛痰。取法于二妙丸、四妙丸、薏苡仁汤、五痹汤、苓桂术甘汤、栝楼薤白半夏汤等。药如：

苍术　黄柏　牛膝　薏苡仁　白蔻仁　杏仁　黄芪　防风　白术　山药

（2）以血瘀为主要病证者，宜活血通络。取法于活络效灵丹、血府逐瘀汤、小活络丹、身痛逐瘀汤等。药如：

当归 丹参 乳香 没药 川芎 桃仁 红花 地龙 黄芪 桂枝 甘草

3.通过体质辨证，调理肺、脾、肾三脏的功能。

（1）肺气虚者，宜补益肺气。取法于补中益气汤、防风汤、肺痹汤、二陈汤等。药如：

黄芪 防风 桂枝 白术 人参 山药 陈皮 半夏 茯苓 甘草 苏叶 枳壳

（2）脾气虚者，宜健脾利湿。取法于厚朴温中汤、苓桂术甘汤、宣痹汤等。药如：

厚朴 橘皮 干姜 茯苓 草蔻仁 黄芪 桂枝 连翘 山栀 薏仁 蚕沙 赤小豆 姜黄 苦豆子

（3）肾气虚者，宜滋补肾气。取法于六味地黄丸、肾痹汤、益肾痹丸等。药如：

熟地 杜仲 山药 丹皮 乌梢蛇 枸杞子 山萸肉 泽泻 牛膝 肉桂 附子 鹿衔草 地骨皮 仙灵毗 仙茅 石斛 土元 茯苓 鸡血藤 老鹳草 全蝎

**（二）现代医学防治原则**

1.免疫预防。运用人工接种的方法，使机体产生或获得特异性免疫能力，以达到预防疾病的目的。用于人工自动免疫的制剂有菌苗、疫苗和类毒素等，用于人工被动免疫的制剂较多，如人丙种免疫球蛋白、白细胞介素等。

2.免疫治疗。主要包括免疫调节（Immuno Modulation）和免疫重建（Immuno Reconstitution）两个方面。免疫调节是用人为的方法增强或减弱机体的免疫功能，使之恢复至正常的状态。而免疫重建则是将免疫功能正常个体的造血干细胞或淋巴细胞移植给免疫缺陷患者，使后者的免疫功能恢复正常。

3.生物制剂是风湿病领域近年来用于临床诊疗的创新药物，目前因其较传统药物有更好的疗效与安全性，被认为是风湿病治疗领域的里程碑。例如，选择肿瘤坏死因子抑制剂（TNFi）或其他非TNF生物制剂治

239

疗类风湿关节炎（RA）和强直性脊柱炎（AS）（《中国医学论坛报》，2015-12-24）。

## 【病案选举】

15. 宋某某（病案号9-2），男。初诊1999年1月27日，时年27岁。自诉4年前出现双下肢红斑，3年前发现眼结膜发红，视物模糊、疼痛、口腔溃疡，每于感冒时症状加重。曾赴北京、西安、宝鸡等地求医，兰州某医院确诊为白塞氏病。经使用泼尼松等无效。辨证为湿热壅阻、气滞血瘀，给予清热利湿、滋补肝肾之剂。药如：

黄耆 山药 薏仁 桂枝 乳菌片 女贞子 墨旱莲 当归 防风 白术 大芸 土茯苓 马齿苋 金毛狗脊 蚤休 苦参 黄柏 菊花 蛇床子 枸杞子 刺五加 黄精 二仙胶

共为细粉，每次10 g，每日2次，饭后半小时开水冲服，约90天为一疗程，经2个疗程，症状愈来愈轻，腿部肿块减轻，全身体力增强，消化功能增强，食欲转佳。第4个疗程后，口腔溃疡、下肢结节消失，胃部不适症状消失。唯眼部症状时有复发。嘱第5疗程，可适当增加剂量，以增强疗效。经过第5疗程治疗，病情好转，只觉视力模糊、口腔溃疡已彻底消失。至2000年8月2日，续第7疗程药物，服药后未见反馈。

16. 孔某（病案号9-3），女。1998年7月3日初诊，时年23岁。主诉发病已4年，每于春三月、四月发作，现症双膝关节疼痛，双下肢陈旧性紫斑，外生殖器溃疡面积较大，疼痛难忍。曾出现眼睛结膜及口腔溃疡。脉沉数，舌体较小，舌质暗淡，边有齿痕、舌苔白厚腻。辨证为湿热弥漫、气滞血瘀，给清热利湿、行气通络、滋补肝肾之剂内服，并以清热利湿之剂煎汤外洗。

内服方：黄耆 桂枝 秦艽 防风 白术 女贞子 墨旱莲 蚤休 苦参 黄柏 薏仁 草果 羌独活 白附子 槟榔 砂仁 生地 元参 苍术 马齿苋 土茯苓 二花 蛇床子

共为细粉，每次15 g，每日2次，饭后半小时开水冲服，约40天为一疗程。

外洗方：苦参 黄柏 蛇床子 白藓皮 土茯苓 乌梢蛇 苍术 蚤休 龙胆草 地肤子 马齿苋 苍耳子 防风 薏仁 白芷 桃树叶

共3剂，每取1剂煎汤取汁约500 mL外洗，5日换汤。

经2个疗程治疗，再未见明显复发，下肢红斑硬结减轻，外阴部、眼部无复发迹象，续第3疗程，约48天为1剂。至2003年5月12日，即第9疗程前，仅见双下肢足踝部红斑结节，伴口腔黏膜溃疡。至第10疗程前，即2003年8月2日，经5年治疗，双下肢病变已明显好转，余处无明显病变，续药治疗，并嘱随诊。

17. 王某（病案号9-17），男。1997年11月7日初诊，时年12岁。兰州某医院诊为急性肾小球肾炎，化验尿蛋白（+）、尿红细胞满视野。辨证为湿热下注、气滞血瘀，给补肾健脾、清热利湿之剂。药如：

黄芪 熟地 西洋参 紫河车 怀牛膝 五味子 金毛狗脊 大芸 红藤 补骨脂 土茯苓 仙鹤草 益母草 马齿苋 葛根 花粉 薏仁 汉防己

共为细粉，每次8 g，每日2次，饭后半小时开水冲服，约50天为一疗程，经4个疗程，3个月时间，治愈。随访3年，未见复发。

18. 任某某（病案号8-93），男。2005年6月20日初诊，时年7岁。主诉2004年发现眼睑浮肿，至兰州某医院治疗，给激素、中药及免疫抑制剂至尿蛋白转阴出院。出院后复发，到北京求医无果，返回兰州。兰州某医院B超示：双肾弥漫性病变。化验：尿素氮8.3，总胆固醇7.0，总蛋白31，白蛋白10，尿蛋白+++，尿潜血+++。诊断为"肾病综合征"。以双下肢浮肿明显，腹胀，阴囊水肿。舌体胖大、舌质略红、苔薄白。辨证为湿热下注，气滞血瘀，水气弥漫。给予补肾健脾、清热化湿之剂。药如：

黄芪 当归 泽泻 山萸肉 枸杞子 蛇床子 白藓皮 青蒿 蝉蜕 黄柏 地肤子 土茯苓 乌梢蛇 天花粉 苍术 甘草 卷柏 白蒺藜 葶苈子 紫河车 二仙胶 苦参

共为细粉，每次10 g，每日2次，饭后半小时开水冲服，约30天为一疗程。至2005年7月25日，某医院化验：尿蛋白微量，潜血－。血生化示：总胆固醇5.85。泼尼松用量10 mg/d，精神食欲转佳。给第2疗程中药治疗。至2005年11月4日，某医院化验：尿常规完全正常。泼尼松用量从10月13日起改为2.5 mg/d，遂续第4、第5疗程，至2006年1月10日，泼尼松停用已10天，化验尿常规等完全正常，续第6疗程，善后调理。

19. 张某某（病案号12-61），男。2012年5月28日初诊，时年1岁半。家属诉：出生100天以后，全身皮肤发生湿疹样改变，曾外用氧化锌、苯海拉明、中药等。症见臀部及双下肢皮疹，局部有渗出，以双侧耳后改变较明显。初步诊断为全身泛发湿疹。辨证为湿热弥漫，给清利湿热之剂。药如：

苦参 黄柏 胡连 黄连 白藓皮 地肤子 茯苓 白术 白芷 甘松 蛇床子

共3剂，每剂煎汁取2000 mL，浴后全身患处外洗半小时，每日早晚各1次，洗后保留药液，经用5天换剂，3剂可用15天，为第1疗程。至2012年6月27日，续第2疗程，5剂，煎汤外洗，每剂用5日，计25天。并以下方研极细粉，涂耳后等病变处。药如：

苦参 黄柏 蛇床子 地肤子

至2012年8月1日，耳后病变已消失，唯见前臂、臀部皮肤粗糙。续第3疗程，5剂，煎汤后取2000 mL外洗，如前法，另取500 mL，供内服，每次30 mL，每日3次，5天服完。

至2014年10月6日，经3个疗程外洗、内服中药治疗显效，全身皮肤病变已消失。唯因大便干，低热及耳垢多，舌苔腻，仍考虑湿热证，给第4疗程清热利湿之剂内服。药如：

苦参 黄柏 甘草 黄耆 防风 蛇床子 白术 甘松 当归 赤芍 三甲 葫芦巴

共6剂，每剂水煎2次和匀，取汁500 mL，分5天服完。嘱随诊。

20. 兰某某（北京市第六医院中医主任医师张兆元医案），女，2016年1月19日初诊，时年42岁。近3年来，间断双手指关节疼痛，多于受凉后明显，晨起关节僵硬，现症关节变形，疼痛，纳食，睡眠一般，小便调，大便干。查体：血压130/75 mmHg，心率72次/分，律齐，各瓣膜区未闻及病理性杂音，双下肢不肿，腹软，舌质暗，苔白，脉沉。外院查：类风湿因子偏高，抗链"O"、CRP、ESR正常，抗核抗体全套正常。诊断：类风湿关节炎。辨证：痹证，风寒湿邪痹阻。宜祛风散寒、利湿止痛。取法桂枝加附子汤、防己黄芪汤等。药如：

桂枝15 g 附子10 g 赤芍15 g 干姜10 g 炙甘草10 g 防己15 g 苍术15 g 茯苓15 g 桃仁10 g 丹皮15 g 大黄<sup>(后下)</sup>10 g

共7剂，水煎服，日1剂。1周后复诊诉：晨僵减轻，大便干改善。查体：舌质暗，苔薄黄，脉沉。辨证同前，仍宜祛风散寒、利湿止痛。药如：

桂枝15 g 白芍15 g 干姜10 g 附子<sup>(先煎)</sup>10 g 防己15 g 苍术15 g 茯苓15 g 炙甘草10 g 桃仁10 g 丹皮15 g 生黄芪30 g

共14剂，水煎服，日1剂。此方将芍药改为白芍以养血柔肝止痛。因大便干改善，去大黄，用生黄芪益气。

# 第五章　喦证与细胞异常增殖性疾病

## 【概念与范畴】

中医所讲的"喦"，与"岩"相通。现代医学通称恶性肿瘤为癌。《金匮要略·呕吐哕下利病》诸方所论及的症候群，已涉及胃和食管的占位性病变。后世医家，每论及乳岩、肾岩、唇喦、舌菌等类似于癌的外部特征，至于内脏的肿瘤，则多言其症候，如症瘕、积聚、噎嗝、反胃、崩漏、带下等。历代医家还对喦证拟出了不少治则、方药。提供了治癌方略如清热解毒法、化痰散结法、活血化瘀法、扶正培本法等。

## 【现代医学对癌症的研究趋势】

涉及种学科，多个层面，不胜枚举。兹选择与肿瘤生物学特性有关的研究资料。

### （一）癌症经典治疗手段的遗憾

1867年，法国科学家威廉·哈尔茨应用显微镜观察癌细胞发现：癌细胞是正常的细胞分裂失去控制而形成的。他还观察到癌细胞在血液中迁移并在新的部位寄居生长，就会形成新的癌症。这一发现揭示了癌细胞的生物学特性。但在当时，并未得到应有的正视和重视。大约60年后，有一个插曲，就是在1928年，英国细菌学家弗莱明在实验室里发现了青霉素，并于1945年，弗莱明与贾华德·弗洛里（澳大利亚）、恩斯特·钱恩（法国）因"发现青霉素及其临床应用"而共同荣获了诺贝尔医学奖。青霉素的发现与应用，对于人类的贡献是有目共睹的。青霉素还同时建立起了一个"杀灭细菌"的观念。这对于建立"无菌观念"提供了科学依据。在癌症的治疗原则中，则因沿袭了"杀"的观念，从20

世纪初以来，相继建立了癌症的手术治疗、放射治疗以至40年代以来化学治疗药物（如氮芥、氨甲蝶呤和氨芥蝶呤、可的松、6-巯基嘌呤、放射菌素B、L-白麦氨酰酶、长春花生物碱等）的逐个发现，治疗水平和生存率都取得了显著提高，且因Elion于1988年被授予诺贝尔医学奖，表明了抗肿瘤药的历史性成就，得到了举世公认。遗憾的是，多数常见实体瘤至今还缺乏特效而安全的药物（如肺癌、肝癌、胃癌及结肠癌等）。

**（二）癌细胞分化诱导剂以及生物反应调节剂等的研究是重要的领域**

在癌细胞的分化诱导剂中，维生素A类化合物治疗癌症的研究，从20世纪50年代，国外学者就陆续有所报道。近年来，中国医科院药物研究所也发现维胺酸，维胺酸及R81001对HL-60细胞有明显分化诱导作用，也可抑制化学致癌。1985年，上海交大瑞金医院王振义教授率先应用国产全反式维A酸（ATRA），进行急性早幼粒细胞的血癌（APL）的诱导分化治疗，取得了成果。张亭栋教授运用砒霜-亚砷酸注射液治疗急性早幼粒细胞白血病，已引起国际上的注意，为肿瘤治疗提供了一种新的疗法（《中国中西医结合杂志》，1998年10月第18卷第10期，第581页）。

**（三）关于癌的本质的定义**

山东大学教授张颖清在其专著《生物全息论诊疗法》一书中，从一个全新的视角给出了关于癌的本质的定义。他认为，癌是滞留在卵裂或桑葚期发育阶段的全息胚。癌具有卵裂期或桑葚期胚胎的细胞学特性：癌细胞分化差，密集成团，排列混乱，大小不均，核分裂相多见，细胞之间界限不清。他所提出的治癌新战略是：促进癌的分化和发育以突破滞点，使癌的发育穿出发育时间轴上的癌区而正常化。他指出，目前广泛应用着的细胞抑制剂的抗癌化疗药物，实际上有着诱发新癌症的危险。他认为，安全有效的全息胚分化促进剂这样的抗癌防癌药物系列以及生物全息方法将共同为征服癌症开创新的局面。张颖清的理论虽然尚处于假说阶段，但他的思路新颖、说理透彻，值得肿瘤学术领域的学者们深思。

### （四）沿用经典治疗手段的同时有新方法出现

当前，肿瘤临床治疗中依然沿用着经典治疗手段，并且不时涌现出新的治疗方法。比如新兴的肿瘤免疫治疗与小分子靶向治疗，化疗已经呈现出"三足鼎立"之势。

### （五）"带瘤"生存有可能成为一种新的治疗模式

河北医科大学第四医院刘嘉寅教授等认为，"癌症是一种慢性病"，近30年，癌症治疗的新趋势是（《中国医学论坛报》，2016-4-2）：

1. 告别过度治疗，走向适宜治疗。

2. 不以切口大小论英雄。

3. 松动了"无痛"生存立场，开始接纳"带瘤"生存观念。癌症治疗成功的标准不再是肿瘤组织的缩小或消失，而是生存期的延长和生存质量的提升。

4. 避免单一治疗，走向综合治疗。

5. 逐步接纳姑息模型，继而走向安宁和缓治疗模型。

### （六）癌症预防已经备受重视

2012年9月，联合国（CUN）召开首届非传染性疾病（NCD）高级别会议，癌症已成为四大NCD（还包括心血管疾病、糖尿病和慢性呼吸道疾病）之一（《中国医学论坛报》，2012-2-2）。

## 【治疗目标选择】

1. 肿瘤本病。针对病种、病情、病势，在综合治疗中，以西医经典治疗为主，以传统中医辨证治疗为辅。

2. 医源性病证。针对手术、放疗和化疗所造成的难以避免的毒副反应，包括造血功能、物质代谢功能、免疫功能、消化功能、生殖泌尿功能及神经精神活动功能等受损所引起的病证。

3. 病源性病证。针对肿瘤病变所造成的各系统与整体的代谢、机能与结构受损所引起的病证。

4.癌前病变。针对可能转化为肿瘤的一些潜在病变,包括乳腺增生,前列腺增生,食管、胃肠、气管上皮异型增生及直肠、结肠、胃、胆囊息肉等。有效而安全的防治措施还在探索之中。

## 【治疗原则与方法】

### (一)传统中医治法方药

在方药中等著名教授主编的《实用中医内科学》(上海科技出版社,1985年版)中,将中医治疗癌症的方法归纳为四个方面。

1.清热解毒法。用于郁热化火、毒火内盛者。所举药物为:金银花、蒲公英、紫花地丁、天葵子、野菊花、连翘、败酱草、紫河车、山豆根、板蓝根、金线重楼、黄连、黄芩、黄柏、栀子、土茯苓、白花蛇舌草、半枝莲、半边莲、龙葵、山慈菇等。

毒入血者,加用犀角、丹皮、紫草、生地等。

挟湿滞者,加用藿香、佩兰、蔻仁、薏苡仁、茯苓、泽泻、猪苓、通草、滑石等。

兼阴虚者,加用生地、天麦冬、元参、石斛、花粉、沙参等。

所举清热解毒方剂为:五味消毒饮、黄连解毒汤、栀子金花汤、犀角地黄汤、化瘀汤、清营汤等。

2.化痰散结法。用于痰凝聚结形成肿物者,所举药物为:天南星、半夏、见母、全栝楼、山慈菇、白芥子、皂角刺、海浮石、海蛤壳、生牡蛎、猫爪草、青礞石、黄药子、海藻、昆布等。

兼脾虚者,加党参、黄耆、白术、茯苓、山药、太子参等。

兼肝郁者,加香附、郁金、青陈皮、佛手、橘叶、柴胡、川楝子等。

兼血瘀者,加丹参、赤芍、桃仁、红花、水红花子、刘寄奴、生蒲黄、五灵脂、马鞭草、三棱、莪术等。

所举化痰散结方为:导痰汤、指迷茯苓丸、礞石滚痰丸、半贝丸等。

3.活血化瘀法,用于气滞血瘀所形成之肿物。所举药物为:当归、赤芍、川芎、丹参、桃仁、红花、生蒲黄、五灵脂、三棱、莪术、水蛭、虻虫、血竭、山甲、蟅虫等。

兼气滞者，加郁金、香附、延胡、降香、乳香、没药等。

兼气虚者，加党参、黄耆、太子参等。

兼血虚者，加当归、川芎、赤芍、熟地、首乌、阿胶等。

所举活血化瘀方为：大黄蟅虫丸、犀黄丸、小金丹等。

4.扶正培本法，多从脾肾论治。

（1）健脾益气。常用药物如：人参、党参、黄耆、太子参、苍术、白术、苡米、山药、扁豆、黄精、大枣、甘草等。所举方剂为补中益气汤、四君子汤、参苓白术散等。

（2）滋阴养血。常用药物为熟地、首乌、当归、白芍、枸杞、阿胶、龙眼肉、大枣等。所举方剂如当归补血汤、人参归脾汤、八珍汤等。

（3）养阴生津。养肺阴用沙参、天冬、麦冬、百合；养胃阴用沙参、麦冬、石斛、玉竹；养肝阴用熟地、首乌、白芍、枸杞、女贞子、龟板、鳖甲；养心阴用龙眼肉、柏子仁、酸枣仁等。所举养阴生津方如沙参麦冬饮、益胃汤、一贯煎、六味地黄汤等。

（4）温补脾肾。温脾阳常用干姜、肉豆蔻、草果、砂仁、蔻仁；温肾阳常用鹿茸、巴戟天、仙灵脾、仙茅、补骨脂、附子、肉桂、菟丝子、肉苁蓉等。所举温补脾肾方如：附子理中汤、附子汤、真武汤、参附汤、术附汤、桂附地黄汤、还少丹等。

### （二）全息胚分化促进剂

山东大学教授张颖清在其所著《生物全息诊疗法》（山东大学出版社，1987年版）中讲道："促进或诱导全息胚分化的药物，我总称其为全息胚分化促进剂。全息胚分化促进剂是一个新的抗癌药物系列，无副作用和无致癌性。"他将全息胚分化促进剂分为动物源全息胚分化促进剂、植物源全息胚分化促进剂以及其他来源的全息胚分化促进剂。在此，仅简介前两类全息胚分化促进剂。

1.动物源全息胚分化促进剂。张颖清教授列举的有甲状腺素、促甲状腺素、雌激素、糖皮质激素、催乳激素、服酮、蜕皮激素、保幼激素、前胸腺激素、保红细胞生成素、胰岛素、器官（肝脏、肾脏、甲状腺、骨骼肌等）或组织、胚胎提取物等，还有低等动物。张颖清教授说："变态、再生和无性生殖能力强，这些标志着动物含有较多全息胚分化促进剂的性状，我称其为动物的抗癌指示性状。"所举出的动物药如白花蛇、乌梢蛇、蛇蜕、蜂房、土鳖虫、全蝎、蜈蚣、地龙、僵蚕、斑蝥、红娘子、穿山甲、壁虎、蜗牛、蚰蜓、水蛭、虻虫、蟒螂、蟾蜍、蟹壳、蛤壳等。

2. 植物源全息胚分化促进剂。所列举的有：

（1）植物激素及其他植物发育调节物质，如半枝莲醛、脱落酸、乙烯、细胞激动剂、生长素等。张颖清教授指出，细胞激动剂、脱落酸、乙烯、生长素分别在不同配比条件下有很好的全息胚分化促进作用，这些植物激素作为抗癌药物是会很理想的。

（2）中草药。张颖清教授说："叶或茎上有毛即变态的根，叶多开裂、多缺刻或多复叶，有块根或块茎，无性生殖能力强、分蘖能力强，这些性状，我称为植物的抗癌指示性状。"

他在书中列举了日本学者佐藤的发现。佐藤发现，对癌细胞有强抑制作用，对正常细胞全无抑制作用的有：仙鹤草、白毛藤和败酱根；对癌细胞有强抑制作用，对正常细胞抑制作用弱的有：瞿麦根、山归来、山豆根、半枝莲、大枣、萱草、田三七、水杨梅、升麻。佐藤经体外实验、动物实验证明具有弱抗癌作用的中药还有田基黄、荆芥、柴胡、人参、半夏。

**（三）具有生物反应调节剂样作用的中药**

韩锐教授在其主编的《肿瘤化学预防及药物治疗》（北京医科大学中国协和医科大学联合出版社出版，1991年版）中列举了具有生物反应调节剂样作用的中药。韩教授指出，癌研究的最大挑战之一是改善患者的生活质量以及防止手术后复发。有证据表明，机体内存在着对癌的内源性抵抗力，癌的自发消退可说明此点。中药中扶正的滋补强壮药，因能增加机体抵抗力，消除内部病因，可使造血功能受抑制病人的白细胞数增加，提高患者的免疫力。近年来的研究证明，具有生物反应调节剂样作用的中药有：人参、乳香及其有效成分、茯苓及猪苓多糖、香菇多糖、老山云芝多糖、姜黄、冬虫夏草、刺五加、五味子、女贞子、葛根及其有效成分。

韩锐教授在书中还列举了值得进一步研究的中药复方，如十全大补汤、补中益气汤、六味地黄丸、犀黄丸、健脾益肾方（脾肾方）、人参香茶片。

### （四）扶正分化治疗的摸索

1. 遣药组方原则

（1）用药三原则。笔者在运用传统中医治法方药处理肿瘤病时，自立"无害、有益、见效"三原则。不主张"以毒攻毒"，不选用细胞毒性药物。

（2）以已经入药典的中药为限。一般不采用未入药典的草药和单方、验方。

2. 处方组成

（1）核心方药。取名复方仙鹤草散（代号NZN）。从具有补肾健脾、清热利湿、行气活血、通络止痛作用，同时具有诱导分化作用的中药中选取苦参、葛根、三七、地龙等12味组成。

（2）随患者体质、病情选用下列药物：

肾精亏损。选用仙灵毗、仙茅参、大芸、枸杞子、鹿茸、桑螵蛸、海马、沙苑子、吐丝子、蛇床子、骨碎补、蛤蚧、胡桃仁、益智仁、金罂子、覆盆子等。

肝旺脾虚。选用墨旱莲、女贞子、山药、薏仁、银杏叶、绞股蓝、红景天、松花粉、牛蒡根等。

气血不和。选用枳壳、厚朴、陈皮、苍术、丹参、赤芍、桃仁、红花、川芎、当归、熟地、何首乌、阿胶、龙眼肉等。

湿热壅阻。选用黄连、黄柏、黄芩、丹皮、栀子、茵陈蒿、青蒿、地骨皮、银柴胡、马齿苋、椿根皮等。

疼痛难忍。选用接骨丹、三棱、莪术、天龙、血竭等。

## 【病案选举】

21. 张某某（病案号11-7），男。2001年4月22日，时年75岁。以癌前病变首诊。某省级医院胃镜检查示：CAG Ⅰ级，个别腺体异型增生Ⅰ级。诊断为：动脉硬化、前列腺增生、萎缩性胃炎（CAG）、异型增生Ⅰ级。体查：脉细数，舌质暗、苔黄腻，形体臃肿，超重，辨证为脾胃湿热，给NZN加清热利湿、健脾和胃之剂。药如：

NZN 东楂 何首乌 乳菌片 鸡内金 九香虫 茯苓 山药

共为细粉，每次15 g，每日2次，饭后半小时开水冲服，约40天为一疗程。经3个疗程，至2003年5月8日，复查胃镜及病检结果：不典型增生Ⅰ级已消失，见胃息肉约4 mm×4 mm大小。无自觉症状，因伴有前列腺增生，夜尿次数多，第4疗程处方如下：

NZN 紫河车 川牛膝 苦参 浙贝 木鳖子

共为细粉，每次15 g，每日2次，饭后半小时开水冲服，约50天为一疗程。至2011年3月13日，第7疗程，时年85岁，胃镜复查结果：轻度异型增生，伴腺瘤性息肉。建议停用以NZN为主方的中药治疗。心电图示：偶发室早，散发房早，短阵室上速，ST-T缺血性改变。伴胆囊慢性炎症、前列腺增生，给予第8个疗程的中药治疗，考虑患者系痰湿体质，兼以平均红细胞血红蛋白含量及浓度增高，左侧颈动脉斑块形成，以行气活血、利湿祛痰之剂将养。药如：

黄耆 桂枝 当归 川芎 枳壳 白术 全栝楼 胆南星 薤白 半夏 三七 丹参 二版 葛根 川牛膝 二仙草 海龙 珍珠 巴戟天

共为细粉，每次15 g，每日2次，饭后半小时开水冲服，约70天为一疗程。嘱调理饮食，适当运动，保持好心情。

22. 雷某某（病案号11-237），男。2009年9月17日初诊，时年44岁，以下利、便脓血，在兰州某医院行镜下肠息肉摘除术。病检示：直肠腺瘤型息肉并轻度不典型增生。脉浮弱，苔白腻，舌质暗淡、怕冷背凉，初诊癌前病变，辨证脾肾阳虚。药如：

NZN 海龙 黄耆 桂枝 鳖甲 鹿角片 鸡内金 莱菔子 薏仁 茯苓 山药 东楂 乳菌片

共为细粉，每次15 g，每日2次，饭后半小时开水冲服，约60日为一疗程。至第6疗程末，于2011年12月1日复查肠镜示：正常乙状结肠、直肠黏膜像。因出现痛泻证（食后即泻），于第8疗程，即2013年1月16日，改用如下处方：

NZN 附片 干姜 茯苓 薏仁 西洋参 乳菌片 东楂 黄耆 鸡内金

共为细粉，每次15 g，每日2次，饭后半小时开水冲服。约60日为一疗程。嘱随诊。

23. 焦某（11–181），女。2015年12月16日初诊，时年40岁。以宫颈HPV感染、宫颈癌病变切除术，住某省级医院治疗。出院后要求中药治疗。辨证为湿热下注，给NZN，兼清热利湿之药。

NZN 青蒿 苦参 黄柏 黄耆 板蓝根 蛇床子 牛蒡子 桂枝 当归 升麻 葛根

共为水丸，每次15 g，每日2次，饭后半小时开水冲服，约100天为一疗程。服药前，于2015年10月23日，宫颈脱落细胞检验结果：HPV阳性。检验值213.96（正常参考值<1.00）。2015年12月1日，宫颈脱落细胞检验结果：发现人乳头状瘤病毒感染。高危亚型（13种）：阳性（HPV58）。低危亚型（5种）：阴性。中国人常见亚型（3种）：阴性。经第3疗程治疗后，于2016年5月13日复查HPV，检验值4.07（参考值<1.00）。经第4疗程，于2016年12月17日复查HPV，未发现人乳头状瘤病毒感染。高危亚型（17种）：阴性。低危亚型（6种）：阴性。经第5、第6疗程后，于2017年5月16日复查HPV。HPV16型阴性，HPV18型阴性，其他12种高危型阴性。至2017年5月20日，以患者脉数，舌质暗，边有齿痕，面色㿠白，辨证心脾两虚。第7疗程给养心补脾之剂调养。药如：

黄耆 桂枝 白术 茯苓 甘草 西洋参 酸枣仁 龙眼 远志 木香 阿胶

鳖甲 五味子 鹿角片 龟胶 紫河车

共为水丸，每次15 g，每日2次，饭后开水冲服，约50天为一疗程。嘱在意生理和心理卫生。

24. 王某某（病案号7-285），男。2015年5月6日初诊，时年50岁。自觉乏力、口干、胃重疼、左腹部饥饿后疼痛，或于进酸性食物时呃逆。伴心慌、气短、吞咽不适，或见舌溃疡。脉细数，即刻血压138/87mmHg，舌苔薄白。兰州某医院行胃镜检查示：Barrett食管、贲门炎、CAG I 级，查乙肝阴性，平板运动试验阴性，心电图正常，HP呼气试验阴性。初诊为胃食管反流病，伴Barrett食管、贲门炎，CAG I 级。辨证为胃气上逆，肝气横逆，兼癌前病变。给NZN，加黄耆人参汤合保合丸、三仁汤、黄连解毒丸等出入。药如：

NZN 黄耆 白术 桂枝 西洋参 白蔻仁 莱菔子 山药 薏仁 杏仁 山楂 蛇床子 仙鹤草 苦豆子 神曲 黄连 胡连 苦参 月季花

共为细粉，每次15 g，每日2次，饭后半小时开水冲服，约60天为一疗程，服用5个疗程，至2016年7月24日，自觉诸症大有好转。食欲可，消化功能可，精神好转。仍感气怯、胃部不适、口唇及舌见有溃疡，或有口苦。嘱全面复查后，调整处方。至2017年8月4日，上述医院复查胃镜示：CAG I 级，伴糜烂 I 级。未报Barrett食管征象。自诉诸症悉减，能吃能喝，能正常劳动。反胃消失，仍有复发性口腔溃疡，伴乏力明显。续第6疗程，药物如下：

HBL 苍术 厚朴 陈皮 香附 郁金 白蔻仁 薏仁 黄耆 桂枝 当归 吴茱萸 黄连

共为粉，每次15 g，每日2次，饭后半小时开水冲服。嘱自用苦苦菜，少食多餐，不宜过劳，定期复查。

# 第六章　瘀血证与血栓性疾病

## ——兰州电机厂医院内科副主任医师罗克贤医案选举

### 【概念与范畴】

在病理生理学中，血栓形成是一个重要的非特异性的病理过程。它可以出现在同一疾病的不同阶段，也可以出现在不同疾病的一定阶段。血栓形成的病理生理学实质是凝血与抗凝血机制平衡紊乱。影响血栓形成的因素是多方面的，如代谢性因素、免疫反应、遗传因素、恶性肿瘤、高血压及高凝状态。可见，血栓形成也是慢性非传染性疾病范畴的重要课题。

在中西医结合领域，半个世纪以来，最有影响力的科研课题就是陈可冀院士所领导的团队关于"血瘀证与活血化瘀"的研究。祖国传统医学关于"瘀证"的理论探索与临床观察研究是非常深入而广泛的。瘀血的证候名称首见于《金匮要略》，所制定的瘀血论治的方剂，为后世医家奠定了瘀血证的临床医学基础。历代医家对瘀血证的辨证论治各有贡献，最著名的当推清代的王清任，在专著《医林改错》中所记载的自制的活血化瘀药方，至今多为临床选用。之后，唐代容川所著《血证论》也有较大贡献。临床常见的疼痛、痹证、症积、痈肿等，都可因血瘀证而发生，也可与血瘀证同时存在。血瘀证当属中医的证，是外在的临床表现，是症候群与综合征的综合。血栓形成这一病理过程，则是机体内在的与血瘀证平行相关的病理过程所包括的代谢、机能与结构的异常变化。二者是同一病理生理学变化的内外相关的两个不可分割的侧面。血栓形成作为一个病理过程，它可以作为一个独立的治疗单位。血栓无论在动脉和静脉，一旦形成血栓性疾病，可见于全身各系统的脏器和组织。这些疾病过程中的血栓就会成为埋在人体内的一颗不可预知其"爆炸"时间和地点的"炸弹"，或致人残疾，或致人毙命，后果难以设想。

## 【发病机理】

现代医学证实，在许多疾病或病理过程中，机体可能存在原发性或继发性的局部或全身性的凝血与抗凝血平衡紊乱，弥散性血管内凝血（DIC）这一病理过程则典型反映这种凝血与抗凝血平衡的异常变化（吴其夏等，《新编病理生理学》，1999年版，第285页）。

## 【临床特征】

血栓栓塞的临床表现及后果依血栓大小、堵塞部位（即受累脏器和组织）而异。如冠状动脉血栓形成可导致心绞痛、心肌梗死，颈动脉或脑动脉血栓形成常表现为偏瘫、意识障碍，肢体动脉栓塞引起肢体疼痛、缺血性坏死，肢体静脉血栓形成则发生肢体肿胀、疼痛、皮温升高、水肿等（陈灏珠，《实用内科学》，1999年版）。

## 【病案选举】

25. 黄某某，女。2012年2月初诊，时年82岁。患者以右下肢及足部不明原因突然肿胀、疼痛3个月，在某省级医院住院治疗月余，诊断为"右下肢静脉血栓形成"，症状缓解后出院。半月后，病状复发，前来就诊。证见右下肢及足部肿胀，不能屈伸，左腿、足正常，消瘦、体弱，舌质淡，边有齿印，脉沉缓。辨证为湿邪流注，脉络瘀阻。宜利湿健脾，活血化瘀。取法于黄芪当归补血汤、二妙丸、四妙勇安丸等。药如：

黄芪50g 当归15g 玄参15g 双花15g 甘草10g 苍术10g 黄柏10g 紫草10g 地龙15g 川牛膝10g 水蛭15g 桂枝8g 泽泻12g

共10剂，每剂煎汤分2天服，每日3次，饭后2小时服药。20天后，浮肿消退大半，疼痛明显减轻。以原方续服，2个月后，下肢浮肿全消，活动恢复正常。续上方，隔日服药，维持半年。2年后，因肺部感染病故。

26. 杨某某，男，2010年7月初诊。以右小腿及足趾间断性疼痛2年，近半年发展为持续性疼痛，小腿及足背发凉，遇气候变冷时加重，某省级医院诊断为"血栓闭塞性脉管炎"，门诊治疗2个月，效果不明显。转向中医治疗。症见面色苍白，形体瘦弱，脉沉弱，舌质淡，边有齿印。辨证为湿热凝滞、脉络瘀阻。宜清热利湿，活血化瘀。取法于四妙勇安汤。药如：

当归15 g　玄参20 g　双花15 g　黄芪30 g　鸡血藤15 g　牛膝20 g　地龙20 g　甘草15 g　赤芍15 g　苍术15 g　水蛭15 g

共15剂，每剂煎汤作2日服，每日3次，饭后2个小时服药。治疗1个月后，疼痛显著减轻，3个月后疼痛全消，半年后达到临床治愈。观察、随访半年，未见复发。

27. 罗某某，女，2015年6月初诊，时年78岁。以"肺梗塞"住某省级医院急诊救治数月，病情缓解出院。出院后续服"华法林"，同时转中医治疗。证见全身浮肿，以头面部及下肢浮肿为重，说话、行动无力，胸闷气短，口唇发绀，间断吸氧。辨证为气虚血瘀，湿滞痰凝。宜活血化瘀，利湿祛痰。取法于补阳还五汤、四妙勇安汤。药如：

黄芪50 g　当归10 g　赤芍10 g　地龙15 g　西洋参10 g　桃仁10 g　红花10 g　玄参15 g　双花10 g　鸡血藤15 g　甘草6 g　水蛭15 g　茯苓20 g　泽泻10 g　红景天20 g　桂枝10 g　银杏10 g　白术20 g

共15剂，每剂作2日服，每日3次，饭后2小时服药。1个月后水肿明显消退，呼吸平稳，精神、体力显著改善，2个月后药量减半，水肿基本消退。间断用药，调养半年后基本康复。随访一年，未见反复。

# 方剂索引

1. **一贯煎**（《续名医类编》魏之琇方）：北沙参 麦门冬 干地黄 当归 枸杞子 川楝子

2. **七味白术散**（《小儿药证直诀》）：人参 白术 茯苓 甘草 藿香 木香 葛根

3. **二仙汤**（上海中医学院《中医方剂临床手册》）：仙茅 淫羊藿 当归 巴戟天 黄柏 知母

4. **人参归脾汤**（《校注妇人良方·卷二十四方》）：人参 炒白术 炒黄耆 茯苓 龙眼肉 当归 远志 炒酸枣仁 木香 炙甘草 生姜 大枣

5. **人参汤**（《伤寒论》）：人参 干姜 炙甘草 白术

6. **十全大补汤**（《太平惠民和剂局方·卷五方》）：黄耆 肉桂 人参 熟地 白术 当归 白芍 川芎 茯苓 甘草

7. **二陈汤**（《局方》）：陈皮 半夏 茯苓 甘草

8. **七味都气丸**（《医宗自己任编》）：地黄 萸肉 山药 丹皮 茯苓 泽泻 五味子

9. **二妙丸**（《丹溪心法》）：黄柏 苍术

10. **大黄䗪虫丸**（《金匮要略》）：大黄 黄芩 甘草 桃仁 杏仁 芍药 干地黄 干漆 蛀虫 水蛭 蛴螬 䗪虫

11. **八珍汤**（《丹溪心法·卷四方》）：当归 赤芍药 川芎 熟地黄 人参 茯苓 甘草 砂仁 生姜 大枣

12. **三子养亲汤**（《韩氏医通》）：苏子 白芥子 莱菔子

13. **三仁汤**（《温病条辨》）：杏仁 半夏 滑石 薏苡仁 通草 白蔻仁 竹叶 厚朴

14. **三黄泻心汤**（《杂病源流犀烛·脏腑门》）：大黄 黄连 黄芩

15. **大柴胡汤**（《伤寒论》）：柴胡 黄芩 芍药 半夏 生姜 枳实 大黄 大枣

16. **大黄黄连泻心汤**（《伤寒论》）：大黄 黄连

17. **小柴胡汤**（《伤寒论》）：柴胡 黄芩 人参 炙甘草 生姜 半夏 大枣

18. **小金丹**（《内经方集释·卷上引内经素问·刺法论方》）：朱砂 雄黄 雌黄 紫金

19. **天麻钩藤饮**（《杂病证治新义》）：天麻 钩藤 生石决 山栀 黄芩 川牛膝 杜仲 益母草 桑寄生 夜交藤 朱茯苓

20. **六味地黄丸**（《小儿药证直诀·卷下方》）：熟地 山茱萸 山药 泽泻 丹皮 茯苓

21. **五苓散**（《伤寒论》）：猪苓 泽泻 白术 茯苓 桂枝

22. **天王补心丹**（《摄生秘剖》）：人参 玄参 丹参 白茯苓 五味子 远志 桔梗 当归身 天冬 麦冬 柏子仁 酸枣仁 生地

23. **升阳益胃汤**（《脾胃论》）：黄芪 半夏 人参 炙甘草 独活 防风 白芍 羌活 橘皮 茯苓 泽泻 柴胡 白术 黄连

24. **五味消毒饮**（《医宗金鉴·外科心法要诀·卷七十二方》）：金银花 野菊花 蒲公英 紫花地丁 紫背天葵子

25. **六郁汤**（《丹溪心法》）：
　　①**气郁汤**：香附 苍术 川芎
　　②**湿郁汤**：白芷 苍术 川芎 茯苓
　　③**痰郁汤**：海浮石 香附 天南星 栝楼（一方无栝楼、天南星，有苍术、川芎、栀子）
　　④**热郁汤**：栀子 青黛 香附 苍术 川芎
　　⑤**血郁汤**：桃仁 红花 青黛 川芎 香附
　　⑥**食郁汤**：苍术 香附 山楂 神曲 砂仁

26. **六郁汤**（《医学正传》）：陈皮 半夏 苍术 川芎 茯苓 栀子 香附 砂仁 甘草

27. **六君子汤**（《妇人良方》）：人参 白术 茯苓 甘草 半夏 陈皮

28. **丹栀逍遥散**（《薛氏医案》）：柴胡 白芍 白术 茯苓 当归 薄荷 甘草 生姜 丹皮 栀子

29. **五痹汤**（《太平惠民和剂局方·卷一》）：姜黄 羌活 白术 防风 炙甘草 生姜

30. **化斑汤**（《温病条辨·卷一方》）：石膏 知母 生甘草 玄参 犀角 粳米

31. **四君子汤**（《太平惠民和剂局方·卷三方》）：人参 炙甘草 茯苓 白术

32. **四逆散**（《伤寒论》）：柴胡 枳实 白芍 炙甘草

33. **四神丸**（《内科摘要》）：补骨脂 五味子 肉豆蔻 吴茱萸

34. **左金丸**（《丹溪心法》）：黄连 吴茱萸

35. **术附汤**（《金匮要略·引近效方》）：白术 炮附子 炙甘草 生姜 大枣

36. **失笑散**（《局方》）：蒲黄 五灵脂

37. **半贝丸**（《格言联璧》）：川贝母 法半夏 生姜

38. **半夏厚朴汤**（《金匮要略》）：半夏 厚朴 茯苓 紫苏 生姜

39. **生脉散**（《兰室秘藏》）：人参 麦冬 五味子

40. **四妙丸**（《成方便读》）：苍术 黄柏 牛膝 薏苡仁

41. **四妙勇安汤**（《验方新编·卷二方》）：玄参 金银花 当归 甘草

42. **四物汤**（《太平惠民和剂局方·卷九》）：当归 川芎 白芍药 熟地

43. **归脾汤**（《济生方》）：白术 茯苓 党参 甘草 黄耆 龙眼肉 酸枣仁 木香 当归 远志

44. **当归补血汤**（《兰室秘藏·杂病门》）：黄耆 当归

45. **龙胆泻肝汤**（《兰室秘藏》）：龙胆草 柴胡 泽泻 车前子 木通 生地黄 当归

46. **龙胆泻肝汤**（《杂病源流犀烛·身形门》）：龙胆草 柴胡 青皮

栀子　大黄　白芍药

47. **龙胆泻肝汤**（《医宗金鉴》）：龙胆草　山栀　黄芩　柴胡　当归　生地　泽泻　甘草　木通　车前子

48. **导痰汤**（《校注妇人良方·卷六方》）：半夏　天南星　枳实　茯苓　橘红　甘草　生姜

49. **玉液汤**（《医学衷中参西录》）：生山药　生黄耆　知母　生鸡内金　葛根　五味子　天花粉

50. **玉泉丸**（《杂病源流犀烛》）：花粉　葛根　麦冬　人参　茯苓　甘草　乌梅　生黄耆　蜜炙黄耆

51. **白虎加人参汤**（《伤寒论》）：知母　石膏　粳米　甘草　人参

52. **左归丸**（《景岳全书》）：大熟地　山药　萸肉　枸杞　菟丝子　鹿角胶　龟板胶　牛膝

53. **四逆加人参汤**（《伤寒论》）：甘草　干姜　附子　人参

54. **栝楼薤白白酒汤**（《金匮要略》）：栝楼实　薤白　白酒

55. **栝楼薤白半夏汤**（《金匮要略》）：栝楼　薤白　半夏　白酒

56. **地黄饮子**（《宣明论方·卷二方》）：熟地黄　巴戟天　山茱萸　石斛　肉苁蓉　炮附子　五味子　官桂　茯苓　麦冬　菖蒲　远志

57. **至宝丹**（《太平惠民和剂局方·卷一方》）：犀角　朱砂　雄黄　玳瑁　琥珀　麝香　冰片　金箔　银箔　牛黄　安息香

58. **安宫牛黄丸**（《温病条辨·卷一方》）：牛黄　郁金　犀角　黄连　朱砂　栀子　雄黄　黄芩　珍珠　冰片　麝香

59. **血府逐淤汤**（《医林改错》）：当归　生地　桃仁　红花　枳壳　赤芍　柴胡　甘草　桔梗　川芎　牛膝

60. **苏合香丸**（《太平惠民和剂局方·卷三方》）：白术　青木香　犀角　炒香附　朱砂　煨柯子　檀香　安息香　沉香　麝香　丁香　荜茇　冰片　薰陆香　苏合香油

61. **防风汤**（《室明论方》）：人参　白术　茯苓　甘草　黄耆　山药

62. **补阳还五汤**（《医林改错·卷下方》）：生黄耆　当归尾　赤芍药

地龙 川芎 桃仁 红花

63. **还少丹**（《仁斋直指方论·卷九方》）：炮山药 酒牛膝 茯苓 山茱萸 炒茴香 酒菟丝子 杜仲 巴戟天 酒肉苁蓉 五味子 楮实 远志 熟地黄 续断

64. **补中益气汤**（《脾胃论》）：黄耆 甘草 人参 当归 橘皮 升麻 柴胡 白术

65. **沙参麦冬饮**（《温病条辨·卷一方》）：沙参 麦门冬 玉竹 生甘草 桑叶 白扁豆 天花粉

66. **炙甘草汤**（《伤寒论》）：炙甘草 人参 干地黄 桂枝 阿胶 麦冬 麻仁 生姜 大枣

67. **参苓白术散**（《太平惠民和剂局方》）：人参 白术 白茯苓 山药 白扁豆 莲子肉 薏苡仁 缩砂仁 桔梗

68. **金匮肾气丸**（《金匮要略》）：干地黄 薯蓣 山茱萸 泽泻 茯苓 牡丹皮 桂枝 附子

69. **参附汤**（《校注妇人良方》）：人参 炮附子

70. **苓甘五味姜辛汤**（《金匮要略》）：茯苓 甘草 干姜 细辛 五味子

71. **建瓴汤**（《医学衷中参西录》）：生怀山药 怀牛膝 生赭石 生龙骨 生牡蛎 生地黄 白芍药 柏子仁

72. **苓桂术甘汤**（《伤寒论》）：茯苓 桂枝 白术 甘草

73. **附子理中汤**（《万病回春》）：附子 干姜 炮吴茱萸 官桂 人参 当归 陈皮 厚朴 白术 炙甘草 生姜 大枣

74. **附子汤**（《伤寒论》）：炮附子 茯苓 芍药 人参 白术

75. **苓桂术甘汤**（《伤寒论》）：茯苓 桂枝 白术 甘草

76. **肺痹汤**（《辨证奇闻·痹证门》）：人参 茯苓 白术 白芍 苏叶 半夏 陈皮 枳壳 黄连 肉桂 神曲

77. **肾痹汤**（《辨证奇闻·痹证门》）：白术 山茱萸 茯苓 薏仁 杜仲 肉桂 附子 防己 石斛 地骨皮

78. **指迷茯苓丸**（《证治准绳·类方第二册方》）：半夏　茯苓　内化硝　生姜

79. **活络效灵丹**（《医学衷中参西录》）：当归　丹参　生乳香　生没药

80. **厚朴三物汤**（《金匮要略》）：厚朴　大黄　枳实

81. **枳实薤白桂枝汤**（《金匮要略》）：栝楼　薤白　枳实　厚朴　桂枝

82. **厚朴温中汤**（《内外伤辨惑论·卷一》）：厚朴　橘皮　干姜　茯苓　草豆蔻仁　木香　炙甘草　生姜

83. **益肾蠲痹丸**（《中医杂志》1980年第12期）：熟地　当归　淫羊藿　鹿衔草　全蝎　蜈蚣　乌梢蛇　蜂房　地鳖虫　羌蚕　炙螳螂虫　生地黄　鸡血藤　老鹳草　追骨风　虎杖

84. **真武汤**（《伤寒论》）：茯苓　芍药　生姜　白术　附子

85. **消渴方**（《金匮翼》）：麦冬　茯苓　黄芩　石膏　玉竹　人参　龙胆草　升麻　枳实　生姜　栝楼根　枸杞根

86. **涤痰丸**（《杂病源流犀烛》）：天南星　半夏　枳壳　橘红　菖蒲　人参　茯苓　竹茹　甘草

87. **益胃汤**（《温病条辨·卷二方》）：沙参　麦门冬　生地黄　冰糖　炒玉竹

88. **黄连黄芩汤**（《温病条辨》）：黄连　黄芩　豆豉　郁金

89. **清金化痰汤**（《统旨方》）：黄芩　山栀　桔梗　麦冬　桑皮　贝母　知母　栝楼仁　橘红　茯苓　甘草

90. **清营汤**（《温病条辨·卷一方》）：犀角　生地黄　玄参　麦门冬　金银花　丹参　连翘　黄连　竹叶心

91. **黄连阿胶汤**（《伤寒论》）：黄连　黄芩　芍药　鸡子黄　阿胶

92. **黄芪桂枝五物汤**（《金匮要略》）：黄芪　芍药　桂枝　生姜　大枣（一方有人参）

93. **犀角地黄汤**（《备急千金要方·卷十二》）：犀角　生地黄　芍药　丹皮

94. **痛泻要方**（《景岳全书引刘草窗方》）：白术　白芍　陈皮　防风

95. **紫雪丹**（《千金翼方·卷十八方》）：黄金 石膏 寒水石 磁石 犀角 羚羊角 青木香 沉香 玄参 升麻 炙甘草 丁香 朴硝 硝石 麝香 朱砂

96. **滋阴大补丸**（《类证治裁·卷五》）：熟地 山药 山萸肉 茯苓 牛膝 杜仲 五味子 巴戟天 小茴香 肉苁蓉 远志 石菖蒲 枸杞子 大枣

97. **橘枳姜汤**（《金匮要略》）：橘皮 枳实 生姜

98. **镇肝息风汤**（《医学衷中参西录》）：怀牛膝 生赭石 生龙骨 生牡蛎 生龟板 生白芍 玄参 天冬 川楝子 生麦芽 茵陈 甘草

99. **薏苡仁汤**（《类证治裁》）：薏苡仁 川芎 当归 麻黄 桂枝 秦艽 川芎 甘草 海风藤 桑枝 乳香 木香

100. **礞石滚痰丸**（《景岳全书·古方八陈·卷五十五引王隐君方》）：礞石 大黄 黄芩 沉香

# 第四篇

## 大师经验　金玉良方

李振英　辑录

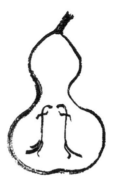

△ "辨证"与"辨病"相结合的治疗方法，对于中西医结合上将是一个良好的途径。

——许自诚《再从脏腑学说来看祖国医学理论体系的几个问题》

△ 中西医结合医学，在我国已成为一门相对独立的医科学科，目前其临床医学已形成"病证结合"诊断和"病证同治"或"同病异治""异病同治"等中西医结合诊病模式和诊疗体系。该书不仅反映了这一具有时代特征的中西医结合诊疗模式和诊疗体系，而且更有"通古今之变，成一家之言"的独到发挥。

——陈士奎教授《六十年行医录》序言摘录

# 前　言

　　1999年夏，我与挚友张性贤主任医师商议，往许府拜见我们的老师，兰州大学第一医院中西医结合内科教授、主任医师许自诚先生。我们约定聘请许老师做我的导师。不几天，许老师在看过我的"'证'与'病理过程'相关"的文稿后，给予了"思路新颖，见解独到"的励志评价，使我深受鼓舞。以后，与我相约，在2002年9月参加了在北京召开的第二次世界中西医结合大会，宣读了"现代医学'病理过程'与我国传统医学'证'结合假说"，之后联名发表了相关论文——《中西医结合点之研究》。围绕着这一"假说"，我与许老师始终保持着"共识共鸣""亦师亦友"的师生关系。到2010年12月，由兰州大学出版社出版我编著、许老师审订的《中西医结合点之研究》。时至今日，当我出版《中西医学融合之道》之际，许老师又以年逾九旬之高龄，为我审订书稿，并参与编著工作。许教授是我心目中的中西医结合大师，是甘肃中西医结合事业的擎旗人，也是我国中西医结合学术领域的先驱者。他既是谨慎入微的学者，又是高瞻远瞩的智者。他不愧为一代德艺双馨的"苍生大医"。正可谓："天行健，人不息，愿作苍生大医；气轩昂，运和畅，誉称学界砥柱。"①

---

①本文由李振英主任辑录，系许自诚教授自拟经验方和一般性慢性病、老年病、慢性萎缩性胃炎"病证同治"临床经验。

# 自拟经验方

## 一、运脾理气化瘀汤

【组成】生黄耆 15～30 g，炒白术 10 g，枳壳 15 g，厚朴 15 g，香橼 15 g，制半夏 15 g，陈皮 10 g，丹参 15～25 g，赤芍 15 g，延胡索 12 g，莱菔子 30 g，石菖蒲 9 g。

【功效】运脾益气，理气和胃，活血化瘀。

【适应证】慢性萎缩性胃炎，慢性胃窦炎，慢性胃炎，慢性浅表萎缩性胃炎。具有胃胀、胃中沉重、嗳气频繁，食欲好，吃多怕胃胀，胃痛不明显，舌象正常，脉沉缓或沉细等特征的脾虚气滞证。

【方药加减】胃寒怕冷加良姜 6～9 g、香附 12 g 或桂枝 15 g，大便稀加干姜 6～9 g，大便干则将枳壳改为枳实 18 g，口苦加蒲公英 15 g，食欲差加炒麦芽 30 g，胃镜下有充血水肿加茯苓 15～30 g、炒薏苡仁 30 g。

【煎服法】先用水洗药 1 次再用水煎服，成年人每日 1 剂。每剂水煎 2 次，每次至少 30 min，将药液混合后，每日午饭、晚饭前 1 h 各温服 1 次。

【疗程】3 个月为 1 个疗程，病重者可服 2～3 个疗程。

【方解】生黄耆、炒白术健脾益气，枳壳、厚朴、香橼理气消胀，促进胃的蠕动，制半夏、陈皮降逆止嗳气，丹参、赤芍增加胃黏膜的血供，促进炎性细胞的吸收，并利于萎缩腺体的恢复。如疲乏明显，除用黄耆外，再加党参 15 g 或灵芝 15 g。

## 二、养阴清胃化瘀汤

【组成】沙参30 g，麦冬15 g，乌梅10 g，山药30 g，蒲公英15～24 g，制半夏12 g，竹茹10 g，陈皮10 g，丹参15～24 g，赤芍15 g，枳实15 g，麻子仁30 g（捣碎），莱菔子20 g，生麦芽30 g。

【功效】养阴清胃，理气润肠，活血化瘀。

【适应证】慢性萎缩性胃炎、慢性浅表性胃炎、慢性胃炎、贲门胃体炎等胃病，具有口干、舌燥、喜饮，食纳减少，大便干燥，心烦、嘈杂，舌红或红绛，或干红，光亮无苔，脉沉细或弦细等特征的胃阴不足证。

【方药加减】舌红，干燥，口渴明显，加生石膏15～30 g（另包先煎20 min）、知母10 g、黄连6～9 g；舌红干燥，光亮如镜，加生地黄20～30 g、牡丹皮10 g、金银花20～30 g；失眠加炒枣仁15～20 g、夜交藤15 g。

【煎服法】先用水洗药1次再用水煎服，成年人每日1剂。每剂水煎2次，每次至少30 min，将药液混合后，每日上午、下午各服1次，药液不宜太温。

【疗程】3个月为1个疗程，至少治疗2个疗程。

【方解】沙参、麦冬、山药、乌梅甘淡、甘寒酸味之药滋养胃阴为主；阴虚易生胃热，以蒲公英配橘皮竹茹汤（陈皮、竹茹、制半夏）清胃热、降逆止呕，必要时加黄连，增强清热作用；口渴明显者，非用清胃热的重剂生石膏、知母（白虎汤）不可；因大便干，须重用麻仁、莱菔子配枳实，润肠通腑。舌色由红转绛（紫红色），舌燥加重，津液缺乏，须用生地黄、牡丹皮、赤芍、金银花等凉血清营；病情严重者可选用水牛角，配合白虎汤；丹参一味，专为防止养阴药过多，凉血中求活血散瘀之意。

### 三、运脾理气防癌汤

【组成】生黄耆30 g，灵芝24 g，厚朴15 g，枳壳15 g，香橼15 g，制半夏12～15 g，陈皮9 g，丹参30 g，莪术15～18 g，赤芍15 g，白花蛇舌草30 g，桂枝12 g，炙甘草9 g，大枣6枚。

【功效】健脾益气，理气和胃，化瘀抗癌。

【适应证】中度以上慢性萎缩性胃炎伴发轻—中度异型增生（不典型增生），重度异型增生，和（或）肠上皮化生，具有胃胀、胃沉重、打嗝、食欲减退、疲乏、消瘦、舌色正常、舌苔白薄、脉沉细或沉缓等特征的脾虚气滞、痰瘀互结证。

【方药加减】脾气虚严重加党参20 g（舌苔厚者不能用）或红参10 g，无灵芝时可用党参代替；食欲明显减退者加炒麦芽30 g、石菖蒲9 g，党参改为太子参；胃镜下有糜烂加白及15 g、薏苡仁30 g，有颗粒状增生或隆起损害时加山慈菇15～20 g、皂角刺6 g。

【煎服法】先用水洗药1次再用水煎服，成年人每日1剂。每剂水煎2次，每次至少40 min，将药液混合后，每日分2次，饭前1 h温服。

【疗程】3个月为1个疗程，至少须2个疗程，3个疗程较好。按医嘱疗程服完后，注意胃镜复查，并取活检。

【方解】莪术、白花蛇舌草具有抗癌效果，薏苡仁也有抗癌作用。

本方必须要在健脾益气、增加患者免疫功能的前提下，加用抗癌中药治疗，才能取得较好的疗效。单独使用中药抗癌的思路不可取。

### 四、养阴清胃防癌汤

【组成】沙参30 g，麦冬15 g，乌梅10 g，生石膏30 g（另包先煎20 min），知母20 g，黄连9 g，天花粉15 g，莪术15 g，赤芍15 g，白花蛇舌草30 g，枳实15 g，石菖蒲10 g，生甘草9 g。

【功效】养阴清胃，活血化瘀，解毒抗癌。

【适应证】中度以上慢性萎缩性胃炎伴发轻—中度异型增生，和

（或）肠上皮化生，具有口干舌燥，喜欢冷饮，食欲减退，消瘦，舌红或绛，少苔或黄苔，脉沉细弦或沉数等特征的胃阴虚损之重证。

【方药加减】舌红少苔，光亮如镜加生地黄 30 g、牡丹皮 10 g；食欲明显减退加太子参 30 g、生麦芽 20 g，生石膏减至 20 g；口腔溃疡加金银花 20～30 g。

【煎服法】先用水洗药 1 次再用水煎服，每日 1 剂。每剂水煎 2 次，每次至少 40 min 以上，将药液混合后，每日上、下午各 1 次，药液宜凉服不宜热服。

【疗程】3 个月为 1 个疗程，至少治疗 2～3 个疗程。按医嘱规定疗程服药后，注意胃镜复查并取活检。

【方解】沙参、麦冬、乌梅为甘淡、酸味中药，以滋养胃阴为主；生石膏、知母、天花粉配黄连，具有清热生津、增强养阴作用。若舌干红而绛，或舌红光亮如镜，提示胃阴耗损严重，再加生地黄、牡丹皮或水牛角（30 g）凉血养阴。若食欲减退明显、消瘦者，太子参（30 g）配生麦芽或生谷芽，有很好的健胃作用。在赤芍、丹参化瘀的同时，重点使用白花蛇舌草、莪术等具有一定抗癌作用的中药，意在改变不典型增生和肠化生。

## 五、加减桂附理中汤

【组成】肉桂 10 g，党参 15～30 g，炒白术 9 g，干姜 9 g，诃子肉 30 g，延胡索 15 g，木香 9 g，小茴香 10 g，炙甘草 9 g，白芍 12 g。

【功效】温补脾阳或脾肾之阳，理气固涩。

【适应证】慢性结肠炎，慢性腹泻，或内镜下见直肠、乙状结肠有充血、水肿。具有每日腹泻次数多，大便带黏液为主，腹痛，舌色青或正常，舌苔白或水润，脉沉细或沉迟等特征的脾阳虚型或脾肾阳虚型腹泻证。若大便以带脓血为主，舌苔黄腻，脉滑数，或大便以血为主，兼有黏液者，均不可用，须去医院进一步检查。

【方药加减】黎明时腹泻明显，加吴茱萸 10 g、五味子 9 g；每日腹泻次数多加益智仁 15 g，或制附子 6～10 g；里急后重者加枳壳 6 g、桔梗 6 g；舌苔白厚，减干姜至 6 g，加砂仁 9 g、茯苓 15～20 g。

【煎服法】先用水洗药 1 次。有附子者用开水煎，成年人每日 1 剂。每剂水煎 2 次，将药液混合后，每日分 2 次温服。

【疗程】1 个月为 1 个疗程。因本病易复发。可服 2～3 个疗程。服药期间，个别患者可偶发荨麻疹、恶心、腹痛、腹泻等过敏反应，请注意。

【方解】党参、白术、干姜、炙甘草（理中汤）温补脾气，病情转入脾阳虚证，再加肉桂温补脾阳，方能奏效；转入脾肾阳虚证，方中制附子正为此而设，名为桂附理中汤，并有四逆汤之意；加吴茱萸、五味子、小茴香，增强温补脾肾的作用，诃子肉配木香理气固涩，芍药甘草汤缓解胃肠平滑肌痉挛而止腹痛。

## 六、胃寒止痛汤

【组成】肉桂 10 g，延胡索 15 g，炒白术 10 g，枳壳 15 g，香附 15 g，高良姜 9 g，制半夏 10 g，干姜 9 g，白芷 12 g，炒五灵脂 10 g，丹参 15 g，桂枝 10 g，炙甘草 9 g。

【功效】温胃散寒，化瘀止痛。

【适应证】慢性萎缩性胃炎、慢性浅表性胃炎、慢性胃炎、胃及十二指肠溃疡、十二指肠炎、胃下垂等，具有胃痛明显、吃生冷、凉食、冷饮，胃部受凉后胃痛发作加重，胃部喜热敷、喜热食，大便稀，舌苔白润，脉沉细等特征的脾胃虚寒证。

【方药加减】吐清水，或胃部有振水声，加茯苓 18～30 g；小腹胀加小茴香 10 g；胃怕冷严重加花椒 3 g；必要时也可以加入制附子 6～10 g。

【煎服法】先用水洗药 1 次再用水煎服，成年人每日 1 剂。每剂水煎 2 次，将药液混合后，每日分 2～3 次温服。

【疗程】6～12 剂为 1 个疗程，2～3 个疗程均可，或痛发急用 2～3 剂亦行。

【方解】肉桂、延胡索为主药，温胃止痛；炒白术、干姜、香附、高良姜健脾温胃，止痛，其中高良姜、香附称良附丸，是有名的胃寒止痛良药。胃怕冷严重时还可加花椒、白芷，必要时制附子也可选用，温脾暖胃止痛作用更强。"久痛入络"，丹参、炒五灵脂化瘀通络而止痛。患者若吐清水，或胃部有振水声，提示痰饮形成，加茯苓、桂枝温胃散饮，与炒白术、炙甘草配伍称"苓桂术甘汤"，为专治痰饮的要药。

## 七、清肺定喘止咳汤

【组成】麻黄12 g，杏仁10 g，生石膏30 g（另包先煎20 min），鱼腥草30 g，金银花30 g，地龙10 g，川贝母10 g，紫菀15 g，款冬花15 g，制半夏10 g，橘红10 g，知母15 g，生甘草9 g。

【功效】清肺定喘，止咳化痰。

【适应证】过敏性哮喘、喘息性支气管炎、慢性支气管炎、肺气肿老年患者（除去肺心病）感冒并发肺部感染等疾病，出现咳嗽剧烈，咳黄痰，喘息，气短，不能平卧，舌苔黄或黄腻，舌色红或暗红或青紫，口唇发绀，脉数或弦滑数为特征的肺热咳喘证，肺湿热证。

【方药加减】大便干，加炒大黄6～10 g，枳实10 g；痰黄不利，加栝楼15 g，黄芩10 g，桑白皮15 g；喘甚加葶苈子10 g（布包）、紫苏子10 g，莱菔子15 g。

【煎服法】先用水洗药1次，再用冷水煎服，成年人每日1剂，病重者每日可服2剂。每剂水煎2次，将药液混合后，每日分2次口服，老年患者每日分3次口服。

【疗程】6天为1个疗程，必要时可服2或3个疗程。

【方解】麻黄、杏仁、甘草，定喘止咳为主药，配地龙后，定喘作用更强。地龙的某些成分可阻滞组胺受体，能缓解支气管痉挛，并能增加毛细血管通透性，为平喘的主要机制。麻黄所含麻黄碱有定喘作用，伪麻黄碱又有利尿作用。生石膏、鱼腥草、金银花三药联合应用，清肺热的功效显著。紫菀、款冬花、浙贝母配半夏、橘红，止咳化痰。知母清热生津，利大便。大便干加炒大黄，通腑泄热，并取肺与大肠相表里的关系，使肺气下降而平喘。

### 八、润肺清咽止咳汤

【组成】沙参30 g，麦冬15 g，百合30 g，杏仁12 g，知母10～15 g，川贝母10 g，紫菀15 g，炙款冬花15 g，五味子6 g，玄参15 g，射干9 g，薄荷10 g（另包后下），金银花30 g，桔梗12 g，生甘草9 g。

【功效】润肺止咳，清咽润喉。

【适应证】急性支气管炎，支气管肺炎，上呼吸道感染后期。凡具有干咳，痰少或无痰，夜间咳嗽加重，咽喉发痒、干痛，排便不畅，舌色红或正常为特征的肺阴虚型咳嗽，均有较好的疗效。尤其对小儿疗效显著。对歌唱家、表演艺术家、教员等，保养嗓子也适用，可隔日服1剂。

【方药加减】大便干燥明显加枳实15 g、莱菔子30 g，或胖大海3个。

【煎服法】先用水洗药1次，再用水煎服，成年人每日1剂，水煎2次，将药液混合后，分2次口服，晚上干咳严重者，睡前必服1次。小儿用药，须遵医嘱，每剂水煎后每日分3次口服，或少量频服。

【疗程】6天为1疗程，一般需要2个疗程。

【方解】沙参、麦冬、百合清养肺阴为治本的主药；杏仁、川贝母、紫菀、款冬花、五味子泄肺（气）止咳化痰；玄参、射干、薄荷、桔梗、生甘草养阴清咽专治咽干、痒痛；金银花清热解毒，对多种细菌有较好的抑菌消炎作用，用量宜大，成年人至少30 g；大便干燥明显者，知母、莱菔子及麻子仁通腑润大便，或加胖大海3个，腑气一通，肺气速降，干咳自然会减轻。

## 九、生脉冠心汤

【组成】人参6～10 g（党参15～30 g），麦冬12 g，五味子10 g，丹参15～20 g，赤芍15 g，川芎10 g，红花10 g，降香（或檀香）10 g，郁金30 g，延胡索15 g，石菖蒲10 g。

【功效】补益心气，化瘀止痛。

【适应证】心绞痛，慢性冠状动脉供血不足，轻度心肌梗死。具有心前区阵发性闷痛，或胸骨柄后闷痛，紧缩痛，气短，心慌，舌色紫暗或正常，脉沉细等特征的心气虚、心脉瘀阻证。慢性冠状动脉供血不足患者，如气短不明显，有胸闷、胸痛、背痛、舌苔白腻，身体肥胖，可去红参、麦冬、五味子，加栝楼15 g、薤白15 g、制半夏12 g、桂枝15 g、枳实10 g或决明子15 g。

【方药加减】气短明显，面色晦暗，有痛苦表情者，红参可加至15 g，再加生黄耆30 g、桂枝10 g；心绞痛严重者加三七粉3 g，用汤药冲服；大便干燥者，加栝楼仁15 g、枳实10 g。

【煎服法】先用水洗药1次，再用水煎服，成年人每日1剂，病情重者可服1剂半或2剂。每剂水煎2次，每次煎30 min以上（如系红参，另煎，分2次兑入药液内口服），将药液混合后，每日分2次温服。

【疗程】1个月为1个疗程，若服2～3个疗程，疗效更好，为巩固疗效或预防心绞痛发作，可以间断服药。

【方解】心气虚，心脉瘀阻证，用丹参、赤芍、川芎、红花、降香（为冠心病Ⅱ号）。气虚血瘀者，在原方中加入补益心气的"生脉散"（党参、麦冬、五味子），气短严重者再加生黄耆。依据清代叶天士论邪入营血时曾说"包络受邪，延至数日，或平素心虚有痰，里络而闭，非菖蒲、郁金等所能开"的观点，再加入郁金30 g、石菖蒲10 g，疗效更好。

## 十、益气生脉升压汤

【组成】生黄耆30 g，党参20 g，麦冬15 g，五味子9 g，黄精15 g，桂枝10 g，炙甘草15 g。

【功效】益气、强心、升压。

【适应证】慢性低血压、直立性低血压。平时血压一般维持在收缩压90 mmHg，无自觉症状，发作时收缩压可降至90 mmHg以下，甚至70～80 mmHg，感到头晕、出汗、疲乏。站立过久或蹲下后起来过猛，易发生头晕或晕倒，脉沉细，舌象正常等特征的心气虚证。

不良反应：个别患者服药5剂后，可出现轻度浮肿、心跳增快，停药后可自动消失。若头部并有布裹的紧扎感，并头痛者，可能是服药所致短暂性高血压，立即停药休息，血压可缓缓下降。

【方药加减】若血压过低，党参改为人参6～10 g。

【煎服法】先用水洗药1次。服药前先测量血压，然后开始服药。每日1剂。水煎2次，将药液混合后，上午、下午各口服1次。连续5剂后，再测血压。如果收缩压上升达到90 mmHg以上（90～120 mmHg）即可停服。如果刚达到90 mmHg，又有头晕等症状，还可再服3剂。

【疗程】成年人慢性低血压一般服用6～10剂，可达到升压目的。

【方解】党参、麦冬、五味子（生脉散），补益心气，配合生黄耆加强功效，再加黄精，功效更强，以上为主药。桂枝、炙甘草温通心阳，名桂枝甘草汤，为善治患者因出汗多出现心悸的有名成方。

## 十一、通窍活血生发汤

【组成】当归30 g，赤芍15 g，桃仁10 g，红花10 g，干姜6 g，葱根4根，桔梗12 g，白芷15 g，丹参15～30 g，鸡血藤30 g，菟丝子15 g。

【功效】活血化瘀，通窍生发，补益肝肾。

【适应证】斑秃、全秃。不论圆形脱发、点状脱发，脱发区域大小多少不定，或全头脱光，眉毛、胡须也脱光，不痛不痒等特征的脱发，均有较好的疗效。

【方药加减】疲乏、精神不好，加生黄芪30 g；脱发日久，再加制何首乌15～30 g、生地黄15～30 g、淫羊藿15 g；为巩固疗效亦可加此3种药。

【煎服法】先用水洗药1次，再用水煎服，成年人每日1剂。水煎2次，将药液混合后，每日分2～3次口服。同时，用红花水擦洗脱发区，每日1～2次，每次用红花6～20 g。用前先将红花浸泡于沸水中，约半小时后即可使用。或用鲜生姜片搽脱发区，每日1～2次，均有促进头发生长的作用。

【疗程】30剂为1个疗程，斑秃范围大及全秃患者可服2～3个疗程。病期短，范围小的斑秃，一般疗效较快。病期长，范围大的斑秃和全秃，疗效较慢，需再酌情增加疗程。

禁忌：妇女月经期禁止服用，避免月经量增多，但可用红花水擦洗脱发区。

【方解】斑秃、全秃的中医治疗，首先用活血化瘀中药，同时用（或后用）补益肝肾的药或温补肾阳的药。方中的当归、赤芍、桃仁、红花、丹参、鸡血藤等活血化瘀药为主药。干姜、白芷、葱根，辛温通络、开窍（毛窍），加强活血化瘀功能为辅药。桔梗为引经药，引药上行至头部。菟丝子温补肾阳，起到治本的作用，又据药物化学分析，菟丝子内含维生素A类的物质较多，生发的疗效机制可能与此营养物质也有关。本方由清代王清任《医林改错》中治疗头发脱落的通窍活血汤化裁而来。加用当归、丹参、鸡血藤等药，能增强活血化瘀作用，当归剂量要大，至少15 g，常用至30 g（女性患者要慎用大剂量，15 g以上易发生月经量增多）。麝香走串力量强，常谓"无所不到"，配合黄酒，行血功效更强（麝香常用白芷代替，因该药"其气芳香，能通九窍"）。疲乏明显可加生黄芪30 g，补益脾肺之气，使气行则血行。脱发日久，再加制何首乌30 g、生地黄15～30 g，滋补肾阳。加淫羊藿配合菟丝子温补肾阳，取其阴生阳长的含义，促使毛发迅速增长。某些患者加用金匮肾气丸后，新发生长的速度较快。总之，血不活则瘀不去，瘀不去则发不荣，不治肝肾则无以滋养生发之源。现代科学对"肾"的科学研究，与生发、生须功能密切的内分泌器官，主要有肾上腺、甲状腺、甲状旁腺、睾丸等。

## 十二、凉血解毒抗敏汤

【组成】蒺藜30 g，紫草15 g，生地黄20～30 g，赤芍15～20 g，牡丹皮12～15 g，金银花30 g，蛇床子15 g，地肤子15 g，白鲜皮15 g，蝉蜕6 g，威灵仙10 g，凤眼草30 g，生甘草9 g。

【功效】凉血解毒，祛风止痒。

【适应证】银屑病（俗称牛皮癣），过敏性皮炎，接触性皮炎，日光性皮炎，药物性皮炎（药疹）及各种红斑鳞屑性皮肤病。凡具有皮肤起红色丘疹、红斑、红斑上有鳞屑，瘙痒，不论舌色红或正常，脉象数或缓，均可使用，疗效较好。

【方药加减】弥漫性红斑而范围广泛者，加水牛角30 g（另包先煎20～30 min）、蒲公英30 g；红斑较多，口渴，舌色红，加生石膏20～30 g（另包先煎20 min）；大便干燥或秘结，加知母15 g、枳实15 g；服药后胃中感到不舒，或不能耐受者，加炒白术10 g；鳞屑厚，加皂角刺6～9 g、木贼草15 g。

【煎服法】先用水洗药1次，再用水煎服，成年人每日1剂。儿童药量须遵医嘱。如系银屑病，配合外用药疗效更好，如复方酮康唑乳膏（显克欣）、丙酸氯倍他素软膏等，10%硼酸软膏、氟轻松尿素软膏或复方醋酸地塞米松乳膏（皮炎平）等。

【疗程】银屑病，1个月为1疗程，一般需2～3个疗程，对病期长、病损广泛者4～5个疗程。因本病易复发，治疗后呈色素沉着斑时，继续外用一段时间的擦剂。对过敏性皮炎等，一般需2个疗程，重者3～4个疗程。

【方解】生地黄、牡丹皮、赤芍、紫草凉血清热，金银花、蒲公英、生甘草解毒清热为主药，以蛇床子、地肤子、苍耳子或白鲜皮和威灵仙、蒺藜、蝉蜕祛风除湿止痒为辅药。对过敏性皮肤病再加凤眼草，此药有良好的祛风止痒、抗过敏的作用。如果红斑范围较广表示血热较重，加水牛角，凉血清热的功效更强，口渴、舌色红、大便干燥等胃肠热盛者，加生石膏、知母（白虎汤）和枳实，清阳明胃和大肠经之热，并通便泄热，鳞屑较厚者，加皂角刺、木贼草软坚散结，抑制皮肤的不全角化现象。银屑病或过敏性红斑性皮炎治疗至后期，红斑色变为暗红色，甚至成色素沉着斑，表示有血瘀现象，加当归、丹参等活血化瘀的药。

## 十三、化瘀软坚平疣汤

【组成】当归15 g，赤芍10 g，桃仁10 g，红花10 g，牡丹皮9 g，木贼草15 g，香附10 g，山慈菇15 g（打碎），皂角刺9 g，板蓝根12～15 g，红藤20 g，金银花15 g，生甘草6 g。

【功效】活血化瘀，软坚散结，消炎抗病毒。

【适应证】青年扁平疣、传染性软疣。对皮肤淀粉样变、扁平苔藓也有一定疗效。

【方药加减】无板蓝根，用大青叶代替，无金银花，用贯众代替，剂量均不变。大便秘结，加芒硝6～10 g。

【煎服法】先用水洗药1次，青年及成年人，每日1剂，水煎2次，将药液混合后，分2次口服。小儿酌情减量。每次服药后将药液剩少许，用纱布蘸药液，用力涂擦皮疹约2 min。

注意勿将药液流入眼睛内。妇女行经期停止口服，但可外擦。

【疗程】5剂1个疗程，一般患者需2个疗程，丘疹数目多，范围大者需3～4个疗程。

不良反应：擦药液后，面部的丘疹开始干燥，以后逐渐脱落，这是治疗的正常现象。个别小儿患者，由于涂擦次数过多，用力过猛，可引起皮肤发红或肿胀，停药后即可消失。

【**方解**】当归、赤芍、桃仁、红花、牡丹皮活血化瘀为主药；香附、皂角刺、木贼草理气软坚散结为辅药；加山慈菇，是因为该药内含秋水仙碱，有抑制细胞增生的作用；板蓝根具有抗病毒的功效；金银花、红藤、生甘草清热解毒，与活血化瘀药共同起到增加微循环，改善皮肤真皮内的血运，促进炎性细胞的消退而起消炎作用。据著者的实践经验，方中的当归量一定要大，成年人至少 15 g，有抗病毒作用的板蓝根也绝不能少。

# 对一般慢性病普遍应用活血化瘀的方法

　　慢性疾病大多数为虚证，鉴于这类患者，一般都存在着慢性炎性细胞的浸润和不同程度的纤维化及微循环障碍的病理组织学的特点，我们从70年代开始，在中医辨证与西医辨病相结合的方式的指导下，采用辨证处方的基础上逐步到普遍地加用活血化瘀的中药治疗，收到了比较满意的疗效。

　　比如手术后肠粘连、慢性盆腔炎、慢性输卵管炎及盆腔的炎性包块等疾病，通常都选用桂枝、茯苓、丹皮、桃仁、红花、赤芍、丹参、银花、黄芩、枳实、厚朴、延胡、川楝子等药物治疗，疗效好。

　　比如慢性肾炎肾病型或慢性肾盂肾炎，患者具有颜面浮肿、苍白、下肢呈凹陷性水肿、尿少、纳差、舌淡、苔白、脉沉细等肾阳虚证的特征时，选用制附子、生黄耆、防己、白术、茯苓、生姜、猪苓、泽泻、桂枝、丹参、赤芍、益母草等药物的治疗，对消除水肿、改善慢性肾功不全有较好的疗效。

　　其他如冠心病、慢性萎缩性胃炎、慢迁肝、红斑皮炎类皮肤病、斑秃等疾病，都采用同一方式治疗，均有不同程度的良好效果。

# 对老年病灵活地应用温阳、化瘀、理痰的方法

鉴于老年病患者阳虚者占多数，其中属肺气虚和肾阳虚者最多，脾阳虚者次之，脾肾阳虚者也不少，有些患者则为阴阳两虚或气阴两虚，部分患者尚有痰症，如痰浊瘀阻心脉、肺虚痰喘、胃弱痰饮等，因此在治疗上，我们在过去对慢性病普遍应用活血化瘀的中药的基础上又抓住阳虚、血瘀、痰浊三大证及相互的关系，而灵活应用温阳、化瘀、理痰的中药治疗，往往可收到较好的疗效。在应用中，还须注意避免单打一的用药弊端，采用重点治疗，全面照顾的观点处理。因为我们根据老年病的特点和自己实践的经验，曾提出"多脏腑的损害和多功能的不足"的论点，作为中医诊断治疗和中西医结合诊治老年病的病理生理学基础，临床实践又证明了这是一个客观存在的事实，具有一定的规律性和指导意义。遵照这种论点，辨证论治的手段治疗老年病的结果，现举例如下：

如慢性冠状动脉供血不足合并慢性萎缩性胃炎患者，依照患者出现的胸闷、胸痛、气短、纳差、胃脘痞满、沉重、舌色暗、苔白、脉沉等特点，辨证为"心胃气虚，心脉瘀阻证"，补益心、胃，活血化瘀，佐以理气止痛的中药：黄芪、党参（人参）、麦冬、五味子、丹参、赤芍、川芎、甘松、郁金、石菖蒲、砂仁等。多数患者的症状和体征均有好转，心电图和胃镜活检的指标随之也好转。

又如慢性阻塞性肺气肿并有前列腺肥大的老年患者，动则喘息，气短著明，小便不利，或尿潴留（膀胱充盈，小腹胀满，尿频数分钟1次，每次排尿少许，淋漓不尽），脉沉细或沉弦有力，舌淡或青等表现，辨证为"肺肾气虚、膀胱气化不行，并有血瘀证"，采用益气温肾、化瘀利尿的方法治疗，也收到了较好的疗效。常选用黄芪、补骨

脂、益智仁、山药、丹参、赤芍、大黄、山甲、猪苓、茯苓、泽泻、桂枝等中药。

　　注意这类患者，易于风热感冒或风寒感冒化热而成肺热喘咳者常易出现，用药宜选用清肺化痰、宽胸利膈的中药治疗，如栝楼薤白半夏汤合百合、檀香、黄芩、鱼腥草、杏仁、橘红等，切不可执着不变，使原病情加重。

# 慢性萎缩性胃炎(CAG)的中医分型和治疗

88例慢性萎缩性胃炎均经胃镜和活组织检查确诊，按中医辨证分四型：脾胃虚寒型治以黄耆建中汤合良附丸加减；肝胃不和型治以柴胡疏肝散合黄鹤丹加减；胃阴不足型用沙参麦冬汤加减；脾胃湿热型用三仁汤合藿朴夏苓汤加减。

## 一、脾胃虚寒型（包括脾胃气虚型）：50例，占56.8%

胃脘隐痛或胀痛，有三喜症状（喜按、喜热敷、喜热食），胃纳减少，体重减轻，大便稀溏或黎明泻，下午腹胀，畏寒肢冷，舌苔薄白或白腻，舌质淡红，舌体胖大边缘有齿痕，脉沉细、弱或弦细。治以温补脾胃法，用黄耆建中汤合良附丸加减：黄耆15～30 g，桂枝9 g，白芍18 g，干、良姜9 g，香附12 g，党参10～15 g，茯苓15 g，白术10 g，丹参30 g，砂仁6～9 g，炙草9 g。肝郁加柴胡10 g，青皮10 g，寒甚加附片6～9 g，腹胀加木香6 g，厚朴9 g。

## 二、肝胃不和型：23例，占26.1%

胃脘胀痛，连及两胁，嗳气，反酸或恶心，口干苦，急躁易怒，情志不舒时诱发，舌苔薄黄、黄腻或黄燥，舌质红，脉弦或弦数。治以疏肝和胃法，用柴胡疏肝散合黄鹤丹（黄连、香附）加减：柴胡10～15 g，枳实（或枳壳）6～10 g，黄连6 g，香附10 g，半夏10 g，陈皮10 g，丹参15 g，元胡10 g，生草6 g，便干者加炒大黄3～9 g。

## 三、胃阴不足型：8例，占9.1%

胃脘灼热或隐痛，纳食减少，消瘦，食后饱胀，口干不多饮，大便干燥，舌苔少或中央剥脱无苔，舌质红少津，脉细、弱或弦细。治以滋养胃阴法，用沙参麦冬汤加减：沙参15～30 g，麦冬10 g，花粉10 g，竹茹10 g，山药15～20 g，生麦芽18 g，丹参15～30 g，香橼皮9 g，陈皮9 g，郁李仁6～9 g，生草6 g。

**四、脾胃湿热型：7例，占7.9%**

脘腹痞满，胀闷，口中黏腻或发涩，大便黏滞不爽，或肛门灼热，舌苔黄厚腻，舌质偏红或淡红，脉弦滑或滑数。治以清化湿热法，用三仁汤合藿朴夏苓汤加减：杏仁10 g，蔻仁10 g，薏苡仁30 g，厚朴10 g，黄连6 g，半夏10 g，茯苓15 g，藿香10 g，佩兰10 g，滑石20 g，竹叶6 g，二丑6～9 g。

# 第五篇

## 慢病膳食　科学调配

焦健　综述

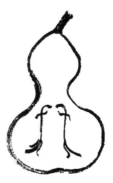

△饮食节制，常常使人头脑清醒，思维敏捷。

——富兰克林

△人的饮食要从五谷杂粮中吸收多方面的营养，也要从多种蔬菜中吸收营养，不能偏食。

——徐特立

△每日饭后走数千步，是养生家第一秘诀。

——曾国藩

# 第一章　概　论①

一个生命从呱呱坠地开始，食物便会一直伴随其每一天。对于一个人来说，饮食是非常重要的，人体的各种营养物质大多数都是从饮食中获得的。饮食虽然重要，但是人们在大饱口福时往往忽视了饮食不合理而造成的严重后果。心血管疾病、胃肠功能紊乱、肿瘤、糖尿病等慢性非传染性疾病（亦称生活方式病）的发生与不合理膳食关系密切。合理膳食是世界卫生组织（WHO）提出的健康四大基石（合理膳食、适当运动、戒烟限酒、心理平衡）之首。合理膳食不仅可以满足机体对营养素的需求，还可以起到调节情绪、愉悦心情、美貌修饰、减肥健身、预防疾病、增进健康、提高生活质量的作用。

## 一、古代食疗

中华民族堪称最讲养生之道的民族，"不治已病治未病"的概念最早出现于《黄帝内经》中。在《素问·四气调神大论》中提出："是故圣人不治已病治未病，不治已乱治未乱，此之谓也。夫病已成而后药之，乱已成而后治之，譬犹渴而穿井，斗而铸锥，不亦晚乎。"早在先秦时期，人们就开始了以保健强身、怡情悦志、防病抗衰老为目的的养生理论、方法的探讨。后世养生学家继承和发展了有价值的养生思想。在我国古代养生学中，药膳与食疗是一个重要组成部分。

"药食同源"（又称"医食同源"）的理论认为：许多食物既是食物

289

第五篇　慢病膳食　科学调配

---

①本文由焦健论述，完成于2016年12月14日。焦健，1976年生。1995年毕业于西北师范大学小学教育系，2006年毕业于华西医科大学公共卫生系营养专业，技术职称高级营养师、营养讲师。

也是药物，食物和药物同样能够防治疾病。在原始社会中，人们在寻找食物的过程中发现许多食物可以药用，而许多药物也可以食用，两者之间很难严格区分。这就是"药食同源"理论的基础，也是食物疗法的基础。《淮南子·修务训》称："神农尝百草之滋味，水泉之甘苦，令民知所避就。当此之时，一日而遇七十毒。"可见神农时代药与食不分，无毒者可就，有毒者当避。随着经验的积累，药食才开始分化。在使用火后，人们开始食用熟食，烹调加工技术也逐渐发展起来。在食与药开始分化的同时，食疗与药膳也逐渐区分。

《黄帝内经》对药膳和食疗有非常卓越的理论，如"大毒治病，十去其六；常毒治病，十去其七；小毒治病，十去其八；无毒治病，十去其九；谷肉果菜，食养尽之，无使过之，伤其正也"，这可被称为最早的食疗原则。

## 二、现代营养

在科学技术昌明的今天，人们已经把身体所需的营养素做到了量化、细化。目前，已经证实人类必需的营养素多达四十余种，从需要量的多少划分，可以分为宏量营养素和微量营养素两大类。宏量营养素包括蛋白质、脂类和碳水化合物。这三种营养素不仅是人体的构成成分，而且还能提供能量，因此也叫供能营养素。微量营养素是指人体的需要量相对较少的营养素，包括矿物质和维生素两大类。除此之外，还有水、膳食纤维以及植物化学物等营养成分。这些都是维持健康不可缺少的营养素。

由于心血管疾病、肿瘤、糖尿病等疾病的发病率增高，与吸烟、酗酒、不合理膳食、缺乏体力活动、精神因素等有关。慢性非传染性疾病还具有病程长、病因复杂、迁延性、无自愈和少有治愈、健康损害和社会危害严重等特点，因此，这一类疾病已成为全球的一个重要公共卫生问题。据WHO报道，慢性非传染性疾病是全球致死和致残的首位原因，导致了全球疾病负担加重。肥胖已成为全球的流行病，也是这类疾病主要的起始动因。国际医学专家对肥胖及不良生活方式的研究已经达成共识：干预不良生活方式是生活方式病最佳的治疗原则。

根据WHO的标准，亚洲人的体重质量指数（Body Mass Index，BMI）若高于22.9便属于过重。亚洲人和欧美人属于不同人种，WHO的标准不完全适合中国人的情况，为此制定了中国参考标准（详见表1）。

表1　体重质量指数（BMI）中国参考标准

| 标准项目 | WHO标准 | 亚洲标准 | 中国标准 | 疾病发病危险性 |
|---|---|---|---|---|
| 偏瘦 | <18.5 | <18.5 | <18.5 | 低（但其他疾病危险性增加） |
| 正常 | 18.5～24.9 | 18.5～22.9 | 18.5～23.9 | 平均水平 |
| 超重 | ≥25 | ≥23 | ≥24 | |
| 偏胖 | 25.0～29.9 | 23～24.9 | 24～27.9 | 增加 |
| 肥胖 | 30.0～34.9 | 25～29.9 | ≥28 | 中度增加 |
| 重度肥胖 | 35.0～39.9 | ≥30 | —— | 严重增加 |
| 极重度肥胖 | ≥40.0 | ≥40.0 | ≥40.0 | 非常严重增加 |

注：①最理想的体重质量指数是22。

②计算公式：BMI=体重（kg）÷身高（m）$^2$

控制慢性非传染性疾病，干预生活方式是重要的一环，而生活方式中合理膳食无疑是最关键的一环。

所谓合理膳食，是指一日三餐所提供的营养必须满足人体的生长、发育和各种生理、体力活动的需要。每人每日所需基础能量，因为每个人的高矮胖瘦、工作量大小不同，需要的能量也有所不同。其计算公式如下：

每日所需基础能量 $= 655.096+9.563 \times W+1.85 \times H-4.676 \times A$

$W$：体重，以公斤（kg）为单位。

$H$：身高，以厘米（cm）为单位。

$A$：年龄，以岁为单位。

以一个30岁、身高180 cm、体重75 kg的男性来计算，他每日所需基础能量就是 $655.096+9.563 \times 75+1.85 \times 180-4.676 \times 30 = 1565.041$，即维持他每天的基础代谢至少需要1565.041 kcal（1 kcal = 4.1868 kJ）的基础能量，但必须依照运动量做适度调整。

第五篇　慢病膳食·科学调配

### 三、"中国居民膳食指南（2016）核心推荐"选辑要义

1. 食物多样，谷类为主。平衡膳食模式是最大程度上保障人体营养需要和健康的基础，而食物多样则是这一模式的核心内容。每天的膳食应包括谷薯类、蔬菜水果类、畜禽鱼蛋奶类、大豆坚果类等食物。建议平均每天至少摄入12种以上食物，每周25种以上。谷类为主是平衡膳食模式的重要特征，每天摄入谷薯类食物250～400 g，其中全谷物和杂豆类50～150 g、薯类50～100 g。膳食中碳水化合物提供的能量应占总能量的50%以上。

2. 吃动平衡，健康体重。体重是评价人体营养和健康状况的重要指标，吃和动是保持健康体重的关键。各个年龄段人群都应该坚持天天运动、维持能量平衡、保持健康体重。体重过低和过高均易增加疾病的发生风险。推荐每周应至少进行5天中等强度身体活动，累积150分钟以上。坚持日常身体活动，平均每天主动身体活动6000步。尽量减少久坐时间，每小时起来动一动，动则有益。

3. 多吃蔬果、奶类、大豆。蔬菜、水果、奶类和大豆及豆制品是平衡膳食的重要组成部分，坚果是膳食的有益补充。蔬菜和水果是维生素、矿物质、膳食纤维和植物化学物的重要来源，奶类和大豆类富含钙、优质蛋白质和B族维生素，对降低慢性病的发病风险具有重要作用。提倡餐餐有蔬菜，推荐每天摄入300～500 g，深色蔬菜应占1/2。天天吃水果，推荐每天摄入200～350 g的新鲜水果，果汁不能代替鲜果。吃各种奶制品，摄入量相当于每天液态奶300 g。经常吃豆制品，相当于每天大豆25 g以上，适量吃坚果。

4. 适量吃鱼、禽、蛋、瘦肉。鱼、禽、蛋和瘦肉可提供人体所需要的优质蛋白质、维生素A、维生素B族等，有些也含有较高的脂肪和胆固醇。动物性食物优选鱼和禽类，鱼和禽类脂肪含量相对较低，鱼类含有较多的不饱和脂肪酸。蛋类各种营养成分齐全。吃畜肉应选择瘦肉，瘦肉脂肪含量较低。烟熏和腌制肉类可增加肿瘤的发生风险。推荐每周

摄入水产类280～525 g、畜禽肉280～525 g、蛋类280～350 g，平均每天摄入鱼、禽、蛋和瘦肉总量120～200 g。

5. 少盐少油，控糖限酒。我国多数居民目前对食盐、烹调油和脂肪摄入过多，这是高血压、肥胖和心脑血管疾病等慢性病发病率居高不下的重要因素，因此应当培养清淡饮食习惯，成人每天食盐不超过6 g，每天烹调油25～30 g。过多摄入糖可增加龋齿和超重的风险，推荐每天摄入糖不超过50 g，最好控制在25 g以下。水在生命活动中发挥重要作用，应当足量饮水。建议成年人每天7～8杯（1500～1700 mL），提倡饮用白开水或茶水，不喝或少喝含糖饮料。儿童、少年、孕妇、乳母不应该饮酒，成人如饮酒，一天饮酒的酒精量，男性不超过25 g，女性不超过15 g。

6. 杜绝浪费，兴新食尚。勤俭节约，珍惜食物，杜绝浪费是中华民族的美德。按需选购食物，按需备餐，提倡分餐，以浪费为耻。选择新鲜卫生的食物和适宜的烹调方式，保障饮食卫生。学会阅读食品标签，合理选择食品。回家吃饭，享受食物和亲情，创造和支持文明饮食新风的环境和条件，传承优良饮食文化，树健康饮食新风。

笔者认为，一日三餐的时间及搭配比例：一般情况下，早餐安排在6：30～8：30，早餐提供的能量应占全天总能量的30%～35%；午餐在11：30～13：30，提供的能量应占45%～50%；晚餐在18：00～20：00为宜，提供能量25%～15%。早中晚三餐提供的能量比约为3：5：2。在执行食谱时，对于食物如何合理调配并分散于各餐，是一个重要指征，故营养学家特称之为"膳食宝塔"。每天早餐要少而精，午餐要高热量，晚餐要清淡。

为估算食物所能提供的能量，列举宏量营养素所包括的主要食物及其可提供的能量，以便制定食谱时参考（详见表2）。

表2　每100 g食物所提供的能量(1 kcal=4.1868 kJ)

| 食物(100 g) | 热量(kcal) | 食物(100 g) | 热量(kcal) | 食物(100 g) | 热量(kcal) |
|---|---|---|---|---|---|
| 小 麦 | 317 | 油菜 | 23 | 白兰瓜 | 21 |
| 全麦粉 | 376 | 甘蓝 | 22 | 哈密瓜 | 34 |
| 花卷 | 211 | 苤蓝 | 30 | 西瓜 | 34 |
| 烙饼 | 255 | 菜花 | 24 | 籽瓜 | 4 |
| 大米 | 346 | 西兰花 | 33 | 桂圆 | 71 |
| 薏米 | 361 | 芥菜 | 24 | 柠檬 | 35 |
| 玉米 | 106 | 菠菜 | 24 | 牛肉 | 125 |
| 小米 | 358 | 芹菜 | 14 | 羊肉 | 203 |
| 黄豆 | 359 | 生菜 | 15 | 驴肉 | 116 |
| 黑豆 | 381 | 香菜 | 31 | 兔肉 | 102 |
| 绿豆 | 316 | 莴笋 | 14 | 鸽肉 | 201 |
| 赤小豆 | 309 | 春笋 | 20 | 鸡肉 | 167 |
| 芸豆 | 317 | 冬笋 | 40 | 鹅肉 | 251 |
| 蚕豆 | 335 | 百合 | 162 | 鸭肉 | 240 |
| 豆腐 | 49 | 藕 | 70 | 猪肉 | 395 |
| 豆腐脑 | 15 | 山药 | 56 | 鹌鹑蛋 | 160 |
| 土豆 | 76 | 姜 | 41 | 鸡蛋 | 144 |
| 白萝卜 | 21 | 香菇 | 19 | 鸭蛋 | 188 |
| 胡萝卜 | 37 | 金针菇 | 26 | 草鱼 | 113 |
| 豆角 | 30 | 银耳(干) | 200 | 鳝鱼 | 89 |
| 荷兰豆 | 27 | 木耳(干) | 205 | 带鱼 | 127 |
| 豇豆 | 29 | 海带 | 12 | 鲈鱼 | 105 |
| 茄子 | 21 | 紫菜(干) | 207 | 黄花鱼 | 97 |
| 番茄 | 19 | 地衣 | 6 | 鲫鱼 | 108 |
| 辣椒 | 32 | 梨 | 44 | 草虾 | 103 |
| 秋葵 | 37 | 桃 | 48 | 海蜇 | 33 |
| 冬瓜 | 11 | 李子 | 36 | 蟹 | 95 |
| 黄瓜 | 15 | 杏 | 36 | 海参 | 78 |
| 苦瓜 | 17 | 枣 | 122 | 甲鱼 | 118 |
| 南瓜 | 22 | 樱桃 | 46 | 橄榄油 | 899 |
| 番瓜 | 18 | 葡萄 | 43 | 芝麻油 | 898 |
| 大蒜 | 126 | 石榴 | 63 | 胡麻油 | 900 |
| 蒜薹 | 61 | 橙 | 47 | 菜籽油 | 899 |
| 大葱 | 30 | 红橘 | 40 | 花生油 | 899 |
| 洋葱 | 39 | 柚 | 41 | 牛奶 | 54 |
| 韭菜 | 26 | 苹果 | 52 | 酸奶 | 72 |
| 白菜 | 21 | 香蕉 | 91 | 奶酪 | 328 |

两餐间隔的时间要适宜，间隔太长会引起高度饥饿感，影响人的劳动和工作效率；间隔太短，上顿食物在胃里还没有排空，就接着吃下顿食物，会使消化器官得不到休息，消化功能就会逐步降低，影响食欲和消化。一般混合食物在胃里停留的时间大约是4～5小时，两餐的间隔以4～5小时比较合适。

## 四、烹调方式

从原始社会的一个闪电给地球带来了火以后，人类就开始对食物的色、香、味有了更高的要求，也无形中创造出了多种多样的烹调方法。单就热炒而言，可分为炒、爆、熘、炸、烹、煎、溻、贴、瓤、烧、焖、煨、焗、扒、烩、烤、盐焗、熏、泥烤、汆、炖、熬、煮、蒸、拔丝、蜜汁、糖水、涮等28种。我们只要看看营养素在烹调过程中是怎么流失的，就不难选择出比较合理的烹调方法。

1. **热**：加热会破坏许多维生素，如维生素C、维生素A、维生素D、维生素E、维生素B6，还有硫胺素、核黄素、叶酸。矿物质受热影响不明显。温度越高营养成分破坏的程度越大，如在150℃下烤猪肉，硫胺素损失36%，如果230℃，损失可达46%。高温会使蛋白质变性，油脂分解，使氨基酸、碳水化合物变质。

2. **酸碱性**：食物中的维生素A、叶酸怕酸，维生素C、核黄素、硫胺素怕碱，而维生素D酸碱都怕。维生素C、硫胺素即使在中性环境中也会被破坏，只有在酸性环境条件下才能被保护。

3. **化学物质**：食物中存在的某些化合物，会造成营养物质的损失，如蛋白质内存在的抗生素蛋白，可阻止人体对生物素的吸收等。

4. **干燥**：干燥是保存食物免遭腐败的一种方法，但也可破坏许多营养物质，尤其是维生素C、维生素A、硫胺素。干燥对蛋白质没有多大影响，如阳光晒干的果干，维生素C损失可达50%。

可见，有些烹调方法会让食物中大量营养素丢失。为此，笔者建议多采用煮、蒸、涮、炖、熬、汆等烹调方法，而不推荐炸、煎、烤、盐焗、熏等烹调方法。

### 五、调味品

调味品是指能增加菜肴的色、香、味，促进食欲，有益于人体健康的辅助食品。它的主要功能是增进菜品质量，满足大家的感官需要，从而刺激食欲，增进人体健康。从广义上讲，调味品包括咸味剂、酸味剂、甜味剂、鲜味剂和辛香剂等，像食盐、酱油、醋、味精、糖、八角、茴香、花椒、芥末等都属此类。调味品还用于改善食物味道，并具有去腥、除膻、解腻、增香、增鲜等作用。我们特别推荐以下几种调味品：

#### （一）醋

相传古代的醋，是酒圣杜康的儿子黑塔发明的。杜康发明了酒，他儿子黑塔在作坊里提水、搬缸什么都干，慢慢也学会了酿酒技术。后来，黑塔酿酒后觉得酒糟扔掉可惜，就存放起来，在缸里浸泡。到了二十一日的酉时，一开缸，一股从来没有闻过的香气扑鼻而来。在浓郁的香味诱惑下，黑塔尝了一口，酸甜兼备，味道很美，便贮藏着作为"调味浆"。这种调味浆叫什么名字呢？黑塔把二十一日加"酉"字来命名这种调料——醋。

醋是主要含乙酸2%～9%的水溶液，酿造醋除含乙酸外，还含有多种氨基酸以及其他很多微量物质。

醋在中国菜的烹饪中有举足轻重的地位，常用于溜菜、凉拌菜等，西餐中常用于配制沙拉的调味酱或浸制酸菜。醋还具有一定的保健功效。

**1. 每100 g醋的营养成分**

醋热量30.00 kcal、蛋白质2.10 g、脂肪0.30 g、碳水化合物4.90 g、钙17.00 mg、铁6.00 mg、磷96.00 mg、钾351.00 mg、钠262.10 mg、铜0.04 mg、镁13.00 mg、锌1.25 mg、硒2.43 μg。

**2. 醋的保健功效**

（1）消除疲劳：丰富的有机酸能促进糖类代谢，分解体内疲劳物质，消除人的倦怠感。

（2）平衡血液酸碱度：醋是酸性食品，在摄取过多的鱼、肉、精白米、面包等食物后，喝点醋能起到助消化的作用，并维持体液的酸碱平衡。

（3）帮助消化：醋含有挥发性物质及氨基酸等，能刺激大脑神经中枢，使消化器官分泌大量消化液，增强消化功能。

（4）预防衰老：醋能抑制和降低人体衰老过程中过氧化脂质的形成，减少老年斑的产生。

（5）扩张血管：醋能降低血压，防止心血管疾病，也能降低尿糖含量，预防糖尿病。

（6）增强肾功能：醋能利尿，预防便秘，防治肾结石、胆结石、膀胱结石等疾病。

（7）增强肝脏功能：醋中所含的醋酸、氨基酸、乳酸等丰富的营养物质能提高肝功能。

（8）提高肠胃的杀菌力：醋有很强的杀菌效果，能杀死葡萄球菌、大肠杆菌等。

（9）美容护肤：醋中所含的醋酸、乳酸、氨基酸等能促进血液循环，使人皮肤光滑。

（10）预防肥胖：醋中的氨基酸可消耗体内过多的脂肪，减肥效果不错。

**（二）大蒜**

大蒜原产于欧洲南部和中亚，最早在古埃及、古罗马、古希腊等地中海沿岸国家栽培，汉代由张骞从西域引入中国陕西关中地区，后遍及全国。

大蒜中含有蛋白质、脂肪、糖、维生素和矿物质等多种营养成分，是不可多得的保健佳品。常吃可促进食欲，帮助消化，清除肉食积滞。新鲜大蒜中含有一种叫大蒜辣素的物质，是一种疗效好、毒性小、抗菌谱很广的植物杀菌素。实验表明：大蒜汁能在三分钟内杀死培养基内的全部细菌。常言说，蒜可解百毒。常吃大蒜可以杀灭口腔中的多种有害细菌。对预防感冒、气管炎、百日咳、肺结核以及流脑等疾病有明显作用。

1. 每 100 g 大蒜的营养成分

含水分 69.8 g，蛋白质 4.4 g，脂肪 0.2 g，碳水化合物 23.6 g，钙 5 mg，磷 44 mg，铁 0.4 mg，维生素 C3 mg。此外，还含有硫胺素、核黄素、烟酸、蒜素、柠檬醛以及硒和锗等微量元素。

2. 大蒜的保健功效

（1）强力杀菌。大蒜中的含硫化合物具有奇强的抗菌消炎作用，对多种球菌、杆菌、真菌和病毒等均有抑制和杀灭作用，是目前发现的天然植物中抗菌作用最强的一种。

（2）防治肿瘤。大蒜中的锗和硒等元素可抑制肿瘤细胞的生长，实验发现，癌症发生率最低的人群就是血液中含硒量最高的人群。美国国家癌症组织认为，全世界最具抗癌潜力的植物中，位居榜首的是大蒜。

（3）排毒清肠，预防胃肠疾病。大蒜可有效抑制和杀死引起胃肠疾病的幽门螺杆菌等细菌病毒，清除胃肠有毒物质，刺激胃肠黏膜，促进食欲，增强消化。

（4）降低血糖，预防糖尿病。大蒜可促进胰岛素的分泌，增加组织细胞对葡萄糖的吸收，提高人体葡萄糖耐量，迅速降低体内血糖水平，并可杀死诱发糖尿病的各种病菌，从而有效预防和治疗糖尿病。

（5）防治心脑血管疾病。大蒜可防止心脑血管中的脂肪沉积，诱导组织内部脂肪代谢，显著增加纤维蛋白溶解活性，降低胆固醇，抑制血小板的聚集，降低血浆浓度，增加微动脉的扩张度，促使血管舒张，调节血压，增加血管的通透性，从而抑制血栓的形成和预防动脉硬化。每天吃2～3瓣大蒜，是降血压的简易办法。

（6）保护肝功能。大蒜中的微量元素硒，通过参与血液的有氧代谢，清除毒素，减轻肝脏的解毒负担，从而达到保护肝脏的目的。

（7）旺盛精力。大蒜可有效补充肾脏所需物质，改善因肾气不足而引发的浑身无力症状，并可促进精子的生成，使精子数量大增。

（8）预防感冒。大蒜中含有一种叫"硫化丙烯"的辣素，对病原菌和寄生虫都有良好的杀灭作用，可预防感冒，减轻发烧、咳嗽、喉痛及鼻塞等感冒症状。

（三）辣椒

辣椒原产中南美洲热带地区，大约1493年传入欧洲，1583—1598年传入日本，传入中国的年代未见具体的记载，但是比较公认的中国最早关于辣椒的记载是明代高濂撰的《遵生八笺》（1591年），有"番椒丛生，白花，果俨似秃笔头，味辣色红，甚可观"的描述。据此记载，通常认为，辣椒是明朝末年传入中国的。辣椒传入中国有两条路径，一是声明远扬的丝绸之路，从西亚进入新疆、甘肃、陕西等地，率先在西北栽培。一是经过马六甲海峡进入南中国，在南方的云南、广西和湖南等地栽培，然后逐渐向全国扩展，到现在几乎已没有辣椒的空白地带了。

辣椒辣的感觉是通过果皮里所含辣椒素（Capsicin）等作用于舌头中的痛觉纤维上的受体蛋白而产生的。这条通路同时也是痛觉的传导通路。因此，从神经科学的角度来说，辣更类似于痛觉。辣椒的营养非常丰富，对人体有很多好处。辣椒有干辣椒、鲜辣椒、腌辣椒等。辣椒虽好，但并不是人人都有福消受。

1. 每100 g辣椒的营养成分

脂肪0.60 g、蛋白质2.00 g、纤维素0.80 g、维生素A 192.00 μg、维生素C 5.00 mg、维生素E 1.66 mg、胡萝卜素1149.00 μg、硫胺素0.03 mg、核黄素0.02 mg、烟酸0.80 mg、镁12.00 mg、钙31.00 mg、铁0.40 mg、锌0.24 mg、铜0.05 mg、锰0.06 mg、钾197.00 mg、磷22.00 mg、钠246.90 mg、硒0.50 μg。

2. 辣椒的保健功效

（1）营养丰富。辣椒中含有丰富的维生素A、维生素B族、维生素C等，其中的膳食纤维、矿物质也很丰富。常吃辣椒还可以补充维生素E、维生素K、胡萝卜素、叶酸等维生素。辣椒味辛、性热，还有很多的食疗作用。

（2）开胃消食。辣椒能促进消化液分泌，增进食欲。

（3）暖胃驱寒。《食物本草》中说辣椒"消宿食，解结气，开胃门，辟邪恶，杀腥气诸毒"。因为遇寒而出现腹寒、呕吐、腹泻时可以适当吃些辣椒。

（4）促进血液循环。《药性考》中说辣椒能"温中散寒，除风发汗，去冷癖，行痰，祛湿。"辣椒能促进血液循环，改善怕冷、冻伤、血管性头疼。

（5）美容肌肤。辣椒含有丰富的维生素C，同时还能促进荷尔蒙分泌，因此对皮肤非常有益。许多人觉得吃辣椒会长痘，其实并不是辣椒的问题。但如本来是爱长痘的体质，吃完辣椒会"火上浇油"。

（6）降脂减肥。辣椒中的辣椒素能加速脂肪分解，有减肥的作用。同时，因为辣椒含丰富的膳食纤维，所以降血脂的作用也很明显，并有一定的抗癌作用。

（7）止痛散热。辣椒辛温，能够通过发汗而降低体温，并缓解肌肉疼痛，因此具有较强的解热镇痛作用。美国经研究发现，辣椒中的辣椒素能减少传达痛感的神经递质，使人对疼痛的感觉减弱。

**（四）生姜**

在我国，食用姜的历史相当悠久。《神农本草经》记载："干姜，味辛温，主胸满咳逆上气，温中止血，出汗，逐风湿痹，肠澼下痢，生者尤良，久服去臭气，下气，通神明。生山谷。"有种说法，神农尝百草，以辨药性，误食毒蘑菇昏迷，苏醒后发现躺卧之处有一丛青草。神农顺手一拔，把它的块根放在嘴里嚼。过了不久，肚子里咕噜咕噜地响，泄泻过后，身体全好了。神农姓姜，他就把这尖叶草取名"生姜"。意思是它的作用神奇，能让自己起死回生。

**1. 每100 g生姜的营养成分**

脂肪0.60 g、蛋白质0.70 g、纤维素0.90 g、维生素C 2.00 mg、核黄素0.01 mg、镁24.00 mg、钙9.00 mg、铁0.80 mg、锌0.17 mg、铜0.03 mg、锰3.38 mg、钾160.00 mg、磷11.00 mg、钠1.90 mg、硒0.10 μg。

**2. 生姜的保健功效**

（1）生姜是传统的治疗恶心、呕吐的中药，有"呕家圣药"之誉。因胃肠不适、口腔异味等引起的恶心、欲呕等不适时，可早晨含1片姜片来解决。民间用吃生姜防晕车、晕船，或贴内关穴，有明显的效果。

（2）开胃健脾，促进食欲。在炎热的夏天，或者某些疾病的原因，人体唾液、胃液分泌会减少，因而影响食欲，如果饭前吃几片生姜，可刺激唾液、胃液和消化液分泌，增加胃肠蠕动，增进食欲。这就是人们常说的"冬吃萝卜，夏吃姜"，"饭不香，吃生姜"。

（3）降温提神，在炎热的时候有兴奋、排汗降温、提神的作用。对一般暑热表现为头昏、心悸、胸闷恶心等的病人，适当喝点姜汤大有益处。中国传统的防暑中成药——人丹就含有生姜成分，其作用就是健胃、提神、醒脑。

（4）驱散寒邪，由于着凉、受寒等引起的感冒、头疼、腹痛等，喝些姜汤水，可增加血液循环，使全身发热，有助于驱逐体内风寒。

（5）生姜能起到抗菌的作用。当吃了受污染的食品，引起急性胃肠炎，适量吃些生姜可起到治疗作用。生姜提取液具有显著抑制皮肤真菌和杀滴虫的功效，可治疗各种痛肿疮毒。另外，可用生姜水含漱治疗口臭和牙周炎。

（6）脚是我们的第二心脏，身体上的各个脏器都能在脚上找到相应的穴位，适当泡脚不仅能改善末梢循环，如果泡脚水中加入适量的生姜，既可以快速驱寒，又能预防流感。

（7）抗衰老。生姜中的姜辣素进入人体后，能产生一种抗氧化酶，它有很强的对付氧自由基的本领，比维生素E还要强得多。

生姜除了这些用处，还可以治疗腹泻、孕吐、小儿吐奶、痛经、关节痛等；除了食用、泡脚以外，还可以外敷穴位，如外敷神阙穴、内关穴等。

生姜中含有不利健康的成分——黄樟素。美国食品药物管理局（FDA）的研究显示，黄樟素可引起肝癌，在小鼠的饲料中添加0.04%～1%的黄樟素，150天到2年，可诱导小鼠产生肝癌。黄樟素经过代谢转化为活性致癌物的过程，目前已经比较清楚：黄樟素在小鼠体内首先代谢为苯乙醇形式，接着被激活转化为乙酸盐或硫酸盐，成为最终的致癌物。黄樟素若与氧化剂结合，会生成更强致癌活性的环氧黄樟素。因此，在美国不再允许黄樟素作为食物添加剂。最近，欧盟专家委员会决定，在欧盟范围内进一步降低黄樟素的允许剂量，以减少对人体的危害。国际食品添加剂法典委员会正在启动的《食用香料使用准则》中规定，黄樟素在食品和饮料中最大限量为1 mg/kg。美国不再允许以黄樟素作为食物添加剂，以及《食用香料使用准则》的规定，值得关注。中国民众以生姜为调味品比较普遍，且用量较大，南方民众还有嚼服糖生姜的习惯。

（五）葱

相传神农尝百草找出葱后，便作为日常膳食的调味品，各种菜肴必加香葱而调和，故葱又有"和事草"的雅号。《诗经》记载"有伧葱珩"，说明当时已有葱的栽培。

《本草纲目》有记载："除风湿身痛麻痹，虫积心痛，止大人阳脱，阴毒腹痛，小儿盘肠内钓，妇人妊娠溺血，通乳汁，散乳痈，利耳鸣，涂制犬伤，制蚯蚓毒。"

民间谚语："香葱蘸酱，越吃越壮。"

1. 每100 g葱的营养成分

每100 g含水分90 g，蛋白质2.5 g，脂肪0.3 g，碳水化合物5.4 g，钙54 mg，磷61 mg，铁2.2 mg，胡萝卜素0.46 mg，维生素C 15 mg。此外，还含有原果胶、水溶性果胶、硫胺素、核黄素、烟酸和大蒜素等多种成分。

2. 葱的保健功效

（1）发汗抑菌。葱的挥发油等有效成分，具有刺激身体汗腺，达到发汗散热之作用，葱油可以刺激上呼吸道，使黏痰易于咳出。葱中所含大蒜素，具有明显的抵御细菌、病毒的作用，尤其对痢疾杆菌和皮肤真菌抑制作用更强。

（2）解毒调味。大葱味辛，性微温，具有发表通阳、解毒调味的作用。主要用于风寒感冒、阴寒腹痛、恶寒发热、头痛鼻塞、乳汁不通、二便不利等。大葱含有挥发油，油中的主要成分为蒜素，又含有二烯丙基硫醚、草酸钙。另外，还含有脂肪、糖类、胡萝卜素、维生素B、维生素C、烟酸、钙、镁、铁等成分。

（3）舒张血管。大葱富含维生素C，有舒张小血管、促进血液循环的作用，可防止血压升高所致的头晕，使大脑保持灵活，并预防阿尔兹海默症。大葱的挥发油和辣素能祛除腥膻等油腻厚味菜肴中的异味，产生特殊香气，如果与蘑菇同食，还可以起到促进血液循环的作用。

（4）预防癌症。香葱所含的果胶，可明显地减少结肠癌的发生，有抗癌作用。葱内的蒜辣素也可以抑制癌细胞的生长。葱还含有微量元素硒，可降低胃液内的亚硝酸盐含量，对预防胃癌及多种癌症有一定作用。

（5）促进消化吸收。葱还有刺激机体消化液分泌的作用，能够健脾开胃、增进食欲。在我国有些地区，大葱的使用已经超出了调味品的范围，而变成了一种蔬菜，如山东一带的煎饼卷大葱、西北地区的葱爆羊肉。

## 六、运动量

WHO最新推荐，每日基础运动量应大于600代谢当量（MET）/周。高于推荐值的运动量与乳腺癌、结肠癌、糖尿病、缺血性心脏病及缺血性卒中这五类疾病风险降低相关（详见表3）。

表3　运动量与五类疾病风险的相关性

| 运动量＼病种 | 乳腺癌 | 糖尿病 | 结直肠癌 | 缺血性心脏病及缺血性卒中 |
|---|---|---|---|---|
| <600MET分/周 | 1% | 2% | | |
| 600～3999MET分/周 | 3% | 14% | 10% | 16% |
| 4000～7999MET分/周 | 6% | 25% | 17% | 19% |
| >8000MET分/周 | 14% | 28% | 21% | 26% |

每日运动量叠加可实现运动量3000MET分/周。例如：一天内综合进行爬楼梯10分钟、跑步20分钟、步行或骑车25分钟、园艺活动20分钟、家务15分钟，就可以实现周运动量3000MET分/周。

研究证实：增加体能活动的水平，对于个体而言是有利的，还可以降低慢性疾病的发病率。每周达到3000MET的活动量，对于大多数人而言是可行的。

# 第二章　生活方式病的饮食管理

## 一、高血压病患者的饮食管理

高血压的发病，除了遗传因素外，不良饮食习惯与其发病率也有一定的关系。合理膳食是防治高血压病发生和发展的重要环节。

### （一）饮食管理原则

1. 限制钠盐。膳食中盐的增加会导致血压不断增加。家族性高血压和老年性高血压人群对盐的敏感性比正常人群高。中国人群每天摄入的盐普遍偏高，这对降低血压非常不利。每天在食物的基础上，再摄入3g食盐，就能达到人体钠的需要，而由于人们的膳食习惯和口味的喜爱，盐的摄入量都远远超过3 g。WHO建议每人每天食盐的摄入量为3g，中国营养学会建议健康成人一天食盐的摄入量是6g。因此，膳食要尽量清淡，注意减少酱油、味精及含钠高的食物用量。避免进食腌熏食品，如咸肉、咸鱼、咸菜、酱菜等。烹制菜肴时可加入少许食醋，以提高菜肴的鲜香味，且帮助适应少盐的食物。

2. 控制体重。成年人体重增加是导致高血压的一个重要危险因素。超重可使发生高血压的危险性增加2～6倍。高能量、高糖的食物可在体内转化为脂肪，引起血脂升高及肥胖，因此要控制总热量的摄入，尽量将BMI控制在正常范围内。

3. 补充足够的钾、镁、钙。

（1）钾可抑制钠从肾小管的吸收，促进钠从尿液中排泄，同时钾又可以对抗钠的升压和对血管的损伤作用，因此应多食用含钾食物，如全谷类、小麦胚芽、冬菇、黑枣、杏仁、核桃、花生、土豆、竹笋、瘦肉、鱼、禽、苋菜、油、大葱、香蕉、枣、桃、橘子等。

（2）低镁能激活肾素—血管紧张素—醛固酮系统，使血压升高。因此必须保证镁的含量，应多食含镁食物，如小米、豆类、辣椒干、干蘑菇、冬菇、番茄、海带、紫菜、苹果、桂圆、花生、核桃仁、芝麻酱等。

（3）缺钙可导致小动脉痉挛收缩，血压升高。因此应多摄入含钙食物，如黄豆、葵花子、核桃、牛奶、花生、鱼、虾、红枣、鲜雪里蕻、蒜苗、紫菜等。

4.选择优质蛋白质食物。蛋白质是人体的必须营养素之一，它的缺乏可以致命。鱼类蛋白质中含丰富的蛋氨酸和牛磺酸，能影响血压的调节作用，使尿内钠排出量提高，能抑制钠盐对血压的影响。大豆含有极丰富的植物性优质蛋白质，对心血管病有很好的保护作用。动物性优质蛋白选用虾、鱼、鸡、鸭、牛羊肉、牛奶，建议植物蛋白最好能占到一半。

5.减少脂肪和胆固醇的摄入量。高脂肪、高胆固醇的饮食容易导致动脉硬化，也容易导致肥胖，所以膳食中脂肪量应控制在总能量的25%以下。要多选用植物油，如玉米油、大豆油、菜油、花生油、橄榄油、茶油等。少吃胆固醇高的食物，如动物内脏、肥肉、鱿鱼、牛油、奶油等。烹调方法宜多采用蒸、煮、炖、汆为佳。

6.选择纤维膳食。粗纤维能延缓食物中糖的吸收，可降低空腹和餐后血糖，多食含纤维素的蔬菜既能达到控制热能代谢的目的，又能增加饱腹感，还能促进胃肠蠕动，防止便秘，减少糖脂的吸收，减少高血脂对血管壁的损害，从而减少心血管疾病的发生。

7.忌烟酒、少喝咖啡。烟、酒是高血压病的两大危险因素，吸烟能促进动脉硬化性心脏病发生和发展，其所含尼古丁能兴奋血管运动中枢，使小动脉收缩，从而增加周围阻力，导致血压升高。长期大量吸烟，可引起小动脉的持续收缩，长时间后，小动脉管壁变厚并逐渐硬化，就会加重血压升高。尼古丁还可以使肾上腺素分泌增加，导致小动脉收缩，血压升高。大量饮酒，尤其是烈性酒，可使血压升高，有些患者即使饮酒后当时血压不高，但过后几天仍可呈现高于平常的血压。咖啡有升压作用，宜少喝咖啡多饮茶，尤其是绿茶，茶中含有大量活性物质——茶多酚，具有抗氧化、清除氧自由基、保护血管、降低脂肪的功能，有利于高血压的治疗与预防。

## （二）适量的运动

运动可以促进血液循环，降低胆固醇的生成；运动能降低肌肉、骨骼与关节僵硬的发生；运动能减轻体重和改善胰岛素抵抗，提高心血管适应调节能力，稳定血压水平。培养持续运动的习惯，最好的运动方式是低或中等强度的有氧运动（以闭口呼吸为特征），如散步、慢跑、太极拳、骑自行车等，每周3～5次，每次20～60分钟左右，或每天进行累计相当于6000步以上的身体活动。运动中应注意：（1）勿过量或太强太累；（2）切勿在空腹及身体不适时运动；（3）饭后一小时内不宜运动；（4）如出现身体不适现象，应立即停止运动。

## （三）养成良好的生活习惯

1.定时进食，不暴饮暴食，避免夜间进食，合理安排饮食结构，不偏食，食谱多样化，多进富含纤维素的蔬菜、水果和粮食。

2.养成良好的排便习惯，定时排便。

3.锻炼腹肌收缩力，可促进胃肠蠕动，增加排便动力。

4.保持轻松愉快的心情，避免过度焦虑、悲伤、兴奋，遇事不焦不躁，能以平常心对待，主动与人沟通，有益于心理平衡。

## （四）高血压病患者的一周食谱

**早餐**

| 时间 | 主食 | 餐点及小菜 |
| --- | --- | --- |
| 周一 | 燕麦牛奶 | 煮鸡蛋、糖醋拌黄瓜 |
| 周二 | 小米南瓜粥、玉米糕 | 茶叶蛋、虾皮拌莴苣丝 |
| 周三 | 银耳百合粥、豆沙包 | 凉拌生菜 |
| 周四 | 红枣绿豆粥、蒸红薯 | 煮鸡蛋、凉拌海带 |
| 周五 | 绿豆大米粥、蒸南瓜 | 牛奶、凉拌番茄 |
| 周六 | 全麦面包、鲜牛奶 | 水蒸蛋、糖醋海蜇丝 |
| 周日 | 红薯玉米粥、花卷 | 糖醋萝卜 |

| 时间 | 主菜 | 副菜 | 主食 |
|------|------|------|------|
| 周一 | 海带排骨 | 炒菜心、洋葱拌木耳 | |
| 周二 | 山药鲫鱼 | 蚝油芹菜、清蒸茄子 | |
| 周三 | 苦瓜炒牛肉 | 麻酱菠菜、素什锦 | 自选品种,自定 |
| 周四 | 清蒸鱼 | 韭菜鸡蛋、豇豆炒红椒 | 数量,每餐加时 |
| 周五 | 金虫草炖鸭 | 香菇油菜、酸辣白菜 | 令水果 |
| 周六 | 白灼虾 | 地三鲜、广式菜心 | |
| 周日 | 山药炖鸡 | 炒茭白、翡翠蔬菜卷 | |

晚餐

| 时间 | 主菜 | 汤羹 | 主食 |
|------|------|------|------|
| 周一 | 木耳炒青菜 | 冬瓜花蛤汤 | |
| 周二 | 胡萝卜冬笋丝 | 莲藕肉骨汤 | |
| 周三 | 芦笋炒肉片 | 荠菜豆腐蛋花羹 | 自选品种,自定 |
| 周四 | 肉末茄子 | 当归黄耆鸡汤 | 数量,每餐加时 |
| 周五 | 炒豆腐干 | 冬瓜虾仁海带汤 | 令水果 |
| 周六 | 香菇鸡丝油菜 | 蔬菜羹 | |
| 周日 | 芹菜肉丝 | 什锦菌汤 | |

注：食谱还应包括每份食物重量。可以先计算出每人每天所需要的基础热量，再参照本文所提供的宏量营养素中主要食物可提供的能量，换算出每餐所用食物的数量。

## 二、慢性阻塞性肺疾病患者的饮食管理

慢性阻塞性肺疾病（COPD）患者经常出现食欲减退、进食减少的情况，因长期缺氧可导致胃肠道黏膜屏障功能受损，易诱发胃肠道的应激性溃疡。低氧血症和二氧化碳潴留可造成肺动脉高压，引起胃肠道充血水肿导致营养吸收障碍。用力呼吸引起静息状态时的能量消耗过高及体内分解代谢增强等，常常发生营养不良或营养耗竭。

感染、营养不良、免疫功能低下三者互为因果，密不可分，并形成恶性循环。故营养支持对这类患者显得尤为重要。

## (一) 饮食管理原则

1. 低碳水化合物。COPD 是一个高代谢、高消耗、体重进行性下降的疾病。稳定期 COPD 营养不良发生率在 20%～35%，严重时营养不良发生率高达 70%。高代谢状态下能量消耗大于摄入能量，病情越严重，基础能量消耗越高，体重下降速度越快。呼吸肌能量储备减少，肌肉萎缩，组织缺氧，呼吸机能衰竭。低碳水化合物可避免血液中的二氧化碳过高，减轻呼吸负荷。以避免因为食物搭配不当而加重患者的营养不良状态。

2. 高蛋白质。感染增加能量消耗，多种炎症因子增加蛋白质分解，免疫功能低下，造成恶性循环。COPD 患者在长期病程中易发生急性呼吸道感染，甚至呼吸衰竭。治疗时常使用皮质激素类（如地塞米松）控制感染和减轻症状，但激素对蛋白质合成有抑制作用，也加速呼吸肌的萎缩和肌肉的耐力。蛋白质每日摄入量为 1.2～1.5 g/kg（体重），以优质蛋白为主。由于奶制品易使痰液变稠而不利于排痰，会加重感染，应避免喝浓奶。

3. 微量元素和维生素。呼吸困难被认为是人类最难以忍受的症状，无法正常进食，同时伴胃肠道消化吸收功能障碍，有效摄入不足，易出现营养不良。维生素 C 和维生素 A 可以增强支气管黏膜上皮的防御能力，维持正常的支气管黏液分泌和纤毛运动，改善呼吸道感染症状，促进支气管黏膜的修复。注意各种微量元素和维生素的补充，尤其是维生素 C、维生素 E、磷、铁、镁、钙、钾的补充，要达到推荐每日供给量的标准，同时还要补充具有抗氧化功能的硒。

4. 高纤维素。麦麸、玉米、糙米、大豆、燕麦、荞麦、茭白、芹菜、苦瓜、水果、红果干，这些食物的纤维素含量接近 50%，其次有樱桃、酸枣、黑枣、大枣、小枣、石榴、苹果、鸭梨。平时饮食中，要有足够的水果和青菜，有利于养成规则排便的习惯，预防便秘。

## (二) 慢性阻塞性肺疾病患者的一周食谱

因为 COPD 患者消化系统的特殊病变，三餐可分为五到六餐，食物要做得软烂或做成泥、羹类。

## 早餐

| 时间 | 主食 | 餐点及小菜 |
|------|------|-----------|
| 周一 | 莱菔子粳米粥 | 蔬菜鸡蛋羹、腐竹虫草花鸡丝 |
| 周二 | 黑鱼花生粥 | 萝卜糕、凉拌杏仁木耳 |
| 周三 | 贝母玉米粥 | 红枣糕、酸奶杂果沙拉 |
| 周四 | 南瓜白果粥 | 奶香紫薯糕、芹菜花生 |
| 周五 | 人参蛤蚧粥 | 苹果鸡蛋饼、老醋芹菜花生 |
| 周六 | 燕麦百合粥 | 虾仁火腿蛋、白菜心拌豆丝 |
| 周日 | 胡桃白果杏仁粥 | 蔬菜鱼饼、爽脆莲藕片 |

## 午餐

| 时间 | 主菜 | 副菜 | 主食 |
|------|------|------|------|
| 周一 | 玉米炖排骨 | 素炒西葫芦、红烧茄子 | |
| 周二 | 水晶虾饺 | 清炒莜麦菜、木耳炒荷兰豆 | |
| 周三 | 八宝鸡肉卷 | 蒜香菜花、蚝油杏鲍菇 | 自选品种,自定 |
| 周四 | 清蒸鲈鱼 | 炒豆芽、素三鲜 | 数量,每餐加时 |
| 周五 | 蒸肉饼 | 蒜茸西兰花、炒胡萝卜青豆 | 令水果 |
| 周六 | 香芋蒸排骨 | 烩双菇、虾皮炒芥菜 | |
| 周日 | 豉汁蒸鱼腩 | 三鲜白菜卷、冬笋三丝 | |

## 晚餐

| 时间 | 主菜 | 汤羹 | 主食 |
|------|------|------|------|
| 周一 | 果仁菠菜 | 杏仁薏仁鸡蛋汤 | |
| 周二 | 糖醋山药 | 黄耆乌鸡汤 | |
| 周三 | 蒜香胡萝卜丝 | 百合白果牛肉汤 | 自选品种,自定 |
| 周四 | 红烧豆腐 | 茼蒿沙参大枣汤 | 数量,每餐加时 |
| 周五 | 上汤娃娃菜 | 羊肺柿霜杏仁汤 | 令水果 |
| 周六 | 清炒芦笋 | 乌鸡栝楼白及汤 | |
| 周日 | 蒜泥蒲公英 | 虫草花炖老鸭 | |

## 三、胃肠功能紊乱（含胃食管反流病）患者的饮食管理

胃肠功能紊乱是一组慢性或反复出现的难以用躯体或生理异常解释的多种胃肠道综合征的总称。因为胃食管反流病常与功能性消化不良（FD）、肠易激综合征（IBS）等病人的消化道症状重叠或转换，故中西医结合内科临床多合并讨论与处理。胃肠功能紊乱多与饱食、油腻食物、吸烟、饮酒、浓茶、劳累、情绪不稳、妊娠、剧烈运动、腹压增高（举重、用力排便）等因素密切相关，而低脂肪、高蛋白和高膳食纤维素的食物则起保护作用。

**（一）饮食管理原则**

1. 定时进餐，进食应细嚼慢咽，少食多餐。

2. 晚餐不宜饱食，睡前3小时不宜进食。

3. 减少脂肪摄入，少食高脂食物，如巧克力、肥肉、煎鸡蛋等，烹饪方法应以煮、炖、氽、烩、蒸为主，少吃和不吃油炸、烧烤食品。

4. 饮食以高蛋白、高纤维为主，宜吃新鲜蔬菜、水果、瘦肉、鱼、鸡蛋、牛奶和各种大豆制品等，增加维生素A、维生素C及蛋白质的摄入。

5. 减少刺激性调料、饮料和辛辣食品摄入，如辣椒、咖喱、胡椒粉、生蒜、薄荷等，忌浓茶、咖啡。

6. 避免吃过冷、过热、过硬、过咸的食物。

7. 戒酒、戒烟，尤其是烈性酒。

另外，患者还要调整不良的生活方式：进食后不立即平卧，睡眠时将床头抬高20～30cm，改变不良睡姿；平常不过度弯腰、穿紧身衣裤、扎紧腰带等；按时作息，保证充足睡眠时间及质量；过度肥胖者建议积极锻炼身体，如慢跑、散步、健身操、太极拳等运动，增强体质，减轻体重；重视季节变化对病情的影响，注意避免受凉。

## （二）胃肠功能紊乱患者的一周食谱

### 早餐

| 时间 | 主食 | 餐点及小菜 |
|---|---|---|
| 周一 | 茯苓南瓜粥 | 葱油饼、牛油果苦菊沙拉 |
| 周二 | 芡实小米粥 | 蔬菜鸡蛋卷、秋葵麻酱 |
| 周三 | 牛奶银耳西米露 | 黑米糕、玉米苹果果仁沙拉 |
| 周四 | 椰香黑米水果粥 | 水蒸蛋、茄汁萝卜 |
| 周五 | 红枣枸杞粥 | 萝卜糕、海蛤蒸蛋 |
| 周六 | 莲子糯米粥 | 香卤蛋、蔬果沙拉 |
| 周日 | 香蕉牛奶粥 | 玉米糕、炝拌马齿苋 |

### 午餐

| 时间 | 主菜 | 副菜 | 主食 |
|---|---|---|---|
| 周一 | 三蔬焖鸡 | 蚝油生菜、素炒西葫芦 | |
| 周二 | 木耳茭白烧排骨 | 凉拌虫草花、五色时蔬 | |
| 周三 | 香菇白菜炒海虾 | 醋香土豆丝、香菇油菜 | 自选品种，自 |
| 周四 | 酱香焗肋排 | 蒜蓉蒸娃娃菜、荷塘小炒 | 定数量，每餐 |
| 周五 | 牛肉炖萝卜 | 海藻海蜇丝、鲍汁杏鲍菇 | 加时令水果 |
| 周六 | 人参汽锅鸡 | 五彩土豆泥、白菜包包 | |
| 周日 | 香芋蒸排骨 | 酸辣白菜、油焖笋 | |

### 晚餐

| 时间 | 主菜 | 汤羹 | 主食 |
|---|---|---|---|
| 周一 | 酱香爆带子 | 桃胶皂角米银耳羹 | |
| 周二 | 手撕莲花白 | 花生海带排骨汤 | |
| 周三 | 番茄爆虾仁 | 梨藕荸荠汤 | 自选品种，自定 |
| 周四 | 青椒炒豆干 | 香菇木耳淡菜汤 | 数量，每餐加时 |
| 周五 | 蒜蓉荷兰豆 | 紫菜虾仁味噌汤 | 令水果 |
| 周六 | 糖醋山药 | 杂菌肉骨汤 | |
| 周日 | 肉末烤茄子 | 双冬豆腐羹 | |

311

第五篇　慢病膳食　科学调配

## 四、变态反应性疾病患者的饮食管理

变态反应性疾病是由于变态反应引发病理损害所致的疾病。变态反应不是保护性的免疫现象，而是不同形式的免疫病理损害过程。临床上，根据变态反应的不同机制分为过敏反应型、细胞毒型、抗原抗体复合物型和迟发型四个类型。

在生活中，变态反应性疾病真的是"五花八门"，从食物、气体、香味、花粉、温度、日光、灰尘、药物，到服装面料、装饰材料，都可能成为过敏源，让人发痒、起疹、咳嗽、气喘、打喷嚏、流鼻涕甚至呼吸困难。

可以这么说，除了维持生命不能缺少的正常饮用水之外，几乎所有物质都有人产生过过敏，它涉及吃、穿、用、住、玩的每个环节。

春秋是过敏性疾病的多发季节，尤其是草本植物（如树、草等）播撒花粉数量大增的阶段，使过敏性疾病的发病率直线上升，比较常见的包括：过敏性鼻炎（也叫季节性鼻炎），可见鼻痒、连续不断打喷嚏、流清涕、鼻塞；过敏性支气管炎，可见咽痒、连续咳嗽；过敏性哮喘，可见胸闷、咳嗽、气紧、喘鸣；皮肤过敏症，有如荨麻疹、湿疹；过敏性皮炎，可见皮肤瘙痒、起风团等等。

最常见的过敏原是存在于灰尘、衣服、玩具、动物之中的螨虫、霉菌；其次是花粉，花粉是植物繁殖的必要工具之一，一年四季都有不同的植物进行授粉，当花粉散播在空气中时，就有可能导致过敏性疾病（如过敏性鼻炎、支气管炎、哮喘、荨麻疹）的发作；此外，虾、蟹、黄豆和花生等食品，则是最常见的食物过敏源。

### （一）饮食管理原则

1.采用饮食调理脱敏法。过敏症患者要注意饮食营养的均衡，少食用油腻、甜食及刺激性食物，戒烟、限酒。某些食物也是致敏原，要注意加以辨别。多喝水，饮食宜清淡、易消化，多吃菜蔬、水果，保持大便通畅。

2.多吃维生素丰富的食物可以增强机体免疫能力。过敏症患者可以多吃一些具有抗过敏功能的食物，加强皮肤的防御能力。洋葱和大蒜等含有抗炎化合物，可防过敏症的发病。

3.另有多种蔬菜和水果亦可抵抗过敏症，其中椰菜和柑橘功效特别显著。因为其中含有丰富的维生素C，而维生素C正是天然抗组织胺剂，若每天从饮食中摄取1000 mg，就足以防止过敏症的出现。

4.过敏性体质的人，血液中游离氨基酸比健康人少，若能增加血液中的游离氨基酸，过敏症的发病率将大大降低。食物中氨基酸含量较高的有豆类、豆制品、花生、杏仁、百香果、香蕉等。

### （二）变态反应性疾病患者的一周食谱

因过敏源的不同，饮食中一定要避开过敏源。

**早餐**

| 时间 | 主食 | 餐点及小菜 |
| --- | --- | --- |
| 周一 | 薄荷牛奶 | 南瓜饼、牛油果仁沙拉 |
| 周二 | 酸奶水果 | 葱油饼、洋葱炒鸡蛋 |
| 周三 | 黑米豆浆 | 坚果发糕、胡萝卜洋葱丝 |
| 周四 | 牛肉香菇粥 | 紫薯馒头、拌金针菇 |
| 周五 | 牛奶浓汤 | 果仁松饼、紫甘蓝沙拉 |
| 周六 | 黑芝麻花生豆浆 | 奶香馒头、山楂山药丁 |
| 周日 | 雪梨豆浆 | 牛肉萝卜馅饼、葱油豆腐丝 |

**午餐**

| 时间 | 主菜 | 副菜 | 主食 |
| --- | --- | --- | --- |
| 周一 | 红烧牛腩 | 酸辣白菜梗、椒油青笋金针菇 | |
| 周二 | 大盘鸡 | 柠檬紫甘蓝、黄豆猪皮冻 | |
| 周三 | 蒜茸糯米蒸排骨 | 拌蕨根粉、白灼秋葵 | 自选品种， |
| 周四 | 鸡茸紫菜卷 | 洋葱木耳、蔬菜豆皮卷 | 自定数量， |
| 周五 | 蒜香白斩鸡 | 麻油菠菜、五香花生 | 每餐加时令 |
| 周六 | 蜂蜜芥末烤鸡翅 | 蒜香嫩豆腐、蒜泥茄子 | 水果 |
| 周日 | 番茄炖牛肉 | 葱油青笋片、芝士焗南瓜泥 | |

**晚餐**

| 时间 | 主菜 | 汤羹 | 主食 |
|------|------|------|------|
| 周一 | 芋头蒸鸡块 | 木瓜炖奶 | |
| 周二 | 烩杂菌 | 冬瓜老鸭汤 | |
| 周三 | 香煎蔬菜卷 | 青萝卜丸子汤 | 自选品种，自定 |
| 周四 | 孜然洋葱羊肉 | 陈皮红豆汤 | 数量，每餐加时 |
| 周五 | 酸奶土豆泥 | 金针菇肥牛汤 | 令水果 |
| 周六 | 洋葱炒牛肉 | 香菇木耳淡菜汤 | |
| 周日 | 虫草花炖鸡块 | 五菌汤 | |

### 五、糖尿病患者的饮食管理

俗话说"民以食为天"，对糖尿病患者而言，饮食这个"天"显得格外重要。因为饮食控制得好坏，直接影响到病情的发展，每一位糖尿病患者都应该将合理饮食作为终生坚持的其中一项治疗手段。

**（一）糖尿病饮食计算需要的步骤**

1.测身高、体重确定体型。

2.据体型和劳动强度计算全日总热量（参见每日所需能量计算公式及中国营养成分表）。

3.饮食中糖类、脂肪、蛋白质三大营养素分配。

4.安排全天的主副食及食谱。

**（二）饮食管理原则**

1.动物油能不吃就不吃，能少吃就少吃；对植物油来说，按照"中国居民膳食指南"要求每日不超过25 g，如果合并有高血脂或脂肪肝，每日植物油摄入量最好控制在20 g以内。

2.一般每日应吃500 g蔬菜，还可少吃一些水果。提倡多吃含纤维素高的蔬菜，如芹菜、韭菜、萝卜、海带等。含淀粉高的蔬菜尽量少吃，如吃土豆、山药、藕、荸荠等要与主食进行交换。每吃100 g要减少25 g（半两）主食。只要血糖控制良好而且稳定（空腹血糖低于6.1 mmol/L，餐后血糖低于8.0 mmol/L），在合适的时间吃适量的水果是完全可以的。合适的时间是指在两顿正餐之间作为加餐食用，而不要和正餐一块吃。适量是指一些水果，总量不超过200 g，可以分到两顿加餐中，并根据食物互换法，每吃100 g水果，减少25 g的主食，从而保证全天饮食的热量平衡。最后提醒一点，水果首选低血糖指数的，如猕猴桃、火龙果、西瓜等。

3. 主食（米、面等）固然是热量的主要来源，碳水化合物主要含在主食中，提倡多吃粗粮，如燕麦、荞麦、玉米面、全麦面包、莜面等。主食不是越少越好，每日不能少于150g。

4. 副食（鱼、肉、蛋、奶、各种坚果等等）所含的热量同样不可忽视。1 g碳水化合物产4 kcal热量，1 g蛋白质也产4 kcal热量，而1 g脂肪可产9 kcal热量。如果不吃主食或进食过少可能会造成两种结果：一是由于主食摄入不足，人体总热量无法满足机体代谢的需要，从而使体内蛋白质、脂肪过量分解，导致身体消瘦、营养不良，甚至产生饥饿性酮症；二是由于认为自己已经控制了饮食量，从而对副食放松警惕，使每日总热量远远超过控制范围，而且脂肪摄入过多也易引起高脂血症及心脑血管疾病，最终导致饮食控制失败。

5. 改变进餐方法：

（1）细嚼慢咽：喝汤不要端起碗喝，既不文明又不雅观，用小勺一勺一勺喝。吃饭一口一口吃，不要狼吞虎咽。

（2）在餐桌上吃，不要端碗盛上菜到处走。

（3）专心专意地吃，不要边吃边干活。

（4）精神集中，不要边看电视边吃。

（5）饭要一次盛好，不要一点一点盛饭。

（6）吃完碗中饭，立即放下筷子，离开餐桌，不要养成吃完了还不愿下桌的习惯。

（7）不打扫剩菜饭。

（8）立即刷牙。

糖尿病人进行饮食控制以后，可以减轻胰岛的负担，使β细胞功能逐渐恢复，纠正代谢紊乱，使血糖、血脂、血压降低。肥胖者通过控制饮食可以减轻体重，改善代谢紊乱状况，提高胰岛素的敏感性，推迟并发症发生的时间。合理的饮食控制还可以保证孕妇和胎儿的健康和糖尿病儿童的正常发育。

### （三）糖尿病患者的一周食谱

**早餐**

| 时间 | 主食 | 餐点及小菜 |
|---|---|---|
| 周一 | 八宝粥 | 干贝蒸蛋、苦瓜虾仁 |
| 周二 | 果仁燕麦粥 | 葱香豆渣饼、菜心香干炒豆芽 |
| 周三 | 南瓜玉米粥 | 韭菜鸡蛋饼、蒜茸空心菜 |
| 周四 | 海参小米粥 | 黑芝麻南瓜饼、鳕鱼苦莴苣沙拉 |
| 周五 | 鸡丝小馄饨 | 时蔬鸡蛋饼、黄瓜杏仁拌木耳 |
| 周六 | 山药核桃露 | 水晶饺子、藜麦沙拉 |
| 周日 | 砂锅海鲜粥 | 土豆洋葱香饼、时蔬千张卷 |

**午餐**

| 时间 | 主菜 | 副菜 | 主食 |
|---|---|---|---|
| 周一 | 剁椒鱼头豆腐 | 蒜茸豆角、群菇荟萃 | |
| 周二 | 麻油鸡丝 | 鸡蛋炒双菇、肉末蒸冬瓜 | |
| 周三 | 芋头焖鸭 | 木耳炒百合、炝拌马齿苋 | 自选品种，自 |
| 周四 | 清蒸鱼 | 五缤纷炒山药、手撕包菜 | 定数量，每餐 |
| 周五 | 蒜茸开背虾 | 酸辣藕片、酿冬瓜 | 加时令水果 |
| 周六 | 红烧鱼 | 虾仁鸡蛋卷、鸡刨豆腐 | |
| 周日 | 滑蛋蒸芦笋鱼卷 | 豆豉炒杂菜、素炒双耳双花 | |

**晚餐**

| 时间 | 主菜 | 汤羹 | 主食 |
|---|---|---|---|
| 周一 | 山药焖鳝段 | 西红柿牛楠羹 | |
| 周二 | 清蒸海鲈鱼 | 虫草花玉米胡萝卜鸡肉汤 | |
| 周三 | 洋葱焗青口贝 | 灵芝枸枣炖乳鸽 | 自选品种，自 |
| 周四 | 猪肉酿苦瓜 | 蛤蜊豆腐汤 | 定数量，每餐 |
| 周五 | 黄豆烧排骨 | 白菜肉骨汤 | 加时令水果 |
| 周六 | 竹荪酿秋葵 | 鲫鱼豆腐汤 | |
| 周日 | 蚝油杏鲍菇 | 竹笋老鸭煲 | |

## 六、癌症患者的饮食管理

饮食调理所存在的误区是：第一，严格控制进食量，以"饿死"癌细胞。持这种观点的人认为，癌细胞摄取营养的能力比正常细胞强得多，如果病人吃得多、营养好，首先好了癌细胞，因而不主动加强营养。第二，认为癌症是"富贵病"，要大吃大补。第三，重食轻饮。病人和家属常常是重视吃什么、怎样吃，而对饮水方面的调理则有所疏忽。

### （一）饮食管理原则

1. 总热量。癌症病人每日从食物摄入的总热量一般尽可能争取不低于正常人的最低要求，即每日在10 kJ（2.389 kcal）以上，因为癌症病人体内蛋白质分解高，合成代谢功能减低，营养处于入不敷出的负氮平衡状态，故对蛋白质的需求量要增加。一般每日摄入蛋白质应达到1.5 g/kg体重以上，而且应以优质蛋白为主，如鸡蛋、牛奶、肉类、豆制品等。

2. 营养要相对平衡。根据病人的需要，各营养素要适量、齐全，除充足优质的蛋白质摄入外，一般应以低脂肪、适量碳水化合物为主。注意补充维生素、无机盐、纤维素等，这些可从新鲜蔬菜和水果中获得。

3. 食谱结构要合理。癌症病人食谱切不可简单和单一，应该是品种多、花样新、结构合理，在制作食谱时，要尽可能做到清淡和高营养优质量相结合，质软易消化和富含维生素相结合，新鲜和食物寒热温平与五味相结合，供应量和病人脏腑寒热虚实相结合，最好在医生的指导下进行。

4. 烹调方法和进食方法要讲究。在食物的选择、制作、烹调上，应创造食物良好的感观性状，在色、香、味、形上下功夫，尽可能适合和满足病人的口味爱好和习惯。还要根据病人的消化能力，采取少量多餐，粗细搭配，流质、软食与硬食交替，甜咸互换。吃饭时要创造愉悦气氛，尽量与亲属同进食。吃饭前，尽量避免油烟味等不良刺激。在病人放、化疗间歇期，抓紧食欲好转的有利时机补充营养。

5. 注意食品间相互作用。病人是否忌口，民间说法颇多。有的主张忌口。有的认为不要忌口,什么都可以吃。有的认为不能吃鸡、螃蟹、牛肉、鲤鱼等。一般不提倡忌口,特殊情况下也不反对忌口。例如,酒能减低人体解毒功能和生物转化功能,使免疫力下降,酒在机体内增加致癌物活性,并且具有细胞毒性,故不应饮酒。在服药期间有的食物不能吃,如服用维生素C时不宜吃虾,因为维生素C能使虾肉中的五价砷还原为三氧化二砷,对人体有很大毒性。中医也不是盲目地、不加区分地忌口,而是适当地忌口。一般认为,癌症的早中期,伤津劫阴,多属阴虚内热,故在饮食调理上,应忌辛温燥热属性的食品,滞腻食品也主张少吃。在癌症的中晚期多为虚证、寒证,饮食上主张温补脾胃、益气生血等食品,而性属寒凉的食品则应少吃或不吃。鸡蛋、鸡肉、牛奶、鱼等可以吃,虾蟹因易过敏,则应慎重。总之,忌口应适当,盲目地忌口将导致营养不良,影响身体康复。

6. 如何调理饮水。水是人体组成的重要部分,新生儿全身含水量占体重的75%,成人占60%。水是调节人体各种生理活动的重要物质基础,各种营养素的消化吸收,代谢都需要水。一般成人每天摄入和排出维持在2600 mL左右。如果人体失水超过人体的2%就会发生口渴,失水10%就会导致体内代谢紊乱、水盐平衡失调,失水20%就可致死。癌症患者常常会出现水电解质紊乱,应尽可能每日饮水不少于1500 mL。发热、腹泻或出汗多时要适当增加并补充食盐。心肾功能不全,有腹水、水肿者应控制水和盐的摄入。

7. 手术后的饮食调理。术后应以收口生肌、气血双补、增进食欲为原则。食物可选用鸡蛋、牛奶、鲜瘦肉、鲜水果、蔬菜(如胡萝卜、西红柿、菠菜、洋葱等),可饮用北芪瘦肉汤、西洋参瘦肉汤、当归生姜羊肉汤等。头部手术后宜补肾养脑、安神健智,食物可选用牛奶、鸡蛋、西红柿、芦笋、胡萝卜、桑葚子等,可饮用桂圆乌鸡汤、枸杞猪脑汤、鱼头豆腐汤等。颈部手术后宜选用有软坚散结、活血化瘀作用的食物,如海参、海蜇、海带、甲鱼、鲍鱼等。胸部手术后宜选用宽胸利膈、补益气血作用的食物,如猪肺鱼腥草汤、洋参瘦肉汤、芦笋鸡丝粥、白木耳莲子汤。腹部手术后可选用调理脾胃、柔肝养血的食物，如生姜、大枣、佛手、猪肝、香菇、大蒜等。

8. 化疗期间的饮食调理。化疗期间的饮食调理主要针对帮助增进食欲、减少呕吐、帮助造血功能的恢复、改善肝肾功能等。增进食欲、减少呕吐：属脾胃虚寒者可选食生姜、大枣、芥菜、胡椒、香菜、茭白、洋葱、菜心、乳鸽、羊肉等；属脾虚热者可选食冬瓜、白瓜、白扁豆、赤小豆、绿豆、枸杞菜、芹菜、苋菜、莲子等；恢复造血功能可选食牛奶、鸡蛋、猪肝、乌鸡、胎盘、红枣、黑木耳、核桃、黑芝麻、海参、发菜、鲨鱼等；改善肝肾功能可选用清肝、柔肝的食物，如枸杞菜、牛奶、胡萝卜、莲子、薏苡仁、淮山药、山楂、苦瓜、冬瓜、香蕉、西瓜、石榴等。

9. 放疗期间的饮食调理。由于放疗可能会引起一些组织器官损伤，如口腔、食管、肺部的放射性的炎症，出现口干、舌燥、食纳减小、大便干结等症状，在饮食调理上宜以养阴、生津、益气，辅以清热解毒的有关食物，以清淡、易消化、有营养的半流质饮食为主。比如冬瓜、生菜、菜心、莲藕、苦瓜及新鲜肉类，不宜食用油炸、烧烤和煎炒食物，少用或不用辛辣刺激调味品。

10. 饮食调配特别注意事项：

（1）应以新鲜、易消化，富含优质蛋白质、维生素、矿物质的食物为主，新鲜蔬菜、水果每餐必备。

（2）多吃有一定防癌抗癌的食物，如菜花、卷心菜、西兰花、芦笋、豆类、蘑菇类、海参、鲨鱼等。

（3）选用具有软坚散结作用的食物：海蜇、紫菜、淡菜、海参、鲍鱼、墨鱼、海带、甲鱼、赤豆、萝卜、荸荠、荠菜、香菇等。但此类食品性滞腻，易伤脾胃，纳差和发热时要少吃。

（4）不同体质选用不同食物。脾胃虚弱、中气不足可食用乳鸽、鹌鹑、鸡蛋、大枣、圆肉、生姜、大蒜、鲜菇等；肝肾阴虚可用乌鸡肉、猪腰子、黑豆、黑芝麻、核桃、鲍肉等；血虚可食用猪肝、猪骨、鹅血、菠菜、豆制品等。

（5）不同病种选用不同食物。肺癌病人可酌情选用水鸭、猪肺、百合、白木耳等；体虚舌质红时可选用黑白木耳、鳗鱼、淡菜、蜂蜜；痰多咳喘者可用雪里蕻、竹笋、大头鱼、萝卜、枇杷等；黄脓痰多时可用生梨、柿子。胃癌病人脾胃虚湿热时可食用薏苡仁、莲子、豇豆、大枣、青鱼等；脾胃虚寒时可用羊肉、龙眼肉、干姜等；上腹饱胀消化不好时可食用鸡肫、生姜、枇杷、佛手；肝癌患者有黄疸时可食用螺、鲤鱼汤、苜蓿等；腹水时可选食冬瓜、莴苣、赤豆、鲤鱼、西瓜等；食管癌患者可选用牛奶、韭菜汁、蕹菜、鹅血等。

### （二）手术和放、化疗后恢复期患者的一周食谱

**早餐**

| 时间 | 主食 | 餐点及小菜 |
|---|---|---|
| 周一 | 栗子山楂枸杞粥 | 芝麻饼、干果蔬菜沙拉 |
| 周二 | 南瓜小米糊 | 蔬菜鸡蛋卷、油菜香菇 |
| 周三 | 蜜汁百合南瓜汤 | 小笼汤包、芹菜胡萝卜拌花生 |
| 周四 | 黑豆花生枸杞浆 | 肉末水蒸蛋、炒藕丁 |
| 周五 | 海带猪骨汤 | 水晶虾饺、红枣炖芸豆 |
| 周六 | 大枣山药小米粥 | 百变三明治、蒜茸西兰花 |
| 周日 | 香菇鸡滑粥 | 虾仁牛油果蒸蛋、烩三菌 |

**午餐**

| 时间 | 主菜 | 副菜 | 主食 |
|---|---|---|---|
| 周一 | 淮杞西洋参炖海参 | 鸡丁双花、豆腐炖白菜 | |
| 周二 | 茄汁焖虾 | 西芹南瓜炒百合、莴笋木耳 | |
| 周三 | 清炖甲鱼 | 海带虫草花、白玉菇炒青菜 | 自选品种，自定数量，每餐加时令水果 |
| 周四 | 当归炖羊肉 | 木耳西兰花、香菇肉末豆腐 | |
| 周五 | 鹅肉烧冬瓜 | 番茄土豆炒茄子、竹荪芦笋 | |
| 周六 | 八宝乌鸡 | 腰果胡萝卜炒芹菜、木耳山药 | |
| 周日 | 竹笋黑鱼 | 酿竹荪、三色蚝油双花 | |

| 时间 | 主菜 | 汤羹 | 主食 |
|------|------|------|------|
| 周一 | 三杯鸡 | 花蛤紫菜汤 | |
| 周二 | 竹荪炖鲍鱼 | 西湖牛肉羹 | |
| 周三 | 荠菜虾球 | 猴头菇鱼肚鸡汤 | 自选品种,自定 |
| 周四 | 洋葱炒牛肉 | 鲫鱼萝卜丝汤 | 数量,每餐加时 |
| 周五 | 翡翠白玉卷 | 山药羊肉汤 | 令水果 |
| 周六 | 茄汁鸡肉 | 银耳百合莲子羹 | |
| 周日 | 茶树菇烧鹅 | 虾仁菜心豆腐汤 | |

## 参考文献

［1］杨月欣.中国食物成分表［M］.北京:北京大学医学出版社.

［2］中国营养学会.中国居民膳食指南2016［M］.北京:人民卫生出版社.

［3］运动3000MET分/周,可降低肿瘤、心脏病、卒中及糖尿病风险［N］.中国医学论坛报,20169-08-18(B叠).

第五篇 慢病膳食 科学调配

# 辑录:中外科学家的最新健康调查,完全颠覆66亿人的认知,看完震惊

【按】这是一篇大家耳熟能详的文章,然而,它太不一般了。原因是:

一、它所讲的主要内容都是些常识性的问题。

二、这些常识性的问题性命攸关,我们一般人常常在常识性的问题上犯错误。

三、如果说,我们的生活习惯合于这些常识性的问题,那么,争取活到90岁、100岁不会有多大困难。

四、如果说,我们的生活习惯与这些常识性的问题背道而驰,那么,活不到90岁、100岁就只能怪自己。不要说"命该如此",那是自我安慰,是阿Q精神在作祟!

五、我希望朋友们看了这篇文章以后,能够有所醒悟。

时不我待。把已经流失的时间补回来,把尚未到来的时间把握好。90岁自然会向你招手! 100岁也会向你微笑!

世界营养学权威柯林·坎贝尔博士被誉为"世界营养学界的爱因斯坦"。美国康奈尔大学终身教授、曾任美国食物与药物管理局中一个科学家委员会的主席、美国营养科学学会会员、美国癌症研究所高级科学顾问和主要负责人。由他主持的中国健康调查,是流行病学研究史上规模最大的关于营养、饮食与疾病的调查研究。

## 一、越营养,越危险! 死亡,是食物造成的!

"死亡,是食物造成的!"柯林·坎贝尔博士如是说。所有的健康问题都与三件事情有关:早餐、午餐和晚餐。如果你想活得健康,请务必

立刻身体力行，改变你的饮食吧！

以下是你所不知道的真相：

1. 以肉食为主的美国男性，死于心脏病的比例是以植物为主食的中国男性的17倍！

2. 摄取最多牛乳和乳制品的国家，骨折率最高，骨骼也最差。

3. 罹患肝癌的孩子，大都来自吃得最好的家庭。

4. 只要改变饮食习惯，不吃动物性蛋白质，肾结石复发的病患就能不药而愈。

5. 医师决定如何进行治疗的考虑要点，通常是基于金钱，而不是健康。

6. 研究统计，饮食中饱和脂肪含量较高的初期多发性硬化症病患，有80%会死亡。

7. 造成第一型糖尿病的最大祸首，可能就是牛奶蛋白质。

8. 有的医生让病人吃了许多苦，花了很多冤枉钱，甚至快要死掉，但其实只要吃燕麦片等普通食品就可以好了！

9. 医师会动手术和开药，却不懂营养，因为他们根本没受过营养学的训练。

10. 没有任何手术或药丸可以有效预防或治疗任何慢性疾病。

## 二、许多人不是死于疾病，而是死于无知，死于自己不健康的生活方式

按照自然规律，人类的寿命可达120岁，动脉硬化自60岁才开始。而眼下，许多人30多岁动脉硬化，40多岁冠心病，50多岁脑卒中，60岁以上有5种慢性病缠身。透支健康、提前患病、过早死亡成为常见现象。

前世界卫生组织总干事中岛宏博士断言："许多人不是死于疾病，而是死于无知，死于自己不健康的生活方式。"研究显示，心脑血管和癌症病人中，生活方式因素占比高达80%。

不良生活方式何以致癌？原因在于，每个人身上都有原癌基因，也有抗癌基因，一般情况下处于封存不动状态。如果不良生活方式和生活

行为，像高脂饮食、抽烟酗酒、缺乏运动、经常熬夜、精神紧张等，激活了原癌基因或损失了抗癌基因，就会拉响人体的癌症"警报"。

因此，在生活富裕了的今天，我们必须改变不良的生活习惯，树立科学的生活方式。合理膳食、适量运动、戒烟限酒、心理平衡——遵照这四大健康基石，根据世界卫生组织的统计数据，疾病可以减少一半，寿命有望延长10年，中年人的死亡率下降55%。

### 三、活不过90岁的人那是你的错

长寿秘诀为：多喝白开水，饮食八分饱，日行一万步。"只要你遵守四句老话——戒烟限酒、合理膳食、有氧运动、心态平衡，就可轻轻松松活到90岁。活不过90岁那就是你的错！"

没有健康很难享受小康，对健康一定要上心、用心和关心。

全国首席心血管病专家、北大人民医院心研所所长胡大一教授讲了这样一件事：30几年前，他接待了一个来访的美国医学代表团，住在当时非常高档的燕京饭店。代表团的一位负责人早上拉开窗帘，看到长安街上的自行车流非常壮观，感慨地说："中国人很健康！"30年后，还是这位负责人，又一次来到北京，住在更加豪华的饭店。他早上推开窗户，只见长安街上高楼林立、富丽堂皇、车流滚滚，但这个"车"已由自行车变成了小汽车，他长叹一声："中国人得病了！"

出门就打的，进门坐电梯，烟酒不离身，洋快餐不离口……不健康的生活方式是国人心血管疾病发病的主因。据统计，中国每年有300万人死于心血管疾病，平均每12~13秒就有一人被心血管疾病夺去生命。三四十岁的人心肌梗死不罕见，已占了心梗住院病人的1/5。

大家都知道有病就医，但真正的预防却没人重视。"疾病发展几十年，致残致死一瞬间"，胡教授指出，10个心梗，9个可被预测，6个心梗，5个可以被预防。人类告别癌症，可多活3年，人类告别心血管病，可多活10年。

## 四、健康就是一种习惯

保持健康的生活方式，说起来容易做起来难。有人"无知无畏"，生于无知，死于无知，一场大病，甚至连医院没进就身亡了。还有人"有知不为"，有健康知识，但知易信难行更难。比如知道抽烟有害，但不相信害处那么大，所以对戒烟不上心，"戒烟有什么难，我都戒了一千次了"。更多的人则是"有知难为"，在他们眼里，"吃得要少要糙，走路要多要快"，健康生活方式"很重要，很困难，很痛苦"。

其实，健康就是一种习惯。胡大一教授即使开会中间茶歇的几分钟，也会一个人在会场外走来走去，"最容易的锻炼就是走路"。无论何地，只要有楼梯，楼层不是很高，他总会选择爬楼梯。

一些发达国家也异曲同工地提出"非运动活动"，就是说，不必刻意追求到健身场所、使用专业器械进行运动，而是把运动贯穿在普通生活中。比如，每天擦地板18分钟、洗车20分钟、陪孩子玩耍15分钟、骑自行车15分钟、上下楼15分钟等，都对身体健康有好处。

"20岁养成好习惯，40岁指标都正常，60岁没有病，健健康康离退休，80岁以前不衰老，轻轻松松100岁。"只要行动起来，梦想就能实现。愿每个人都能成为健康生活方式的践行者和受益者！

1. 坚持日行万步路。运动的好处人人皆知，关键是很多人既没有落实，也不能坚持。"我不是很闲的人。"胡大一教授说，开会时间，如果离会议楼不远，他一定会走着去；会间茶歇他会起来走动；在候机厅候机时他会不停地走；出行时他尽可能乘地铁、坐公交；上楼的时候，别人乘电梯，他会走楼梯……"我带计步器锻炼11年了，每天走1万步。"

胡大一认为走路是运动的最好方式，简单经济、安全有效，对老年人关节、肌肉、韧带损害很小，对心脏负担相对较小。除此之外，平时可练练小哑铃、橡皮带等。锻炼身体的灵活性可选择太极拳及瑜伽。另外，慢跑、扭秧歌、打乒乓球等都适合老年人。胡大一让大家记住有氧运动中的"1357"：每天运动1次，持续不少于30分钟，每周确保运动5

天，运动时适宜心率=170-年龄。

2. 饭吃八分饱，要有适度饥饿感。胡大一建议大家记住这样一个原则：总量控制八分饱，合理搭配不过分。食盐量每天不超过5 g，特别是东北地区饮食偏咸，更要减盐；少吃或不吃超市里卖的熟食，吃方便面调料包只用1/3就足够了，以免热量、盐等摄入超量；减少膳食脂肪，多吃蔬菜水果、五谷杂粮；适度吃瘦肉，或鸡鸭及鱼肉；海鲜适度；鸡蛋每天1个，如果胆固醇高或有冠心病，就每星期吃4～5个。如果到了中午或下午四五点钟，你感觉到有点饿，说明这一天的食量是合适的。

3. 喝酒有度，白酒每天别超过1两。胡大一提醒，吸烟不光是嗜好，更是一种疾病。烟草中的尼古丁是毒品，其成瘾性与某类毒品相似。戒烟是降低心血管病风险最经济的方式，可降低36%的死亡率。酒倒是可以喝一点。有些报道说，适当喝酒可以保护心脏，其实这没有确切的科学依据，有人说喝酒可以升高体内的好胆固醇，其实走30分钟的路或做点运动就可实现。如果你不喜欢喝酒就不要主动去喝，更别相信"买酒保健康"的商业广告。对喜欢喝酒的人来说，男性每天1两（50 g）白酒，2两葡萄酒，300 mL啤酒，三选一是可以的。女性减半，孕妇不能喝酒。

4. 记住"爱心数字"：140、6、543、0、268。"140"是血压达标值。要保护心脏，必须把收缩压降到140 mmHg以下。"6"是血糖达标值，建议空腹血糖降到6 mmol/L以下。"543"是血脂达标值，低危人群总胆固醇须低于5 mmol/L；患糖尿病或吸烟者，总胆固醇须在4 mmol/L以下；高危人群，即有多项危险因素，如既有糖尿病又吸烟的人，总胆固醇必须控制在3mmol/L以下。"0"指的是零吸烟。"268"指的是腰围，中国男性要把腰围控制在2.8尺以下，女性在2.6尺以下。

5. 定期输液，不如多喝白开水。换季时，很多老人常常去定期输液，以此达到稀释血液的目的，这样做是非常荒谬的。身体本身是个无菌环境，输液则是有创的，这种输液无效也不安全，对身体没好处。如果真的觉得自己的血液太黏稠了，完全可以多喝点白开水，根本没有必要输液。单纯为了降低血液黏稠度而吃药输液，那是花钱买风险。

6. 送给朋友们几个字——淡泊名利，广交朋友，多做实事，善待自己。人生不如意十之八九，要常想"一二"而不思"八九"。人活七十古来稀，但现在活到90岁应该是常态，我们应该有这样一个人生目标：不过99，轻易不能走，让我们向着100岁迈进，在生活中寻求真理，认识人生真谛，才能没有白活一生！

# 第六篇

## 医学养生　养护天真

李振英　述要

329

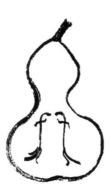

第六篇　医学养生　养护天真

△夫上古圣人之教下也，皆谓之，虚邪贼风，避之有时；恬憺虚无，真气存之，精神内守，病安从来。

——《黄帝内经·素问·上古天真论》

△故圣人抟精神，服天气，而通神明。失之则内闭九窍，外壅肌肉，卫气散解，此谓自伤，气之削也。

——《黄帝内经·素问·生气通天论》

△出舆入辇，蹶痿之机；洞房清宫，寒热之媒；皓齿蛾眉，伐性之斧；甘脆肥浓，腐肠之药。

——苏东坡

△盈缩之期，不但在天；养怡之福，可以永年。

——曹孟德

△生而必死，乃自然之理也。

——欧阳修

# 前　言

养生学与现代预防医学、保健医学、康复医学以至临床医学关系密切。中国科学院生物物理研究所祝总骧研究员从《黄帝内经》中的经络学说入手，运用三种现代生物物理学方法，证实了《黄帝内经》中论述的14条经脉的存在。初步认为，经络是客观存在于人体内的网络系统，是与生俱来的。经络具有《黄帝内经》中明确指出的"营阴阳、行气血、决死生、处百病"的作用。他创编了一套集穴位按摩、（顺）腹式呼吸和体育运动为一体的健身方法，即312经络锻炼法。因此，他将气功锻炼归于我国传统医学理论体系中的经络学说范畴。他主张，健康要靠自己，不能过分依赖医生和药物，这是312经络锻炼法最核心的思想基础。

笔者从《黄帝内经·素问》专论养生的第一篇至第五篇大论入手，试图将我国传统医学理论体系中的养生学说融入现代医学的范畴，特谓之"医学养生"，以彰显其应有的学术地位与作用。

《素问·上古天真论》对生活方式的基本要求是"美其食，任其服，乐其俗，高下不相慕，其民故曰朴"。亦如《老子》第八十章所云："甘其食，美其服，安其居，乐其俗。"

《素问·上古天真论》对养生终极目标的设定是："其知道者，法于阴阳，和于术数，食饮有节，起居有常，不妄作劳，故能形与神俱，而尽终其天年，度百岁乃去。"

人们通常将生活方式归结为"管好嘴，迈开腿"，我谓之"六字真言"，看起来简单，做起来困难。它包括了膳食的科学调配以及营养学的一系列学问，也包括了气功与体育运动的许多科学常识。在现代文明社会里生活，各个年龄阶段的人都应学习一些必需的养生常识，并且实行起来。健康要以自我养护与修炼为主，不要过分依赖医生和药物治疗。

# 虚劳自伤，要在养生

《黄帝内经》专论养生者，当数《素问》第一篇至第五篇。这许多古圣先贤之言，至今，仍然值得时习，值得铭记，值得对照检查。故摘引其要，以备自学、自悟、自醒、自行。

## 上古天真论篇第一

《上古天真论》曰："上古之人，其知道者，法于阴阳，和于术数，食饮有节，起居有常，不妄作劳，故能形与神俱，而尽终其天年，度百岁乃去。今时之人不然也，以酒为浆，以妄为常，醉以入房，以欲竭其精，以耗散其真，不知持满，不时御神，逆于生乐，起居无节，故半百而衰也。"

"夫上古圣人之教下也，皆谓之，虚邪贼风，避之有时；恬惔虚无，真气从之；精神内守，病安从来。是以志闲而少欲，心安而不惧，形劳而不倦。气从以顺，各从其欲，皆得所愿。故美其食，任其服，乐其俗，高下不相慕，其民故曰朴。是以嗜欲不能劳其目，淫邪不能惑其心，愚、智、贤不肖，不惧与物，故合于道。所以能年皆度百岁而动作不衰者，以其德全不危故也。"

"女子七岁，肾气实，齿更发长。二七而天癸至，任脉通，太冲脉盛，月事以时下，故有子。三七，肾气平均，故真牙生而长极。四七，筋骨坚，发长极，身体盛壮。五七，阳明脉衰，面始堕。六七，三阳脉衰于上，面皆焦，发始白。七七，任脉虚，太冲脉动衰少，天癸竭，地道不通，故形坏而无子也。"

"丈夫八岁，肾气实，发长齿更。二八，肾气盛，天癸至，精气溢泻，阴阳和，故能有子。三八，肾气平均，筋骨劲强，故真牙生而长极。四八，筋骨隆盛，肌肉满壮。五八，肾气衰，发堕齿槁。六八，阳气衰竭于上，面焦，发鬓斑白。七八，肝气衰，筋不能动。八八，天癸竭，精少，肾脏衰，则齿发去，形体皆极。肾者主水，受五脏六腑之精而藏之，故脏腑盛，乃能泻。今五脏皆衰，筋骨解堕，天癸尽矣，故发鬓白，身体重，行步不正，而无子耳。"

## 四气调神大论篇第二

《四气调神大论》阐述四时变化规律，指出应四时之变，合理安排作息，调养脏腑功能。如言："春三月，此谓发陈。天地俱生，万物以荣。夜卧早起，广步于庭。被发缓形，以使志生。生而勿杀，予而勿夺，赏而勿罚。此春气之应，养生之道也。逆之则伤肝，夏为寒变，奉长者少。"

"夏三月，此为蕃秀。天地气交，万物华实。夜卧早起，无厌于日。使志无怒，使华英成秀。使气得泄，若所爱在外。此夏气之应，养长之道也。逆之则伤心，秋为痎疟，奉收者少。"

"秋三月，此谓容平。天气以急，地气以明。早卧早起，与鸡俱兴。使志安宁，以缓秋刑。收敛神气，使秋气平。无外其志，使肺气清。此秋气之应，养收之道也。逆之则伤肺，冬为飧泄。奉藏者少。"

"冬三月，此谓闭藏。水冰地坼，无扰乎阳。早卧晚起，必待日光。使志若伏若匿，若有私意。若已有得，去寒就温。无泄皮肤，使气亟夺。此冬气之应，养藏之道也。逆之则伤肾，春为痿厥。奉生者少。"

"逆春气则少阳不生，肝气内变。逆夏气则太阳不长，心气内洞。逆秋气则太阴不收，肺气焦满。逆冬气则少阴不藏，肾气独沉。夫四时阴阳者，万物之根本也。所以圣人春夏养阳，秋冬养阴，以从其根。逆其根，则伐其本，坏其真矣。故阴阳四时者，万物之终始也，死生之本也。逆之则灾害生，从之则苛疾不起。是谓得道。道者，圣人行之，愚者背之。从阴阳则生，逆之则死，从之则治，逆之则乱。反顺为逆，是谓内格。"

"是故圣人不治已病治未病，不治已乱治未乱，此之谓也。夫病已成而后药之，乱已成而后治之，譬如渴而穿井，斗而铸锥，不亦晚乎？"

## 生气通天论篇第三

《生气通天论》指出:"夫自古通天者,生之本,本于阴阳。天地之间,六合之内,其气九州、九窍、五脏、十二节,其生五,其气三,数犯此者,则邪气伤人,此寿命之本也。"

"苍天之气,清静则志意治,顺之则阳气固,虽有贼邪,弗能害也,此因时之序。故圣人传(抟)精神,服天气,而通神明。失之则内闭九窍,外壅肌肉,卫气散解,此谓自伤,气之消(削)也。"

## 金匮真言论篇第四

《金匮真言论》昭示四时气候与五脏的关系,以及五脏应五行、合五方、五音、五味之理论。如言:"故春善病鼽衄,仲夏善病胸胁,长夏善病洞泄寒中,秋善病风疟,冬善病痹厥。""夫精者,身之本也。故藏于精者,春不病温。夏暑汗不出者,秋成风疟。"

## 阴阳应象大论篇第五

《阴阳应象大论》曰:"阴阳者,天地之道也,万物之纲纪,变化之父母,生杀之本始,神明之府也,治病必求于本。"

"阳化气,阴成形。"

"能知七损八益,则二者(二者,指阴阳二气)可调;不知用此,则早衰也。年四十,而阴气自半也,起居衰矣;年五十,体重,耳目不聪明矣;年六十,阴痿,气大衰,九窍不利,下虚上实,涕泣俱出矣。故曰:知之则强,不知则老,故同出而名异耳。聪明,身体轻强,老者复壮,壮者益治。是以圣人为无为之事,乐恬憺之能,从欲快志于虚无之守,故寿命无穷,与天地终。此圣人之治身也。"

# 人人养生,各有道行

现代医学模式,即"生物—心理—社会医学模式",含有人的生物、心理与社会属性，与祖国传统医学养生理论相比，缺失人的自然属性。在现实生活中，人人都在养生，各有各的道行。法无定法，万法归一。老子曰："天得一以清，地得一以宁，神得一以灵，谷得一以盈，万物得一以生，侯王得一以为天下贞。其致之，一也。"（《老子》第三十九章语）。可谓，一者，道也。何谓道？老子曰："可以为天下母，吾不知其名，字之曰道。"道从何来？老子曰："人法地，地法天，天法道，道法自然。"（《老子》第二十五章语）。笔者所言，或有纰缪，不揣愚陋，窃示受众。在"生物—心理—社会医学模式"基础上，增加自然和哲学养生。将医学养生的内涵扩充为以下五个方面。这是由人的自然属性（包括生物属性）、社会属性和心理属性（包括哲学思维属性）所决定的。需要说明的是，养生并不等同于气功术，也不等同于体育锻炼。它有着更为广泛的内涵，但其要旨为"性命双修"。

1. 生物养生

（1）人之初①生，生物本能：初生之体，自带兽性，大道教化，不容任性。

（2）粗茶淡饭，不过三顿：早精午哕，晚餐清淡，不饥不食，食限八成。

（3）以命养性，性亦养命：性命双修②，命可养性，性亦养命，丹

---

① 人之初。《三字经》上说："人之初，性本善。"德国哲学家黑格尔却说，"人的本性是恶的"。恩格斯肯定了黑格尔的观点，且以为"贪欲和权势欲成了历史发展的杠杆"。"人来源于动物界这一事实，已经决定了人永远不能完全摆脱兽性，所以问题永远只能在于摆脱得多些和少些，在于兽性和人性的程度上的差异"（见《马克思恩格斯选集》，人民出版社2012年版，第3卷，第140页；第4卷，第233页）。笔者认同黑格尔和恩格斯的观点。
② 性命双修。道家养生理论。性指性能，命指寿命。性命双修者，命可养性，使之成熟；性亦养命，使之健壮。少之时，以命养性；壮之时，性命互养；老之时，以性养命。

335

第六篇　医学养生　养护天真

田①见真。

2. 心理养生

（1）三大功能②，合于心身：受纳无量，分化无尽，排解无穷，功夫求深。

（2）苦中作乐，乐在其中：人之一生，犹若旅行，加减乘除，得数为零。

（3）心欲平静，求之于动：因人因时，因地而动，动中求静，静方能静。

（4）养生之重，重在养心：坎坷碰撞，结疤留痕，灵感顿悟，养护天真。

3. 社会养生

（1）严格作息，四时顺应：早睡早起，宁开早车，不开夜车，切忌透渗③。

（2）空气洗浴，血活气行：不避寒暑，冬夏皆宜，赤子之体，逍遥寰中。

（3）坚持走步，一三一功④：各种功法，统于经络，第二心脏⑤，同步涌动。

---

①丹田。道家称人身脐下三寸为丹田，是男子精室，女子胞宫所在之处。尚有上、中、下丹田之说：上丹田者，元神之府也，当如玉壶圣液之清澈透明；中丹田者，仙灵毗地也，当如金炉神火之灿烂夺目；下丹田者，涌泉穴处也，当如江河仙水之汹涌澎湃。通常说，两眉间为上丹田，心窝处叫中丹田，脐下是下丹田。笔者以为，丹田者，丹所在之地也。何为丹？以现代医学言之，男性之丹为睾丸，女性之丹为卵巢。

②三大功能。人之生理和心理功能合而为一，就是形神合一。笔者所说的三大功能是指形神合一的受纳、分化和排解功能。

③透渗。透即透支，渗即渗漏。透渗指超负荷的、慢性的性能与体能消耗。

④一三一功。中国科学院生物物理学研究所祝总骧研究员，在其专著中提出了"312经络锻炼法"：3指内关、合谷、足三里三个穴位的按摩；1指一种呼吸运动；2指以两条腿为主的运动。祝总骧研究员将所有气功锻炼归于我国传统医学理论体系的经络学说范畴，谓之"经络锻炼法"。在312经络锻炼法基础上，笔者增设了一个与之联动的"131功法"：1指逆腹式呼吸运动；3指与逆腹式呼吸运动同时进行的提肛、提睾和提顶三项运动；1指按摩丹田。此功法在行、立、坐、卧时，皆可练之。天道酬勤。旷日持久者，受益而无害。

⑤第二心脏。一指涌泉穴处，一指下肢即两条腿。此处指两条腿。

（4）德才兼备，为医苍生：有才无德，含灵巨贼，有德无才，难以维生。

4. 自然养生

（1）四时有变，日月运行：冰消雪融，大地回春，展枝生叶，结子存根。

（2）花开花落，春夏秋冬：蓓蕾可爱，花开争艳，硕果累累，秘窖藏精。

5. 哲学养生

（1）一点一滴，如始慎终：一滴水珠，时日蒸发，或有所留，微微粉尘。

（2）八十一难，在劫难逃：逢凶化吉，遇难呈祥，变则得通，一通万通。

（3）如是如是，来去遵循：伴死而生，死而不亡，死生之道，玄牝之门[①]。


## 逆于生乐，悯然自伤


就养生学而言，当前比较紧迫的保健问题是如何转变不良生活方式。因为，不良生活方式已经给健康带来了严重威胁。比如：

1. 肥胖病已经成为全球的流行病。21世纪初，全球心脏代谢性疾病（Cardio-Metabolic Disease）的主要危险是高血压、肥胖和糖尿病的影响在增加。

2. 同属慢性低度炎性疾病的高血压病和糖尿病，二者的起始动因皆为肥胖病。可怜的是，肥胖病大多是人们自己制造出来的疾病。此为"逆于生乐"的"自伤"。

---

①玄牝之门。《老子·第六章》云："谷神不死，是谓玄牝。玄牝之门，是谓天地根。绵绵若存，用之不勤。"

3. 高血压病和糖尿病有着相同的终点心血管事件——脑梗、心梗和肾衰。这是人命关天的大事，也是不良生活方式（犹如慢性自杀）所造成的终点事件。此亦为"自伤"。

4. 癌症的发病，与不良生活方式关系密切，这已是常识性的问题。遗憾的是，今时之人往往在常识性的问题上犯错误。

5. 变态反应性疾病与不良生活方式和环境污染关系密切。

可见，古圣先贤在两千多年前，面对其时的"今时之人"，所指出的不良生活方式，在当下的"今时之人"中依然存在，而且是有过之而无不及。如今，与两千多年前相比，自然环境、社会发展水平、人文活动层次与方式已经大相径庭。然而，道德滑坡、人伦纲常倾倒之势难抑，铺张浪费、骄奢淫逸迷乱之风横行。小孩有养生问题，青年人、壮年人也有养生问题，老年人更有养生问题。转变不良生活方式，改善生存环境，成了全人类所面临的，也是医学界、生命科学界所面临的重大挑战。血的教训、死亡的教训告诫人们：人是自然之子、大地之子，顺应自然、养护自然、回归自然，才可能成为"乖孩子"。"人定胜天""与天斗，其乐无穷"，那是狂人的魔语、欺天的魔咒。

医学是一门神圣的学问，是生物科学的一个分支，是生命科学的重要组成部分；医生是一个高尚的职业，是天使，是生命的卫士。作为一名医生，吾人誓愿以唐代大医学家和中医医德规范制定者孙思邈（后人尊为药王，其故乡京兆华原，陕西耀县（现耀州区）有个药王山，山上建有药王庙）的《大医精诚》为圭臬。《大医精诚》昭示了医生应当遵循的道德规范和行为准则，明确指出，"如此，可为苍生大医"，且俨然表明，"反此，则是含灵巨贼"。我等敬仰"苍生大医"，贬斥"含灵巨贼"。笔者感悟：天赋加功夫，可以成为天才；天才加机遇，可以成为人才。而人才依其德行的不同，却可能产生两种截然不同的社会效应：德才兼备者，可能成为君子、圣人、至人、真人；有才无德者，则可能成为小人、痞子、流氓、巨贼。只有一种选择，非此即彼。药王的思想旗帜是多么鲜明！

# 辑录1:中国最后的穴居人

黄平初/文

【按】这篇《中国最后的穴居人》的作者是记者黄平初先生。网传时间为2008年10月21日。原文目录:①洞村奇观;②洞村简介;③洞村生活;④重视教育;⑤搬迁风波;⑥节日习俗。笔者在此节录其中的②⑥两段。在"节日习俗"中,从"医学养生"的角度,又特别关注"五十分居节"。原文称:"令人惊讶的是,村里男人一到50岁,基本都与老伴分床而居。断绝凡夫俗念,各自陪着小孙子或小孙女安然就寝。"吾以为,这一"节日习俗"反映出了穴居人的养生文化。俗有"吃药百裹,不如独卧"之说,"五十分居节"则约定成俗,肯定了"分居"的养生学意义。录之于此,或可帮助读者理解我所提出的性命双修三段说:"少之时,以命养性;壮之时,性命互养;老之时,以性养命。""分居"之约定成俗,岂不令人深省!中华传统文化往往以洞藏、窖藏、墓藏、人藏之形式保存着、流传着,并且往往是精华与糟粕并存,文明与丑陋共在。"老年分居"之俗,把男性老人之年龄定在50岁,想必还有其更为深远的生物学与生理学意义!

## 洞村简介

穴居200多年的峰岩洞村位于文山州广南县,距省会昆明650多公里。从昆明乘长途汽车,约行15个小时,抵达南屏镇(当地俗称马街),再步行近20公里的山路,才到峰岩洞村。这里属典型的喀斯特岩溶地貌,山路布满裸露的石芽石笋。

"洞主"李朝万(原峰岩洞村村主任,现安王办事处主任)介绍,最早移居洞中的人家应是李姓而不是周姓,约于明末清初,自江西宁江府十字街大桥头几度辗转迁徙，经四川、贵州等地，最终定居于滇西南大山深处的峰岩洞中，至今已有11代人200多年历史。

据说，迁徙起初是为了逃避不堪重负的苛税杂役，后来在黔、滇等地种植大烟发了迹，引得当地土豪兵匪掠财夺命，于是逃匿于深山洞穴之中隐居。那时，洞口周围方圆百十里古木参天、藤蔓蔽日，外人很难发现。后来又先后接纳同是逃命至此的周姓、何姓等穷苦人家。新中国成立后，人民政府将这里划为南屏镇下辖的一个自然村。

而今，洞中和睦生活着李、周、徐、何、唐、任等六大姓共283人，均为汉族。洞中有正规的村民委员会，家家户户还有政府统一制发的门牌号码。洞中那位芳名远播的女教师十几年前便已远嫁他乡，村小学也由县政府投资从洞中迁到洞口，光线和空气都比洞中好。村小学旁还兴建了篮球场和一座显示现代文明的公共厕所。

## 节日习俗·五十分居节

令人惊讶的是，村里男人一到50岁，基本都与老伴分床而居，断绝凡夫俗念，各自陪着小孙子或小孙女安然就寝。当我意外发现这一"秘密"时，还以为是当事的老两口闹别扭了，结果朝万告诉我，这一习俗世代传承，老人们个个身体硬朗。不便对此奇异传统加以评说，倒是目睹村中几位古稀老人和年轻小伙子一起，荷锄上山。背粪下地，担水打柴，谈笑风生，在乱石嶙岣的山路上健步如飞。"洞主"李朝万说，峰岩洞村无论男女老幼，几乎没有一个懒人，洞中十来岁的孩子差不多已是半个劳动力。老人们大多很精神，不愿待在家里吃"闲饭"。无论儿孙如何孝顺，老人们都乐意自个儿上山去刨那几分苞谷地，说是常耕者常乐。

# 辑录2：一位老者苦练"铁裆功"的故事
## ——根据宋公得顺同学所讲追记

宋公得顺同学毕业于西安体育学院。该院所设学科中有人体解剖、生理学等基础医学课程，宋公受学于此，深谙人体结构与生理。当此之时，偶见一位老人闲逛学院操场旁边，目光炯炯，鹤发童颜，精神抖擞，走路生风。估计年逾七十。同学们观老人之神态，便有种种议论：或言其生活裕如，享受人生；或言其漫步轻云，逍遥取乐；或言其定有功法，护心养神。作为体育学院的学士们，大多猜想老人在练功，有人提议专门过府采访，得顺同学自在采访者之中。

同学们向老人说明来意，第一次老人微笑着谢辞。第二次老人说了：我是一个平常人、平常心、通常情、达常理的老汉。第三次就说，我是练着功，但我练的功，不适合年轻人练。第四次同学们说：我们是体育学院的学生，我们是响应政府号召，走在"发展体育运动，增强人民体质"旗帜前面的一代年轻人，自当有责任挖掘整理深藏于民间的健身方法，以便深入研究，加以提高，推广到社会，让全体人民受益。第五次，老人照实讲述了他所练的"铁裆功"，并展示了他自制的道具。老人独卧有年，他将遮掩床沿的床单揭起来，床底下摆着半斤到5斤重的沙袋，沙袋口并拴有一条可以系在阴囊上的布带子。老人说，沙袋从小到大，有半斤、1斤、2斤、3斤、4斤和5斤六种规格，每个规格的沙袋依次练2个月，现在已经满1年了。当前就只用5斤重的沙袋，打算一直用下去，不再更换。老人说：每次练功，系沙袋于阴囊，弯腰、扭臀，慢慢摇动半小时即可，每日坚持，至今无有间断。

回校后，几位参加采访的同学通过座谈讨论，形成了几点共识：

第一，"铁裆功"系民间功法，在道家圈子里秘传已久，值得挖掘、整理。

第二，以沙袋作为道具，在摇摆中使睾丸受到充分摩擦，增强了睾丸血液循环，或可增加睾酮分泌。睾酮的健身作用，需得运用中西医结合的思维模式，进行研究、提高。

第三，此次采访意义重大，参加采访的同学们一致同意，整理出一份采访报告，呈送主课老师。

听得顺同学讲，这份采访报告，当时很受院方重视。

# 辑录3：一例"隐睾症"自我按摩治疗的故事

## ——根据宋公得顺同学所讲追记

宋公得顺同学还讲过这样一则故事：他自幼患有一侧隐睾症，致患侧睾丸小如蚕豆，受"铁裆功"启发，自行康复治疗，经过一年按摩，患侧睾丸恢复如健侧之大小。自觉精力旺盛，体力大增。退休后，约好友登泰山观光，常为别人背负行囊，并不觉劳累。领队兰州所在社区老年服装模特表演，得到社区群众点赞。

# 附录一

## 文献综述辑要

345

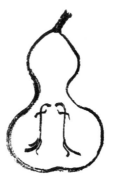

　　△在现代医学领域内，肿瘤学始终占据着前沿阵地。笔者在甘肃省肿瘤医院内科工作期间，曾经产生过与当下肿瘤三大经典治疗相悖的思想，认为肿瘤的经典治疗手段因袭了抗生素发明以后的"杀菌"观念，手术、放疗与化疗都力求"杀灭肿瘤"，这不符合肿瘤在本质上是一个生物学问题的新概念。因而在学术思想倾向上，追足于肿瘤的生物治疗（主要是诱导分化治疗）。

# 肿瘤新概念与诱导分化治疗①

## 一、肿瘤学的建立与经典的（或传统的）肿瘤模式

　　人类发现肿瘤已有3000年以上历史。不仅人类患肿瘤，动物、植物也有肿瘤。科学的肿瘤学始建于19世纪显微镜发明以后。1858年，Virchow在其《肿瘤病理学》一书中指出，"癌是细胞的疾病"，"机体是一个有序的细胞社会，在发育过程中细胞要服从自然的规律，如有扰乱，即可产生疾病"。Virchow建立了关于癌的基本知识，包括分类、癌与非癌的鉴别标准等。

　　经典的肿瘤模式概念是从微生物学衍生出来的，微生物学确实主张对外来的疾病传播者应彻底消灭。因此，人们采取了扩大的手术、强化化疗和根治性放疗，不过其结果并不理想。恶性肿瘤依然是当前危害人类健康的主要疾病之一，在传染病得到基本控制的国家，心脑血管疾病和恶性肿瘤已分别成为死亡原因的第一或第二位。全世界每年死于恶性肿瘤的有约700万人，其中中国约100万人。20世纪以来，对恶性肿瘤的流行病学、病因、预防、诊断、治疗以及基础研究的进步，使肿瘤学学科不仅成为一门独立的学科，并已分成若干分支。其成就已使肿瘤患者的三分之一有根治希望。尽管如此，一些最常见的肿瘤如食道癌、胃癌、肺癌、卵巢癌、肝癌以及脑瘤的5年生存率仍不及50%，特别是一些最常见的实体瘤的5年生存率多年来徘徊不前。被认为化疗效果突出的白血病，其死亡率仍然很高。造成这种情况有三个主要因素：①抗肿瘤药物的开发研究热衷于追求眼前效益，实际上，"新药"常常并不比老药好多少；②化疗的常见障碍是开始有效，以后即产生耐药，有些肿瘤对化疗药本来就不

---

①文献综述。本文由李振英完成于1995年12月。

敏感；③传统的肿瘤外科治疗及放射治疗水平已达到其发展的顶峰及平台区，很难再期望有新的突破。面对这一现实，为消除"危机"，除大力开展新药研制，阐明抗药机理，找出克服抗药方法外，科学界必须设法探讨新的治疗途径。因此，有必要审视经典的肿瘤模式，并由此而设想新的肿瘤模式。

癌症的传统模式。其内容可总结为五项基本原则：

1. 无性生殖系（克隆）。癌瘤的形成起源于单个细胞内的恶变。不管恶变是如何诱发的，肿瘤的一切特性都是由恶变细胞所赋予的，且表现得很明确。

2. 肿瘤与宿主间的关系。肿瘤与其原发组织的区别被认为只是在质量上，两者间的区别可表现于蛋白的合成、代谢的渠道或肿瘤特异性标记物等方面。这种区别还可被应用于诊断与治疗措施之中。

3. 恶性肿瘤的自主性。恶性肿瘤不服从正常调控，在行为上有它的自主性，如打乱对细胞的管制，对微循环的控制也不做应答。

4. 恶变过程的不可逆性。恶变过程在临床前的某阶段，已表现出其不可逆性，细胞的失常程度不但继续进展，并且不断积累，以至造成治疗的失败。

5. 杀死最后一个癌细胞。恶变过程是不可逆的，并且具有自主性和致死性，唯一取得治愈的方法是把肿瘤细胞完全杀灭。倘有残余则将会再度增殖，并使宿主处于不利之中。

传统模式决定了传统治疗手段，而后者面临的"危机"正是促动科学界探讨治癌新途径的契机。

## 二、肿瘤新概念与新模式

与传统的观念相反，癌细胞的后代并不一定总是癌细胞。其实验依据是Pierce 等于 1966 年最早报道的，小鼠睾丸畸胎瘤细胞可自发地分化为良性或正常细胞，而且这种分化在体外培养条件下可被增强。但当时学术界并未很快接受这种观点。因为畸胎瘤是少见肿瘤，缺乏代表性，对其分化机理也缺乏了解。而后，Friend 等在 1971 年发现，小鼠红白血病可被二甲基亚砜诱导分化合成血红蛋白。Schubert 等于 1971 年报道，神经母细胞瘤细胞也可被诱导分化，Collin 等于 1978 年、Huberman 等于 1979 年相继发现，人早幼粒白血病细胞可被二甲基亚砜和促癌剂佛波脂（TPA）诱导分化。Dexter 等于 1980 年报道，人结肠癌细胞可被用作分化诱导模型。这样一来，就产生了肿瘤新概念，即癌作为一种"遗传性分化缺陷病"的概念逐渐引起了学术界的注意。相应地，"诱导分化治疗"作为一种潜在的治疗方法也逐渐引起临床学家及科学家的兴趣。因此，有必要对设想的肿瘤新模式有一个深入的了解。

新模式指出，感染和肿瘤完全不同，后者来源于宿主体内。新模式对于癌的认识是以信息传递和调节控制为基础。它承认恶变是一个逐步进行的过程，但同时认为它们有逆转的潜在可能。治愈癌症的最后步骤是调动宿主的调控作用，而不是消灭最后一个癌细胞。新模式的内容亦可归纳为五项原则。

1. 无性繁殖系发育。癌是一个发展过程，而不是形态学实体。个体癌瘤的形成，来源于机体内的单个细胞，但肿瘤的细胞一直不断地对局部环境做适应性调节，并进行纯系繁殖。

讨论：无性繁殖是指结构一致的细胞群扩增。多数恶性病变都被设想为克隆来源，但能被事实证明的却很少。有些恶性病变其细胞是多形性的，如何杰金氏病，其中呈现恶性的细胞，在瘤体中只占有很少的一部分。在形态学上，许多肿瘤从不同部位取材，可看出组织学上或免疫组化上的异种性。临床上肿瘤的生长，有时会出现改变，肿瘤转移到不同部位，其生长速度也可以不同。肿瘤对激素和细胞毒治疗反复地出现反应性或缓解，也可部分地用异种性来解释。多发性骨髓瘤，恶性的浆细胞中所产生的M-蛋白，有时也出现不一致性。双克隆骨髓病是已被确认的事例，在病变后期还可偶然看到多克隆轻链的产生。以上关于异种性的根源，正是新旧模式的争论的核心，通过自发或诱发可使原来是单克隆的细胞，出现异向的发育。自发的趋异性是被普通接受的事实。诱发的异种性有两个实例：就是二氢叶酸还原酶基因的扩张，产生对甲氨蝶呤的抗拒，和P-糖蛋白（mdr排水泵）基因的扩增。如果无性繁殖系不是恶变过程中的一个明确特点，如果细胞群是在动力学或异种性方式下发育，结果将产生一个概念上和治疗上的困惑，就是如何能掌握肿瘤与宿主的区别，以便进行彻底治疗呢？

2. 癌细胞的结构大致正常。癌细胞的结构大部分正常（其中含有正常细胞发育的全部遗传信息），其恶性特征是由于少数基因和/或环境改变的结果。不过，这种改变对它们行为的某些方面都有很大的影响。

讨论：从形态学观点看，大多数的癌并不是畸变到已不能辨认，多数实体瘤仍保持和它们起源组织十分相似。淋巴样细胞瘤看起来就是淋巴细胞，它的基因结构、表面受体以及蛋白合成，仍然保留在淋巴样细胞个体发育中的某个特定时期，而且它们的发育就停止于此期（注：这一点可用张颖清氏提出的癌区滞育论来解释）。不过肿瘤细胞的代谢机能保持完好，依然正常地产生蛋白，对内外刺激做出适当反应，能维持营养物质的必要代谢即化学反应。

此外，至今尚未找到真正的"肿瘤特异"性标记物。而细胞的基因除了缺乏的以外，所有的信号都仍保留，基因的异常主要是由于表达的调控失常，大多数的癌基因依然编码在正常的蛋白质中。许多事实提示：恶变过程与特异的基因产物有联系，乳腺癌何以表现出三大类型（原位导管癌，进行性胸壁局部病变，广泛转移病变）？推论：肿瘤在适当条件下，生长、浸润和转移每发展一步，都是依靠特异编码的基因产物的细致作用。现已发现一种转移抑制基因（nm23）和它的产物，进一步说明了癌变过程具有内在的可逆转性。调节肿瘤代谢的物质（内分泌、自分泌或旁分泌），与调节正常组织代谢的物质是一样的。至今，还不曾证实有肿瘤的特异性激素，也从未能合成。以上实例指出：恶变过程是调控失衡的结果。在恶性细胞或组织中所看到的变化，不可能得到其他的生物学结论。可以认为：癌细胞的结构主要是正常的，但基因中的微细异常，却能使其生物行为出现极大变化。

3. 调控失衡。癌变过程的特点是调控失衡，而不是充分的自主性。

讨论：细胞生活在肽、激素和基质的环境中，相互作用以控制细胞的生物行为。最有争议的概念上的进展是：肽与激素的环境特异性。细胞到细胞和细胞到基质间的相互作用是不能被复制的。许多人体肿瘤都不能在动物宿主体外生长。许多病人体内循环着的瘤细胞不一定能形成转移。这些现象提示："成功的"肿瘤细胞不可能是完全自主的，它必然和宿主之间有充分的相互作用，以引导转移过程中的每一个步骤，从脱离瘤体，接触内膜、浸润到新血管形成，只要有完整的调控通路存在，就能为宿主对肿瘤的控制功能的重新建立提供机会。当我们把癌变看成调控失衡的结果，而不是什么肿瘤的自主行为时，则对一些临床现象就较易理解：隐形癌大大高于临床发生率，60岁以上的男人，隐形前列腺癌的发生率很高，80岁以上的男人甚至超过50%，但临床死于前列腺癌的，却低于10%；妇女乳腺隐形癌发病率也很高（已被病理检查证实）。在肿瘤与宿主之间，原发灶与转移灶之间有一个调控网络。例如：当原发灶经手术切除，局部放疗或全身化疗后，转移灶的生长也会出现变化；内分泌肿瘤，尤其是乳腺、前列腺和甲状腺肿瘤，都表现出有时间—生长速度变化现象，经长时期无瘤生存后又出现复发，甚至数度增长或转移后，又出现稳定。此外，它们对激素治疗也有较好的反应，这些都被认为是调控的作用，而不是如细胞毒的杀伤作用。

4. 癌变过程有潜在逆转的可能。持续存在的调控失衡能否复原？肿瘤自发消失或彻底治愈的实例尽管为数甚少但确实存在。例如：①地中海淋巴瘤经抗生素治疗后可以复原；②淋巴免疫系统肿瘤未经治疗时，经常出现恶化的缓解甚至肿瘤彻底消失；③隐形癌也许正是处在宿主与环境的生物学控制之下；④把恶性畸胎瘤细胞移植到小鼠的囊胚中，可诱发生产正常的基因嵌合体小鼠；⑤临床上胚细胞肿瘤，当接触铂类药物后，似乎细胞的分化得到改善并失去恶性本质，小细胞肺癌经化疗后，也出现类似情况；⑥维生素A的衍生物全反式维A酸在治疗前髓性白血病时，可克服受体缺陷的情况，至少部分地使恶变过程逆转，瘤细胞消失，说明治疗是通过细胞分化过程而不是杀伤；⑦急性白血病，使用全反式维A酸后，可使其恶性基因产物向下游调节；⑧使用抗过敏和激素治疗前列腺癌，其转录的c-myc基因下调；⑨有事实证明，肿瘤的DNA缺陷可用药物修复，药物能使信号的传送越过歧途，绕过失常的受体。总之，如果把癌看成是酶和酶作用的基质所组合成的调控失常的栅状物，则对癌症的概念，其核心就是调控机制。细胞受体和配体的数量，以及它们的特异性和特异亲和力，则将被作为治疗中的靶标。

5. 杀伤战术可能产生副作用。杀伤癌细胞可损害机体的正常反应性，使本已失衡的机体调控作用愈行恶化。

讨论：在化疗中，尽管细胞毒的药量在不断加大，除少数恶性肿瘤如胚细胞瘤和淋巴瘤外，大多数则只出现瘤细胞的消退，对患者的生存率并无改善。有人报道，在一组恶性淋巴样瘤中，加大药量治疗组并不比小剂量组疗效更好。小细胞肺癌，虽可获得临床上完全缓解，再经加强治疗也只能使很小一部分患者免于复发。有事实证明，细胞抗药性的进展不完全是自发的，也可能是诱发的。

铂类药物对能被它们治愈的肿瘤似与能诱导分化有关。干扰素和白介素对敏感细胞的作用也是通过调控机制（最好的例子是毛细胞白血病）。左旋咪唑对大肠癌的治疗效果被认为是来自宿主反应的改变。

即使是对早期乳腺癌的根治性处理，也许给机体带来不利影响。如加拿大国家乳腺癌普查实验组的资料表明：绝经前妇女用乳房的拍片查出的早期乳腺癌经根治术后，平均随诊8.5年，结果死于癌转移的机会还稍大于临床发现有症状的患者。

多数的抗癌药和放射线都能引起细胞恶变，这对生长在免疫组织的肿瘤具有最大的危险性。可能因为免疫组织的肿瘤属于调控系统的一部分，因而受到双重的攻击。这些肿瘤继化疗和/或放疗后，发生急性白血病的危险，在多发性骨髓瘤中为30%，在淋巴瘤中为10%，在乳腺、大肠、肺和睾丸癌中则低于2%，它们的调控和修复的功能都出现失常，而且没有有效的调节物可以替换。

结论：经一个世纪的临床观察和近10年来分子生物学令人惊异的发现，已明确认识到癌变过程可以逆转。以前曾竭尽全力采用杀灭癌细胞的方式治疗，但并未取得很大成功。当病情看来已被控制，新的癌变却又可能出现。从以往的经验和近代科学的进展，都已证明癌细胞与宿主可以共存，而且不必然损害宿主。根据上述，一个新的癌症模式已逐渐形成，并将有可能从根本上代替经典的（传统的）癌症模式。

由于癌症新模式的逐渐形成，在治疗战略上将要出现改变，我们将不再认为杀灭癌细胞是获得治愈所必需。可以肯定地说，现用的抗癌手段如手术、放疗和化疗都有很大作用，主要是可使肿瘤体积缩小，减轻器官负担，也许最后达到治愈。但最主要的是治疗的基础将会逐渐改变成免疫的或代谢的再调控机制。目前还在采用的大剂量或强烈的杀伤性治疗，将要慢慢地减少。当我们现在再次主张把应用生物学调控机制作为目的时，我们治疗的集中点也将随之改变，生物反应调节剂的应用必将显示出更大的价值。

Thomas Kuhn 在《科学革命的整体结构》（*The structure of Scientific Revolution*）一书中指出：人们在接受新的科学结论后，勇于改进的毕竟不多，对于接受重新概念化的癌的范例也会如此；但为了认识癌症，我们需要改革性前进。通过观察发现，有些实例提示出更深入、更详细的作用过程，这些过程是建立在细胞与细胞间信号传递和生物学控制的基础上的。最终，这些概念将被用于和细菌及病毒性疾病全然不同的癌症上。我们认为，对付入侵机体的外来者，无疑地应当进行无情杀伤，然而对待癌细胞却有所不同，因为它们只是出现在宿主本身正常体内的变异组织。在此，我们再次重审处理癌症应通过调整机制对它们的控制，而不是必须也不可能把所有癌细胞杀绝。

### 三、诱导分化治疗简介

Pierce 等于1960年最早报道了小鼠睾丸畸胎瘤可自发地分化为良性或正常细胞，且此种分化可在体外条件下增强。这一事实动摇了长期统治肿瘤学领域的一个传统概念，即"一旦成为癌细胞，永远就是癌细胞"。这一传统概念的核心是：恶性肿瘤细胞是不可能逆转的。直至20世纪70年代，先后发现环磷酸腺苷（cAMP）的衍生物如8溴——cAMP或双丁酰cAMP，可在体外使某种肉瘤及神经母细胞瘤的一些恶性表型逆转，以及二甲基亚砜（DMSO）可使Friend红白血病诱导分化，说明恶性肿瘤细胞有再分化的可能。继而有人用微量注射法将小鼠睾丸畸胎瘤细胞注入小鼠胚囊，经培养后再植入假孕的雌鼠子宫，结果生出完全正常的小鼠，说明癌细胞的后代可以是正常的细胞。在人肿瘤的体外实验中发现，神经母细胞瘤及人白血病细胞可以形成具有正常形态的集落。这些实验结果对癌的旧观念都提出了挑战。至1986年，Reiss等分析总结了常用的分化诱导模型（如白血病、畸胎瘤、神经母细胞瘤及上皮性肿瘤黑色素瘤、乳腺癌、结肠癌及鳞状细胞癌等）及各种分化诱导剂。使肿瘤逆转的研究成为肿瘤生物学的一个热门话题，其研究包括诱导分化剂的进一步发现和分子改造、作用机理、体内抑瘤作用及临床应用等。据报道，目前世界上许多实验室都在筛选寻找新的分化诱导剂，如日本东京的应用微生物研究所、美国的耶鲁大学病理学系。我国自1984年开始用HLS86019及BC-4等多种有效的分化诱导剂，这些成果不但雄辩地证明肿瘤在一定程度上可被逆转，更为肿瘤的治疗和化学预防树立了一个新的里程碑。因而，对于诱导分化治疗的范畴、作用机理及其研究目标有必要做进一步了解。

#### （一）范畴

1. 内源性分化诱导剂

内源性分化诱导剂是指肿瘤或宿主细胞所产生的具有分化诱导作用的化学物质。已发现小鼠骨髓干细胞在其他细胞（如脾细胞或肾细胞）作为滋养层的软琼脂培养中可形成粒细胞或巨噬细胞集落，这是因为滋养层细胞能分泌一种类蛋白质，后者使培养的干细胞生长和分化成上述两类细胞，这类蛋白质称为巨噬细胞粒细胞诱导剂（Macrophage and Granulocyte Inducer，MGI）。后来又发现刺激细胞生长和分化是不同的蛋白质，分别简称为MGI-1和MGI-2。MGI-1

诱导细胞的生长，又称集落刺激因子（Colony Stimulating Factor，CSF），MGI-1又可分为巨噬细胞集落和粒细胞集落两种，分别简称为 MGI-IM 和 MGI-IG。MGI-2 诱导骨髓干细胞或白血病细胞的分化，但不诱导集落形成，又称为粒细胞巨噬细胞分化因子（MG-DF），也可有不同的蛋白因子使干细胞分别分化成粒细胞或巨噬细胞。已证明 MGI-2 是一种 DNA 结合蛋白，而 MGI-1 则不能和 DNA 结合。

类固醇化合物，如糖皮质激素和 $I,25(OH)_2D_3$、二甲基甲酰胺（人体能自身合成，故属于内源性物质）也可使粒性白血病细胞分化。

环磷酸腺苷（cAMP）是一种有效的诱导分化剂，是体内很多激素的第二信使，其主要功能是激活蛋白酶 A，通过某些蛋白质的磷酸化来体现激素的生理效应。近年来证明，cAMP 能在体外引起某些癌基因转化细胞的分化，使生长延缓、形态趋向正常，在人体中也证明瘤内注射双丁酰 cAMP 可使脑恶性胶质细胞瘤明显缩小。

属于细胞因子的肿瘤坏死因子（TNF）、干扰素对 HL-60 白血病细胞也有分化诱导作用。

近年发现，神经节苷脂（属糖脂）对 HL-60、U937 和 J62 白血病细胞等也有分化诱导作用，对人肝癌细胞也有类似的分化作用。

2. 外源性分化诱导剂

外源性分化诱导剂是指肿瘤或宿主细胞不能自身合成而必须依赖外源补给的分化诱导剂。已发现的有：①无机化合物如亚硒酸钠（$Na_2SeO_3$）；②简单的有机化合物如正丁酸、DMSO、六次甲基双丁酰胺（HMBA）、N-甲基酰胺（NMF）；③维生素 A 类又称维 A 酸或视黄类化合物；④佛波脂类化合物，如 12-0-十四酯酰佛波-13-乙酸（TPA）；⑤抗生素，如放线菌素 D、丝裂霉素、衣霉素、阿霉素、表柔比星、阿克拉霉素、普卡霉素等；⑥抗癌药，如 6-硫鸟嘌呤、5-氮杂胞嘧啶、5-溴胱氧尿苷、阿糖胞苷、甲氨蝶呤、环磷酰胺、羟基脲、三尖杉碱等。过去只认识到抗癌药是细胞毒性质的杀伤剂，目前则认为抗癌药的一部分是通过分化诱导作用来实现其药效的。其中以放线菌素 D、5-溴胱氧尿苷的诱导分化作用最强，阿糖胞苷次之、羟基脲、丝裂霉素等较弱。

（二）方法

1. 肿瘤分化诱导的体外实验研究

（1）癌基因转化细胞的分化诱导。从人膀胱癌 T-24 中分离出来的癌基因

H-ras去转染NIH3T3细胞，使细胞转化成恶性后，可发现其生长加速、接触抑制丧失、细胞内cAMP浓度降低。再用可以升高细胞内cAMP浓度的化合物如双丁酰cAMP、8-溴cAMP、霍乱毒素或氨茶碱去处理细胞，可使细胞趋向扁平、伸展、折光率降低、细胞骨架增多、胞质微管网伸展、微丝聚合，其中肌球蛋白含量增加，最后细胞形态恢复成典型的正常成纤维细胞，并且使对数生长速率和饱和密度降低，接触抑制恢复，细胞停留在G1期。另外，编码血小板衍生生长因子（PDGF）的sis癌基因所转化的NIH3T3细胞同样可被cAMP或其衍生物所逆转。

（2）非实体瘤的分化诱导。主要集中对白血病和红白血病的研究，采用的细胞株一般为HL-60、M1、Friend红白血病细胞和K562红白血病细胞。①视黄类化合物如DMSO、HMBA等化合物可使HL-60分化成粒细胞，表现为生长抑制、细胞体积缩小、核浆比下降、核仁减少或消失、染色质浓缩，以及出现一定比例的中幼、晚幼、杆状及少数分叶核细胞。②DMSO、HMBA、MMC、阿克拉霉素、6-巯基嘌呤和阿糖胞苷等可使Friend红白血病细胞诱导分化，经原红细胞分化成红细胞。分化的主要生化指标是血红蛋白的出现。

（3）实体瘤的分化诱导。多数鼠类或人类实体瘤的培养细胞可被分化诱导。比如人肝癌细胞株SMMC-7721，可被全反式视黄酸（RA），配合异视黄酸（IRA）、cAMP或亚硒酸钠诱导分化。用RA处理的细胞核小而规则，呈圆形或卵圆形，多数仅有1个核仁，胞质中核蛋白体较少，分泌空泡增加，线粒体增多，接近正常细胞。

2. 肿瘤分化诱导的体内实验研究

（1）肿瘤分化诱导的动物实验。分化诱导剂可预防和抑制致癌剂（包括病毒）对动物的致癌作用，如视黄醇醋酸脂可抑制N-甲基-N亚硝脲诱发的乳腺癌，使癌灶减小，发生延缓。第二代视黄类化合物可明显抑制人支气管肺癌在无胸腺小鼠体内的增殖。国内也报道RA、维胺酸和维胺脂对小鼠前胃鳞形上皮癌或大鼠食管癌变有抑制作用。

（2）人体内肿瘤的分化诱导。目前对白血病，尤其是急性早幼粒白血病已取得较好的疗效。应用最多的首推视黄类化合物。国内全反式视黄酸治疗急性早幼粒细胞白血病交流会上报道，在706例初治患者中，85.4%可获完全缓解，而81例复治病人中74%完全缓解。单用RA的缓解率为85.2%，而RA加化疗的缓解率为82.5%，并不高于单用RA。

## （三）作用机理

1. 分化诱导剂和细胞膜糖复合物改变的关系。细胞膜上的糖蛋白 gP160 可能是细胞膜上某些生长促进因子的受体，后者糖化增强后，可阻断与生长促进因子的结合而导致增殖抑制。RA 和亚硒酸钠还能改变 SMMC-7721 肝癌细胞表面糖链的异常结构，使其向正常方向转化，表现为对各种凝集素的亲和力改变。糖链结构的改变又直接影响细胞的恶性行为，很可能与接触抑制的恢复有关。

2. 分化诱导剂和蛋白激酶的关系。cAMP 在细胞内主要是通过 cAMP 依赖性蛋白激酶（蛋白激酶 A，PKA）而发挥其生物效应的。

3. 分化诱导剂和癌基因的关系。TPA 或磷脂酶 C 处理 HL-60 细胞 3-4h，用放射性核素标记的基因探针可测出癌基因 c-myc 转录的 mRNA 明显减少，而在 HL-60 细胞中 c-myc 基因被放大 15~30 倍，故 TPA 使 c-myc 转录下降提示细胞向正常方向转化（逆转）。

## （四）目标

诱导分化治疗研究现正朝两个目标前进：一是临床治疗观察；二是癌的化学预防。

1. 临床治疗观察，亦即人体内肿瘤的分化诱导。

2. 癌的化学预防。有的流行病学家认为，未来十年人类癌症预防最有希望取得突破的领域是癌症的药物预防（化学预防）、改善膳食与营养、控制职业致癌、停止吸烟。其中，癌症的药物预防是肿瘤防治的崭新领域。因此，美国、日本和我国科学家都在组织进行相当规模的癌化学预防药物的筛选。

## 参考文献

［1］哈献文. 癌瘤概念的新认识［J］. 中国肿瘤，1993（10）.

［2］韩锐. 肿瘤的化学预防及药物治疗［M］. 北京：北京医科大学，中国协和医科大学联合出版社，1991.

［3］汤钊猷. 现代肿瘤学［M］. 上海：上海医科大学出版社，1993.

［4］李振. 恶性肿瘤的化学治疗与免疫治疗［M］. 北京：人民卫生出版社，1990.

［5］张颖清. 生物全息诊疗法［M］. 济南：山东大学出版社，1987.

# 肿瘤生物治疗的范畴与方法[①]

1982年，美国国立癌研究所（NCI）的 Oldham 博士创立了生物反应调节（Biological Response Modifier，BRM）理论。1984年，又明确地提出了肿瘤治疗第四程式——生物治疗（Four Modality of Cancer Treatment——Biological Treatment，BT）。传统的免疫学术语由于 BRM 理论的出现而显示其局限性。免疫治疗改为生物治疗，免疫兴奋剂、免疫增强剂、免疫抑制剂、免疫调节剂等术语均改为生物反应调节剂。根据 BRM 理论，在正常情况下肿瘤的发生乃至增殖与扩散，完全是这种动态平衡失调所致，如果将已经失调的状态人为地调整至正常水平，则可控制肿瘤的生长，并促其消退。BRM 理论的确立使肿瘤的生物治疗具备了理论基础，而生物工程技术的开发利用又使生物治疗的临床应用成为可能。比如采用细胞工程技术可大量生产巨噬细胞、细胞毒 T 淋巴细胞、自然杀伤细胞、淋巴因子活化的杀伤细胞等细胞毒活性细胞，以及分泌单克隆抗体的杂交瘤细胞，基因工程和技术则可大量生产白细胞介素、干扰素、肿瘤坏死因子、免疫球蛋白因子及克隆刺激因子等 BRM 的十多种细胞因子。于是，在1985年 NCI 的 Rosenberg 所领导的实验室首次报道了联合应用 IL-2/LAK 治疗恶性肿瘤的结果，对化疗、放疗等常规疗法疗效不佳的肿瘤患者，应用该方法可产生30%～50%的有效率，经治的25名病人中有11人的肿瘤组织明显消退（肿瘤组织减少50%以上），其中1人的肿瘤完全消失。这一研究结果表明，肿瘤的过继免疫治疗临床疗效肯定、发展前景广阔。

我国山东大学张颖清教授发现的生物全息律应用于肿瘤学，其贡献是：一是创立了"全息胚癌区滞育论"。他指出，生物体是由处于不同发育阶段具有不

---

①本文由李振英完成于1994年5月。本文承兰州医学院血液病研究所副教授卯新民校阅，特此致谢。

附录一

同特化程度的全息胚组成。如果生物体上的这些由体细胞而来的全息胚在重演整体发育的过程中，全息胚的发育受到了抑制，全息胚恰巧滞育在卵裂期到桑葚胚这一发育阶段，不向前发展了，而只是进行单纯的生长，那么全息胚的细胞就会快速分裂、密集成团、细胞大小不一，这个全息胚就成为通常所说的癌。

二是提出了促进或诱导全息胚分化的全新治癌战略。其主导思想是利用全息胚分化促进剂，使滞育在癌区的全息胚得到分化，从而穿出癌区成为正常细胞。他将促进或诱导全息胚分化的方法分为三类：第一类，称为全息胚分化促进剂，这是建立在全息生物学理论基础上的全新的抗癌药物系列，其特征是具有明显的抗癌指示性状，无副作用和无致癌性；第二类，为生物全息针刺疗法；第三类是用诱导机体发热或其他物理方法治疗癌症。

目前，可以将肿瘤生物治疗的范畴与方法概括为十个方面。

## （一）全胚（鸡胚、羊胚与人胚等）及其提取物疗法

胚胎组织和器官处在迅速的分化、发育之中，在胚胎组织中应该有较多的全息胚分化促进剂。癌移核实验及嵌合体实验都证明了卵或早期胚胎组织中存在着可使癌细胞正常化的全息胚分化促进剂。使用时，可单独使用，亦可掺入配方中使用，或焙干、研粉，或制成组织匀浆，或如胎盘组织液一样制成"全胚注射液"，也可作为组织下埋藏或移植材料。

## （二）脏器疗法

在胚胎学的实验中，肝脏、肾脏都早已作为某些器官分化的诱导物。比如庄孝慈用蝾螈的新鲜肝脏，在蝾螈的早期原肠胚中诱导出不同的器官，如尾、原肾、脑、听索、脊索、鼻、眼和平衡器等。事实上，取自各种的两栖类的、水蚤的、哺乳类（包括人类）的每一种器官或组织的碎片都具有诱导能力。这些能够诱导、分化的器官和组织，都是全息胚分化促进剂，都应能治疗癌。设想，胸腺、肾上腺、甲状腺、胰腺等组织的埋藏，不仅能够调整、提高免疫功能、内分泌功能，还可能存在诱导分化癌的作用。使用时，单用或入配方，焙干研粉，或做成组织匀浆、组织注射液、组织移植材料。

## （三）热疗

按其适应证和禁忌证选择病例，决定治疗方法及疗程。

## （四）全息针刺疗法

其原理仍为穴位对应治疗。根据张颖清在1973年的发现，多选用第二掌骨侧的有序穴位群，这是一组遵循穴位全息律的全息穴位，一般取十二个穴位，分别对应人的头、颈、上肢、肺心、肝胆、胃、十二指肠、肾、腰、下腹、腿、足等部分。山东全息医疗保健仪器公司生产的全息诊疗仪，采用脉冲电流，对人体产生局部磁场效应，疗效比手法针刺更为显著。

## （五）药物治疗

生物治疗范畴的药物不包括细胞毒——抗癌化学药物。生物治疗药物的共同作用机制是促进癌细胞的分化，诱导癌细胞逆转为正常细胞，根据不同的理论基础可分为三大类：

1. 全息胚分化促进剂，已如前文所述。

2. 传统中药方剂。近年来，各地在肿瘤治疗中，对传统中药方剂进行了大量临床与实验研究。研究得较多的是扶正培本、活血化瘀、清热解毒、软坚散结、化痰祛湿和以毒攻毒等六个方面的方剂与药物。

3. 代谢调控物质：

（1）环核苷酸。环核苷酸在细胞生长、增殖和分化上起着重要的调节作用。细胞的生长、增殖与cAMP呈负相关关系，与cGMP则呈正相关关系。当给荷瘤机体以双丁酰环核苷酸（DB-cAMP）或给培养瘤细胞以cAMP时，可控制肿瘤细胞的增殖并促进分化。

（2）生长因子和生长抑制因子。生长因子能使癌细胞活化，促使癌细胞增殖过程加快，而生长抑制因子（如肿瘤坏死因子、肿瘤生长抑制因子、肿瘤移动抑制因子、生长抑制因子等）对肿瘤的失控增殖则起负向调节作用。

（3）诱导分化药物。能促进肿瘤细胞逆转为正常细胞。这方面的实验研究工作已取得了一定的成果。例如，多种白血病细胞可被二甲亚砜、丁酸、cAMP、维生素A酸、$I, 25(OH)_2D_3$、二甲基甲酰胺、环己烷乙酰胺、DB-cAMP、硫杂脯氨酸以及N-甲基甲酰胺等促分化物质所诱导，向正常细胞分化。

（4）癌基因与抗癌基因。癌变是基因病变。设想可以利用基因工程技术修补改变了的基因，或用基因载体把能抑制癌基因表达的基因导入癌细胞内，使癌基因关闭起来，或用单克隆技术制备出癌基因产物的单克隆抗体以杀灭癌细胞等。便有可能促使肿瘤逆转以至消退。比如有人将正常的抗癌基因导入抗癌基因突变的果蝇体内，使肿瘤的发生受到了明显抑制。

### （六）内分泌治疗

按照经典理论，内分泌治疗的目标是调整神经内分泌功能。而在生物治疗中，内分泌制剂是作为细胞分化促进剂，亦即全息胚分化促进剂来使用。

1. 甲状腺素是一种促进生长、发育、变态和分化的激素。实验显示甲状腺素可以激发起变态这样的迅速分化和发育，当蝌蚪丧失甲状腺时，它们继续生长而不变态，而喂甲状腺素的蝌蚪，却提早变态。变态是一种强烈的分化过程。W. Etkin指出："在和变态的关系上，甲状腺是无双的。"可见，甲状腺素显然是使全息胚在发育时间轴上向前发育的物质，应该能够治疗癌症。而且，已有许多事实证明，甲状腺素的缺乏与癌有关，如乳腺癌已被证实与缺碘有着肯定而明确的关系，缺碘会导致甲状腺素合成减少，从而使血液中甲状腺素浓度下降。甲亢患者的甲状腺素分泌过多，戴维斯发现甲亢患者乳腺癌发病率远比甲状腺功能正常者低得多。另有人认为，甲亢病人很少发生乳腺癌、卵巢癌和子宫癌。日本学者曾报告，慢性淋巴性甲状腺炎伴甲状腺功能低下患者，发生乳癌的危险性比无甲状腺病者高5倍。

用法：（1）甲状腺片，开始7.5～30 mg/d，以后渐增至90～180 mg/d，维持量60～120 mg/d，均分为三次口服。

（2）三碘甲状腺素钠，开始10～20 mg/d，以后渐增至80～100 mg/d，分2～3次口服。

注意：大剂量可引起震颤、神经兴奋性增高、失眠、心绞痛、头痛、心悸、腹泻、体重减轻、肌肉痉挛甚或心衰。故应随时测定BMR，必要时停药，停药后上述症状即可消失。

2. 雌激素也是促进分化、促进发育的物质。日本已经有过相关报道，雌激素可以抑制胃癌。另有报道称，雌激素可以抑制前列腺癌的发生。

用法：己烯雌酚，一般剂量，每次0.5～1.0 mg，每日0.5～6.0 mg。

注意：本品可引起恶心、呕吐、头晕、头痛，偶有皮炎发生。治疗过程中多有水肿发生，应用时加服维生素B4、环戊噻嗪。

3. 黄体酮能促进子宫内膜的组织变化，并维持妊娠的正常进行和促进乳腺的发育。缺乏黄体酮可致流产。显然，黄体酮是促进分化和发育的物质。所以，可用来治癌，而副作用很小。黄体酮化合物主要用于子宫内膜癌（子宫体癌），有时用于乳腺癌。

用法：黄体酮10～20mg，im，gd。

注意：心脏病、肾病、哮喘和癫痫患者慎用。

4. 糖皮质激素以组织特异的方式影响核酸及蛋白质的合成。如氢化可的松可以促进乳腺和鸡的视网膜的分化。故属全息胚分化促进剂，可以治癌。1981年，Evans等已发现糖皮质激素有抑制靶细胞癌变的作用。

用法：醋酸泼尼松，口服5～10mg，2～4次/日。

注意：长期大量应用可引起与皮质功能亢进相似的症状，如高血压、心动过速、月经障碍、阳痿、浮肿、肥胖、毛发增多、痤疮、骨质疏松、抵抗力低弱、糖尿、无力、精神异常等。长期大量用药者，不可突然停药，以免产生皮质功能不足的症状。服药期间，应控制钠盐摄入，并适当服用氯化钾。

5. 胰腺可促进乳腺泡状细胞的分化。当属全息胚分化促进剂。

用法：胰岛素注射液（普通胰岛素），每支10 mL：400 U：10 mL：800 U。一般每次4～15 U，3～4次/日。对中晚期肿瘤病人，可试行。

极化液疗法：10%葡萄糖500 mL，加普通胰岛素8 U，氯化钾1.5 g，静滴，1～2次/日，7～14日为一疗程。

注意：大剂量可引起低血糖甚至休克，注射局部易发生皮肤发红、硬结，偶有过敏反应，如荨麻疹、血管神经性水肿。极个别患者有过敏性休克。

### （七）免疫治疗

根据全息生物学理论，免疫活性细胞的产生是一些全息胚分化和发育的结果。在临床上，先天性免疫缺损及因某种原因长期使用免疫抑制剂的人，其恶性肿瘤的发病率远远超过正常人。那是因为全息胚分化能力低，滞育在癌区的概率相应增加。全息胚分化促进剂在促使癌的发育突破滞点、穿出癌区、向正常细胞转化的同时，还可以促进免疫细胞的分化、发育和成熟，从而能够促进机体的免疫机能。

肿瘤免疫治疗已有近百年的历史，20世纪70年代末以前，虽曾有过数次热潮及巅峰，但其临床疗效平平，以至令人失望。至80年代初期以来，由于细胞生物学、分子生物学及生物工程技术的发展才使之有了新的转机。传统的免疫学术语，由于生物反应调节剂这一新的学术术语的出现而现其局限性。目前，免疫兴奋剂、免疫增强剂、免疫调节剂等术语均改为生物反应调节剂。相应地，免疫治疗亦改称生物治疗。

生物治疗是近代恶性肿瘤化学治疗（以1942年氮芥被用于淋巴肉瘤的治疗为起点）40年后的第一条新途径，故特称肿瘤治疗的第四程式。它是通过补体或刺激体内产生BRM物质（细胞或分子），将肿瘤与机体间的动态平衡的失控调整至正常水平，使肿瘤消退。当前，肿瘤生物治疗的四大支柱是：①单克隆抗体及其交联物；②免疫活性细胞过继输注；③特异性自动免疫；④淋巴因子/细胞因子。生物治疗的本质特点是利用机体抵抗肿瘤中所产生的天然物质。当初，Oldham只是将细胞因子、淋巴因子等细胞激素（Cytokines），亦即具有免疫激活作用的因子归入BRM，而日本学者冢越则把免疫抑制作用也归入BRM，并以小柴胡汤能诱导人淋巴细胞产生γ-干扰素，并在免疫锁链中可以以IL-I到辅助T细胞，最后到IL-2的产生逐步扩展，故认为小柴胡汤亦有BRM的作用。肿瘤也应成为中药方剂的应用领域。现今，国内学者对BRM的分类如下：

1. 来源于微生物：卡介苗（BDG）；短棒状杆菌菌苗（CP）；溶链菌（OK-432）；流产布氏杆菌剂（Bru-Pel）；颗粒性丙酸菌（KP-45）；索因子（Cord Factor）；壁氨酸二肽类（MDP）；羟氨苯丁酰亮氨酸（Bestatin）；辅酶Q—泛醌类（Ubiquinone）。

2. 来源于高等植物的小分子化合物：马兜铃酸；千金藤碱；萜内酯类。

3. 多糖类：来源于酵母的葡聚糖；香菇多糖；云芝多糖K（DSK）；茯苓多糖；猪苓多糖；银耳多糖；黄芪F3；女贞素IF-E。

4. 合成药物：左旋咪唑；NDT-15392；5-巯吡哆醇；羧氨氰丙啶（BM12531）；2-巯丙酰苷氨酸；二乙二硫氨甲酸钠（DTC）；马来酸酐二乙烯醚类；烃基溶血卵磷脂（ALP）；丙胺肌苷；氯二苯胺二羧酸钠（CCA）。

5. 来源于高等生物：胸腺素；免疫核糖核酸（iRNA）；苏赖脯精肽（Tuftsin）；细胞因子和淋巴因子有干扰素（IFN）、白介素（ILS）、集落刺激因子（CSF）、肿瘤坏死因子（TNF）、转移因子（TF）、巨噬细胞活化因子（MAF）、B细胞生长因子（BDGF）、生长抑制因子等。单克隆抗体有抗T细胞抗体、抗TS细胞抗体与药物、毒素或同位素结合的抗体等。效应细胞有巨噬细胞、NK细胞、NC细胞、CTL细胞、TIL细胞、LICC、LAK细胞等。

6. 其他。如肿瘤相关抗原、同种免疫、骨髓移植等。

## （八）食物疗法

有两方面的含义：一方面为肿瘤患者补充合理营养成分；另一方面通过食物增强治疗效果。食疗研究的目标是：为肿瘤患者提供系列化食谱，并研制一批适于肿瘤患者的食品、饮料。

## （九）气功治疗

气功治疗的实质是信息治疗。这种信息对病理过程起特殊作用，它能调控大脑皮层功能，打通受阻的经络，激活脏腑及周身固有的生理机能，祛除病邪，强身健体。宇宙具有场能，人体亦具有场能，练功的目的在于沟通人与宇宙场之间的信息，达到信息相通，同步共振，从而获得治疗效果。

## （十）心理治疗与护理

研究重点应放在神经精神免疫学方面，其目标是：改善肿瘤患者的精神状态；全面实行临终关怀；三级止痛，达到无痛的临床指征。

# 肿瘤逆转与生物全息疗法<sup>①</sup>

【按】1994年9月，我参加了在武都召开的甘肃省第三届肿瘤学术会议，并以《肿瘤逆转与生物全息疗法简介》为题，做了大会发言。

我在肿瘤内科工作期间，在治疗方面，还是执行着时行的化疗方案。但在理念上，我对化疗的总体效果及其所造成的不可避免的毒副作用感到遗憾。张颖清教授提出的全息胚学说，以全息胚癌区滞育论阐述了癌的生物学特性，并且提出了治疗癌症的新策略，即采用全息胚分化促进剂（广泛存在于动、植物界），促进肿瘤细胞分化而最终逆转为正常细胞。这在当时，只是新理念、新概念、新策略，而到今天，肿瘤学界在临床和基础研究中，已经将诱导分化作为一项重要内容。

目前，在肿瘤治疗上仍然沿用着手术治疗、放射治疗与化学治疗。但是，要想从根本上解决肿瘤病人延长生命和达到治愈的问题，则有赖于运用纯生物学的方法去逐步探明肿瘤细胞的生物学特性及其生物学行为。这是因为，癌在本质上是一个最根本的生物学问题。

20世纪70年代以来，随着分子生物学、细胞遗传学等技术的飞速发展，肿瘤逆转研究已从初期概念深入到逆转规律性的探索，即以细胞生长、繁殖、分化及恶变的内在规律为根本理念，采用各种手段，诱导肿瘤细胞向正常方向分化，以达到消除恶性肿瘤、控制肿瘤的目的。免疫治疗、内分泌治疗以及生物学疗法、生物反应调节剂治疗肿瘤、代谢调控肿瘤表型、生物全息疗法等，都是肿瘤逆转研究的重要内容。本文拟在复习肿瘤逆转研究进展的基础上，重点

---

①本文由李振英完成于1994年6月2日。

介绍生物全息疗法。

## 肿瘤逆转的可能性

癌细胞逆转是肿瘤学中的一个崭新的领域，也是目前癌瘤生物学的核心问题之一。如果一旦解决了癌细胞逆转的机制，它将为抗癌工作开辟新的战场。

（一）肿瘤逆转的细胞学特性和机制

近十年来，在肿瘤领域中，癌细胞（或转化细胞）的表型控制或逆转的概念逐步形成。逆转是癌变的对立面，它具有以下细胞生物学特性和机制。

1. 某些癌细胞或转化细胞具有分化潜能，分化潜能的恢复体现在细胞出现分化结构和产生特化物质（专一性蛋白等），有时分化成终末细胞，甚至偶尔由癌细胞发育成整个生物个体。

2. 在特定的条件下，经诱导物作用或细胞内外环境变动，可导致癌细胞或转化细胞失去部分或全部恶性表型。

3. 影响细胞表面结构包括受体等，通过膜与基因的交互作用，达到控制细胞表型效应。

4. 干预遗传信息流中某些环节，如诱导组蛋白或非组蛋白对基因的启动或关闭，附加基因或外源性RNA引入对转录或后转录的干扰，对转化蛋白（包括某些肿瘤抗原）表达的控制，从而影响恶性表型。

（二）肿瘤细胞逆转为正常细胞过程中不能缺少的特异性物质

实验证明，把特异性物质加进处于培养条件下的细胞内，可以促使神经母细胞瘤的瘤细胞分化为成熟的神经细胞。这些特异性物质有：

1. 神经生长因子。

2. 二甲亚砜是一种非天然产生的物质。

3. MGI蛋白质是一种天然的、基本上无毒性的物质。

4. cAMP。细胞的生长、增殖与cAMP量呈负相关关系，而cGMP则与增殖有密切关系。

## 肿瘤治疗战略分析

1928年，费莱明发现了青霉素的抑菌、杀菌的抗生作用。随后，各种抗生素层出不穷，为人类征服感染性疾病做出了重大贡献，但同时，杀死或阻滞目标物的治疗思想也成为现代医学中的根深蒂固的主导治疗思想。因而，这样的治疗思想也被理所当然地应用到癌的治疗之中。现今沿用的肿瘤治疗的三大手段，实际上都是这种主导治疗思想的运用。

## （一）手术治疗

除白血病和恶性组织细胞增生症等外，几乎绝大多数早期恶性肿瘤都可以考虑争取手术切除。而其弊端是：

1. 手术毕竟要受病种和病程的限制。

2. 手术创伤对有机整体的脏器功能和抵抗力有明显的不良影响。

3. 手术创伤往往是造成肿瘤组织播散、种植的直接原因。

## （二）放射治疗

放射治疗的作用是用不同来源的辐射引起细胞结构和功能的改变，甚至杀灭，从而达到控制肿瘤生长的治疗目的。其弊端是：

1. 放射性治疗受病程和体质条件的限制。

2. 辐射往往引起组织损伤、骨髓抑制及全身免疫功能障碍（杀伤白细胞）。

3. 辐射是最重要的致癌物。

## （三）抗肿瘤化学药物治疗

其作用机理主要是影响嘌呤或嘧啶的合成，破坏DNA或抑制DNA生物合成，也可抑制DNA的复制或转录，或使mRNA的翻译或蛋白质合成受阻。其中有些药物则通过直接抑制细胞的有丝分裂而起作用。其主要弊端是：

1. 化疗适应证受病程及体质条件限制。

2. 并不是全部肿瘤都对化疗药物敏感。

3. 化疗药物抑制免疫功能、骨髓造血功能，损伤肝、肾及消化功能。

4. 抗癌药已列入医源性致癌范围之内。

鉴于此，张颖清力主生物全息疗法，希望推广使用全息胚分化促进剂，并对全息胚分化促进剂、细胞抑制剂及干扰素、转移因子等三种抗癌战略进行了对比。

全息胚分化促进剂 ── 单刃作用：只攻击癌细胞

两利作用 ── 使癌细胞正常化

增进机体的免疫机能

细胞抑制剂 ── 双刃作用 ── 攻击癌细胞

攻击正常细胞

两害作用 ── 诱发新的癌症

抑制机体的免疫机能

干扰素、转移因子等──增进机体的免疫机能。

## 生物全息疗法简介

### （一）全息生物学的发展

1972年，张颖清对穴位和经络的实质做了创新性的解释；1973年，发现了穴位分布全息律和生物全息律；1974年，出版了《针麻的物质原理》一书；1980年，《生物全息律》论文首先在《潜科学》发表；1981年，《生物全息现象》和《生物全息律》分别在《自然辩证法通讯》和《自然杂志》发表；1982年，出版了《生物体结构的三定律》一书；1983年，在山东大学学术报告中提出全息生物学理论体系；1985年，发表《生物全息学说和全息生物学》《全息生物学概论》；1987年，出版了《生物全息诊疗法》一书，另有《全息生物学》一书正在出版中。全国已开了四次生物全息律学术讨论会，国内已有70多种杂志、报刊对生物全息律和全息生物学做过介绍。1990年5月13日，在新加坡召开了第一届国际全息生物学学术讨论会。大会宣言称："这门学科在本世纪生物科学史上占有极为重要的地位。"张颖清教授被尊为全息生物学之父，国际全息生物学会终身主席。在国外，全息生物学理论已引起美国、日本、瑞典、巴西、印尼、澳大利亚等国有关学者的兴趣，认为"这是一个直到现在还很少被人开拓的研究领域"，"这些见解无论在理论上还是在实践上，都有非常应该考虑的生物学的重要性"。

## （二）生物全息疗法简介

在癌形成机制上，张颖清提出了独特的"全息胚癌区滞育论"。他指出：生物体是由处于不同发育阶段的、具有不同特化程度的全息胚组成。如果生物体上的这些由体细胞而来的全息胚在重演整体发育的过程中，全息胚的发育受到了抑制，全息胚恰巧滞育在卵裂到桑葚胚这一发育阶段，不再向前发展了，而只是进行单纯的生长，那么全息胚的细胞就会快速分裂、密集成团、细胞大小不一，这个全息胚就成为通常所说的癌。对羊膜动物来说，发育时间轴上的卵裂期和桑葚期是一个危险区域，因为全息胚只要滞育在这一区域，就是癌。能够证明癌区滞育论的事实有：

1. 成人肿瘤中存在着癌胚抗原，已经发现的有 AFP、CEA、CEA-S 等十几种。

2. 癌移核实验。如把青蛙癌的一个细胞核移植入正常蛙的去核卵中，这个以癌细胞核为核的细胞可发育成一只正常的蝌蚪。

3. 哺乳动物在正常情况下，卵裂期或桑葚期的胚胎并没有固着，而是在输卵管中转移着。只有在囊胚期，胚胎才能转移到子宫中，并植入子宫内膜。可见，转移是卵裂期和桑葚期全息胚的正常能力。这可以很好地解释癌的转移现象。

怎样使滞育在癌区的全息胚得到分化，从而穿出癌区成为正常细胞，这需要全息胚分化促进剂。促进或诱导全息胚分化的方法有三类：第一类称为全息胚分化促进剂，这是一系列抗癌药物；第二类为生物全息针刺疗法；第三类是用诱导机体发热或其他物理方法治疗癌症。其中，促进或诱导全息胚分化的药物是一个新的抗癌药物系列，无副作用和无致癌性，统称为全息胚分化促进剂。全息胚分化促进剂有三大类别：

1. 动物源全息胚分化促进剂。其抗癌指示性状为：变态、再生和无性生殖能力强。这类药物有甲状腺素、促甲状腺素、雌激素、糖皮质激素、催乳激素、黄体酮、蜕皮素、保幼激素、前胸腺激素、促红细胞生成素，肝脏、肾脏、甲状腺、骨骼肌等器官组织，人或其他动物的胚胎提取物，低等动物如白花蛇、乌梢蛇、蛇蜕、蜂房、土元、全蝎、蜈蚣、地龙、僵蚕、斑蝥、红娘子、穿山甲、壁虎、蜗牛、蚰蜒、水蛭、虻虫、蜣螂、蟾蜍、蟹壳、蛤壳等。

2. 植物源全息胚分化促进剂。其抗癌指示性状为：叶或茎上有毛即变态的根，叶多开裂，多缺刻，多复叶，有块根或块茎，无性生殖能力强，分蘖能力强。如植物激素半枝莲醛、脱落酸、乙烯、细胞激动素、生长素等，中草药如仙鹤草、白毛藤、败酱根、瞿麦根、山归来、山豆根、半枝莲、大枣、萱草、田三七、甘草、升麻等。

3. 其他来源的全息胚分化促进剂。尚有次甲基蓝、氨、高岭土、硅土及硫氢化合物等。

佐藤昭彦的发现，可作为一个极端的例子举出。佐藤发现，有一些中药，它们不影响或很少影响正常细胞，甚至能促进正常细胞增殖，例如：白毛藤对癌细胞的抑制率为100%，对正常细胞则完全没有抑制；仙鹤草对癌细胞的抑制率为100%，对正常细胞的抑制率为-100%，即对正常细胞的增殖率为100%；败酱根对癌细胞的抑制率为68.2%，对正常细胞的增殖率为100%。佐藤将这些中药的粗制浸膏粉连续每日给患者服用20 g左右，对估计尚能存活半年左右的晚期癌症病人用药后，改善症状的90%左右，癌肿停止增殖的80%左右，约50%的病人延长了生命。有趣的是，服药者都不诉疼痛，即使过去在死前有剧痛的，也不用注射镇痛药。佐藤所用的这类中草药都具有突出的抗癌指示性状，说明这类中草药有着较多的全息胚分化促进剂，从而具有使肿瘤穿出癌区而正常化的能力，正常化了的癌细胞脱离了疯长的状态，肿瘤的生长和增殖当然就被抑制了。这就说明了这类中草药的无副作用的强抗癌能力。

## 参考文献

[1] 潘世晟.肿瘤 [M].北京：人民卫生出版社，1984.

[2] 张颖清.生物全息诊疗法 [M].济南：山东大学出版社，1987.

[3] 尚效武.全息胚癌区滞育论和系统调节法 [J].医学与哲学，1988 (11)：15-18.

# 附录二

## 《中西医结合点之研究》首发式文选

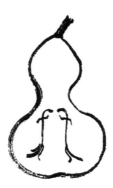

△拙作《中西医结合点之研究》一书于2010年由兰州大学出版社出版后，曾将所收到的点评文章编为《医道之难　难于上青天》文汇，分赠诸君，以为回礼。时至今日，《中西医学融合之道》行将付梓，特从文汇中选文于此，以表怀念之情。

# 人干好事天给路<sup>①</sup>

尊敬的乡亲们、朋友们、先生们、女士们：

今天的聚会，可谓群贤毕至，少长咸集。中西医结合学界元老许自诚教授做主题讲话；专家、学者教授为之献辞；艺术家为之献歌、献诗、泼墨作画，书法家为之撰文挥毫。更有国家一级画师韦博文先生送来的油画大作——《帕米尔之春》。朋友们手捧《中西医结合点之研究》，莫不啧啧称赞。孔子曰："德不孤，必有邻。"李振英者，我的同乡、同学、同事也，我深知其人其品，盛赞其人其事。十年前，曾写《李公赞》相赠。今日李公大作出版发行，诸公理当分享共庆。

## 走出窑洞　驻足金城

五十八年前的一个盛夏，李公与几位学友相约，背着行囊，穿着农家素朴的衣裳，踏一双布鞋，戴一顶草帽，舔着干炒面，喝着潦坝水，怀着一颗火热的心，从黄河岸边一个小山村的窑洞来到省会金城。都是黄土人，共饮黄河水，同时走进了省属老兰州卫校的医学殿堂，修业三年，以其品学兼优而留校工作，几经社会风云的淬炼与饥肠辘辘的熬煎，于1962年又考入兰州医学院医学本科学习。1970年至1980年的十年间，从事我省西医离职学习中医班教学管理工作，策划并参与编写西学中试用教材。以其头角峥嵘被推荐筹备并参加全国西学中经验交流会后，又出席了1975年6月在北京召开的全国卫生工作会议。斗转星移，万事万殊，山环水绕，风云际会，他有幸于1981年赴北京中国中医研究院西苑医院进修深造一年。返兰后，又在兰州医学院第二附属医院内

① 本文由甘肃中医药大学教授吴正中完成于2011年9月23日。

附录二

科协作学习三年。可以说，李振英的生活，就是学习的生活，我粗略地计算了一下，他实际上拥有各十一年，共二十二年的中、西医学历。而他步入医学殿堂的时间，从1953年算起，至今已五十八年。他从事西医学习中医、中西医结合的工作，从1970年算起，至今已四十一年。时间可以改变一切，时间也可以证明一切，李振英是一位学而守恒、学而有得的人。他今天能有医学专著问世，正是厚积薄发的远期效应。清代赵翼的《论诗绝句》云："李杜诗篇万古传，至今已觉不新鲜；江山代有才人出，各领风骚数百年。"我相信他的这本《中西医结合点之研究》，对中西医结合理论研究的学术意义是能够经得起历史考验的。

## 不忘根本　知恩必报

李振英的老家与我的老家隔河相望，20世纪50年代以前，虽居黄河之滨，然无水利工程，全靠老天吃饭。家境贫寒，自幼丧母，可谓雪上加霜。虽有存粮，统购一空，时有断炊之虑。在所谓1959年到1961年的三年"自然灾害"中，父子不能相顾，兄弟无力相助。念兄嫂和弟弟在那艰难的岁月里，节衣缩食，关照老父之功，多有回报之行。视恩师如父亲，所谓"一日为师，终身为父"是也。对平堡小学吴继忠、吴鹏儒两位恩师，平日看望，有病探望，仙逝吊唁，并为之撰写碑文，出纪念册。对1957年错划为右派的中学校长刘协、段生旺两位先师更是念念不忘。2004年与我同赴酒泉市中医院讲学时，择日去夹边沟凭吊，写有《而今夹边沟》一诗。诗曰："（一）新村遮羞坐荒漠，林带显荣徒摇曳；时过境迁人不忘，遍野孤魂指天阙。纵然昨日曾昭雪，一生冤屈对谁说；而今我辈诚祭奠，树碑纪念赞功德。（二）仁人志士爱共和，应召鸣放掏心窝；孰料心直口惹祸，华夏遭灾罹沉疴。一旦脊梁受重挫，半纪腰伤难入座；唯愿天公重抖擞，炎黄子孙皆和合。"以为怀念，并参与筹划立碑、出纪念文集等，以告慰先师在天之灵。视家乡之事，犹若已事，为家乡四龙小学捐资助学并争取建校资金，为平堡和四龙口的部分乡村医生赠书授课。平堡修桥、征地、兴修水利之事，也曾给予关照。

## 济世活人　心有余热

壶颅山人·长眉痴翁·李振英，以其中、西两医之深厚功底，于退休之后，自营雁慈堂诊所，他的主导思想是"道循自然，德济苍生"。他为全体员工所立的座右铭是："怀绝技施仁术方为苍生大医；沽虚名昧良心乃是含灵巨贼。"他熟读唐代医学家、中医医德规范创始人孙思邈的经典之作《大医精诚》，他深谙古希腊医学家希波克拉底的《誓言》。他是一个"言必信，行必果"的人。他不自欺，也不欺人。他是一个对自己、对家庭、对朋友、对社会负责任的人。他更是一个有良心和良知的人。十多年来，诊所既是他治病救人、施行仁术的场所，又是他验证"证"与"病理过程"相关医学研究命题的基地。设法想方，为提高疗效、为减轻病人负担，依据病种、病情施用不同剂型，扩大了中医药的门诊治疗范围，在其日营业额中中医药所占比例，由当初的24%提高到了现在的90%，验证了中医药在治疗生活方式病领域的效能及潜力。我问过他的盈利情况，他说，君子爱财，取之有道。他的最大盈利就是积累了一大摞门诊病历，他的每一个门诊病人，都有简明的病历记载，一个不落，至今都完整地保存着。

## 雄鹰展翼　蜗牛登顶

1970年，面对工作去向，李振英本来有三处可供选择。他对于留省卫生局政工组和到省人民医院大内科任党支部专职书记都不感兴趣，而选择了到省西医离职学习中医班任教学管理工作。他认为，从事中西医结合教学工作，可以得到系统学习和研究中医的大好时机。他以其对汉语言文学的驾驭能力和中专加大学本科现代医学的雄厚基础，形成了对中医药学超人的自学能力。十年中，他从事教学管理工作的同时，策划并参与了卫生部下达的西医学习中医试用教材的编写工作。他在《伤寒论讲义》《中药学》《中医基础理论》特别是《中医内科学讲义》的编写工作中，组织老师和高年资的西中班学员，与他一起拟定编写大纲及编写体例。《中医内科学讲义》由于己百老师任主编，由李振英负责审稿。其时，他已经在关注"病与证的概念和关系"，并认识到中医证候在西医疾病过程中所表现出来的基本特征："一种疾病，在不同的发展阶段，可出现不同的证候"；"多种疾病，在其发展过程的某一阶段，可出现相同的证候"。1983年，他在讲授《病理生理学·总论》时，发现西医的"病理过程"与中医的"证"具有相同的基本特征。这一发现，是偶然中之必然，是"山穷水复"处遇冥佑，也是"疑无路"时得天佐。于是，他在1984年和1985年连发两篇论

b

文，提出了"证"与"病理过程"相关的医学命题。2002年，在北京第二次世界中西医结合大会上，他以《现代医学"病理过程"与中国传统医学"证"结合假说》为题做了会议交流，相关论文《中西医结合点之研究》2005年发表于《中国中西医结合杂志》第25卷第3期上。在假说基础上，继续探索"疾病"与"证"的结合点。千里之行，始于足下。有一则故事说，能够到达金字塔顶端的有两种动物：一是雄鹰，靠自己的天赋和翅膀飞了上去；另一种就是蜗牛，它是爬上去的，从低层爬到顶端，可能要一个月、两个月，甚至一年、两年。在金字塔顶端，人们确实找到过蜗牛的痕迹。需要强调的是，应该知道蜗牛绝对不是一帆风顺地爬上去的，一定会掉下来，再爬，掉下来，再爬。蜗牛爬到金字塔顶端，它眼中看到的世界，它斩获的成就，跟雄鹰是一样的。我们许多人，有的是雄鹰，有的是蜗牛。想要爬到金字塔顶端的蜗牛，只要你在爬、再爬，就足以给自己留下令生命感动的日子。李振英就是这样一个以展翼雄鹰的眼力，以爬行蜗牛之毅力，登上了金字塔的顶端。然而，他却显得那样平实和淡泊。他明白，实现中西医的融合与整合，大约还需要一两百年的历程。在这个过程中，他提出的假说能否成为科学理论，还将要经受实践的反复验证。

## 感动自己　感动别人

去年底，当出版社决定发稿付印之际，我问过他的感受，是否觉得感动了自己，也感动了别人。他回答我，有两点感受：第一是惬意，第二是沉重。他说，这一下可能要惹大祸了，"点"的假说，关系到中、西医两大理论体系，而今，中西医结合工作还未完全走出低谷，投石激浪，显然是很冒险的事。他还说，在本书编写过程中，好心人的言行确实感动了自己。第一，1999年，正当千禧年之交，他拜访了许自诚教授，许教授对他的"证"与"病理过程"相关的医学命题给予了"思路新颖、见解独到"的评价，并表示愿意接受他的邀请，为他的这项研究做导师。过了不几天，许教授还购买了一本《新编病理生理学》认真反复地阅读。以至本书定稿前，许教授还说，他又阅读了《病理生理学》，觉得中西医结合点的研究结果是能够成立的。第二，前年冬天，他到甘肃中医学院给中西医结合研究生班讲课，兰医六四届的两位老学友朱锦瑜、罗克贤先生星夜专程陪伴，而后又在几次朋友聚会中宣扬他的"点"理论，朱先生还在一次聚会中朗读了他为本书出版发行所写的《面世赋》。第三，本书付印之际，他的朋友和患者兰州民城集团董事长尚峰先生表示给予资助，并表示由他们公司作为企业文化活动为本书主办首发式。第四，在民城集团邀请兰大出版社张国梁主任商议出版事宜时，张主任听了许教授对本书的介绍后，表示要将本书打造成精品读物。第五，是吴教授奔走游说，和昝钦明校长一起，把小曲子唱成了大戏，把折戏唱成了本戏。如此等等。在兰医六七届本班和本级同学中，在兰大二院老师中，在省肿瘤医院同事中，还在他的大内行、小外行朋友中，都发生过使他感动不已的事情。这不正是"人干好事天给路"吗？

在朋友们赠给李振英先生的礼品中，我要着重说一下韦博文先生的《帕米尔之春》。在油画中，我们看到的雪峰之下的石头城，正是玄奘西天取经行程中的驿站，这不也是中西医结合理论研究的新起点吗？但愿上苍保佑，"点"的研究能够给从事中西医结合工作的仁人志士们带来康庄大道，带来大彻大悟。

我早就说过，"点"的研究具有里程碑样的作用，兰州大学出版社关于本书的简介中，也认为"中西医结合点的研究已经找到了一个新的规律，并将逐步形成一个新的体系，这对中西两医的融合具有里程碑的意义"。因此，我相信，"点"的理论将波及中西医界，走遍中华大地，走出国门，为中医现代化、国际化，为中西医结合事业做出应有的贡献！

# 莫道桑榆晚　为霞尚满天①

尊敬的主持人，各位同仁：

　　大家好！参加此会，感想有三：

　　一是感恩。在众所周知的"文革"浩劫年代，许多志士仁人怀才不遇，难酬报国之志。"文革"后期，李振英先生主持兴办甘肃省西医离职学习中医班，医学才俊若久旱逢甘霖，从全省各地纷至沓来。此班连办四期，历时十载，犹如我陇上培养中西医结合人才之"黄埔"。（1）为中西医结合事业培养了骨干和栋梁。该班的老师既有北京"下放"到甘肃的医学专家，也有我省中医界的大师。学员自觉刻苦，"天机迅发，妙识玄通"，而今不乏名医和专家。（2）为甘肃中医学院的成立做好铺垫。中医学院的领导和老师主要源自该班的师生，西中班编写的教材，教学管理模式，成为学院办学很好的借鉴。（3）作为甘肃省医学科学院的前身。从甘肃省西医离职学习中医班到甘肃省新医药学研究所，乃至后来的甘肃省医学科学院，可谓一脉相承，水到渠成。我本人身为省西学中班第四期学员，两年学习，受益匪浅，为日后考取全国首届中医研究生奠定坚实的基础，从而成为我人生的转折点。饮水思源，感激李先生的知遇之恩，终生难忘。

　　二是钦佩。李先生对中西医结合事业无限热爱和执着。他是西医本科院校毕业生，从1970年主持甘肃省西医离职学习中医班教学业务管理，参与教材的策划与编写，同时也系统学习了中医，走上中西医结合的道路。1980年之后，两次进修，夯实中、西医临床根基。1983年，发现中医"证"与西医"病理过程"具有平行相关的特征，从此潜心中西医结合点之研究，历时二十七载而不

---

①本文由兰州大学教授、甘肃省中西医结合学会名誉会长赵健雄完成于2011年9月23日。

辍。近年来，忧心于"西学中"断代与"中西医结合"断层的现状，相继给陈可冀会长和卫生部吴仪、陈竺部长写信，提出可行的建议。数十年来，为发展我国中西医结合事业呕心沥血，拳拳报国之心，矢志不移，我很钦佩。

三是学习。李先生费二十七年心血，完成《中西医结合点之研究》专著，其核心是在发现中医"证"与西医"病理过程"平行相关的基础上，提出"病理过程"是"疾病"与"证"的结合点。可以运用现代医学的病理生理学原理，探索从理论上实行"疾病"与"证"整体结合的途径和方法，即通过"病理过程"把"疾病"与"证"完全地统一起来。同时，通过肝肾真脏脉与高血压病辨证分型的关系，《伤寒论》《温病条辨》及《金匮要略》主要病证的现代类编，慢阻肺、胃食管反流病及代谢综合征的中西医结合理念与方法等研究，初步验证了上述观点。在中西医结合点的研究领域，他发前人所未发，独树一帜。这种大胆假设、勇于创新、上下求索的精神，值得我们学习。

莫道桑榆晚，为霞尚满天。衷心祝贺李振英先生大作面世，仁寿双赢！

# 满目青山夕照明①

　　20世纪70年代初，我参加甘肃省西医离职学习中医班（两年制）学习，李振英主任时任教务长。时光荏苒，倏忽近四十年，而先生在中西医结合的道路上始终未停下脚步，探索不止，以至耄耋之年，终穷四十年之思考，毕三十年之功，缀字成篇，汇集成《中西医结合点之研究》。可谓用一生的时间写就一书，这种做学问的坚忍执着精神，令学生吾等敬佩之余，也不免惭愧。

　　中西医结合研究肇端于晚清的"中西汇通"学派，中华人民共和国成立之后，卫生部首办"西医离职学习中医研究班"，开启了中西医结合工作的新时期。70年代伊始，迎来了中西医结合的高潮，全国各地纷纷举办多种类型的西中班，其中我省举办之两年制西医离职学习中医班在全国名列前茅。李主任曾代表我省筹备并参加全国的西学中班经验交流会，还因此出席了1976年在北京举行的全国卫生工作会议。整个70年代，李振英主任连续承担了四期两年制西中班的教务工作，为中西医结合事业培养中西医结合人才做出了贡献，功不可没。经过20世纪70年代的大力发展，我国卫生系统形成了中医、西医、中西结合医三支力量，中西医结合研究成绩斐然。通过大量实验研究，应用现代医学科学理论阐释中医"证"的实质，中西医结合临床上形成了"病证结合"的模式。作为中西医结合的初级阶段，"病证结合"在实践运用上，按西医理论诊病，结合应用中西两法进行治疗，以提高疗效。诚如李振英主任所说还是"两张皮"，中西医两种医学理论体系并未真正结合。怎样找到中西医两种理论体系结合的突破点，成为摆在中西结合医者面前的难题。

　　20世纪80年代以后，随着西中班的停办，中西医结合人才出现断代，中西

---

①本文由甘肃省肿瘤医院中西医结合主任医师陈建中完成于2011年9月23日。

医结合事业趋于低迷。在人们醉心追求物质金钱的社会大背景下，李振英主任安于寂寞，不为社会浮躁所干扰，不为功利所诱惑，不懈追求，笔耕不辍，坚持寻找着中西医结合的突破点。这种为事业理想奋斗不息的精神，感人至深。《中西医结合点之研究》一书的出版发行，正是中西医结合沉寂现状下的高声呐喊，必将推动中西医结合学术研究发展。

在中西医结合的探索中，李主任通过临床实践，不懈求索，从发现"证"与"病理过程"的相关性，到提出"证"与"病理过程"结合假说，并以这一假说的理念整理中医经典中的主要病证，还对现代生活方式病的病理生理学分型与中医辨证的关联性进行了试证。

我认为，阐明"证"与"病理过程"的结合是中西医结合研究的突破点，这不仅是"疾病"（西医）与"证"（中医）结合的途径方法，由此结合点出发，还可能使"中西两个医学理论体系融合"。"通过中医和西医的互动、互融、互补，最终整合为一个统一的整体医学"。《中西医结合点之研究》中充满了哲学思维，正是站在哲学的高度，李振英主任看到"中医和西医研究对象（人和人的疾病）的同一性，决定了它们的学科内容和理论体系的可统一性"。坚信"自然整体医学模式"的中医，能与已经穿越"生物医学模式"而进入整体医学观时代的西医，融合成为现代科学的整体医学。

作为一名勤于思索，执着追求的实践者，李振英主任深知中西医结合的道路是漫长而曲折的，要达到"中西两医融合"，可能还需要一两百年的努力，而"关键在于西医学习与研究中医"。因此用"路漫漫其修远兮，吾将上下而求索"自勉，也勉励后来者，坚持不懈，追求中西两种医学在理论体系上的融合与统一。

《中西医结合点之研究》是一名老中西结合医者倾毕生心血的结晶。书中提出的"证"与"病理过程"结合的新思路，为中西医结合研究找到了一个普适性的结合点。相信在中西医结合道路上踽踽前行的探索者，读后会顿觉前路为之一亮，而我则深感"满目青山夕照明"。

值此书发行之际，特引曹孟德《短歌行》句为联以赞贺之：

　　　　伏枥老骥志千里，融合中西；

　　　　暮年烈士心不已，泰山可移。

# 天择，人也择①

2011年9月23日，我应邀参加了李振英学兄《中西医结合点之研究》一书的首发式。听了许自诚教授的主题讲话和众多医学专家、有关领导的发言，深感学兄在中西医结合专业领域的研究成果来之不易。促使他成功的因素是多方面的，我反复思索，认为主要有三个方面：

第一是天资。在求学、工作的漫长历程中，我发现人与人的天资是有差别的。而天资是由先天决定的，是种系发育过程的"天择"之果。振英的先天禀赋比较聪慧，这是我们在小学、中学求学时期同学们的共识。

第二是勤奋。古往今来，勤奋者一向被人赞誉，囊萤、映雪、悬梁、刺股以及陈景润走路头碰电杆等勤奋学习的故事流传至今，家喻户晓。而能否做到勤奋学习，则完全取决于自己，因为摘取"天择"之果需要勤奋地学习。一个人的天资再高，如果不去勤奋学习，不可能有什么建树。古人云："业精于勤荒于嬉，行成于思毁于随。"振英在研究学问方面是狠下了苦功夫的，了解他的同学都说他堪称是勤奋学习的典范。

第三是机遇。我在1956年加入中国共产党，1958年考入北京邮电学院，1983年被选拔为行政领导，都有一种机遇存在着。振英拼其一生，苦苦耕耘，终有研究成果问世，也有其特殊的机遇：如果他不是在1959年反右倾运动中遭到连续半个月的围攻批斗，就不会在工作了6年、领导许诺提拔为兰医教务科长、已经结婚1年、年龄26岁的情况下，去报考兰州医学院，最终拿到大学本科文凭；如果他不是在1970年放弃留省卫生局政工组继续工作和去省人民医院大内科任专职党支部书记，并选择了在省西医离职学习中医班担任教学管理工

---

①本文由甘肃移动公司高级工程师冉立言完成于2011年10月。

作，就不可能得到在省西中班连续工作10年，参加西学中教材的策划及编写工作，系统学习、研究祖国医学理论体系的机会；如果他不是在1980年被以"莫须有"的理由免去省新医药学研究所副所长的职务，就不会去中国中医研究院西苑医院进修1年，续而在兰州大学第二医院内科进修3年，去丰富和提升其中、西医临床的经验和水平。

正是他的天资与勤奋，加上他特有的三次机遇，归结到一点，就是他对"舍得"两字的哲学思考，该舍的舍了，该得的便是"人择"之果，即中西医结合理论研究方面积二十七年之功的"病理过程"与"证"的结合假说。在学术研究中，提出这一假说，是一件了不得的事情。因为，有了假说，才可以说是著书立说。对这个假说，我身为外行，不敢妄加评论，但凭着直觉大胆地预测：这个假说有可能在医学界引起争鸣，进而推动中西医结合临床理论的研究。果能如此，乃人类之福音也。

# 道循自然　德济苍生①

　　振英同学集四十年中西医结合理论与实践研究之大成，终于完成了《中西医结合点之研究》，今天得以出版发行，作为兰州医学院医学系六七届毕业的同学和挚友，又作为甘肃省西医离职学习中医班第五期的学员，倍感高兴。因此，我和六七届的学友们一道给本书作者振英同学送上八个大字——"道循自然，德济苍生"的贺匾，以表心意。"道循自然，德济苍生"是振英同学一生的追求和主导思想，也是对他做人、做事、做学问再好不过的概括和总结。换言之，他几十年如一日，始终认真、执着地践行了这一思想和原则。

## 主持教务　呕心沥血

　　四十年前，即1970年，振英同学受命主持甘肃省两年制西医离职学习中医班的教务工作。这相当于恢复学位制度后的研究生班，连办四期，历时十载。我作为第五期学员，感触良多。时值"文革"后期，举办这样的班一无师资、二无教材、三无可资借鉴的教学管理经验，其困难程度可想而知。由于省卫生厅的重视、支持和省西中班自身的努力，调集了北京中医学院、中国医学科学研究院等单位下放甘肃的著名学者、教授、专家，同时集中了省级中医界的名医、大师讲学、授课、带教，师资力量堪称一流。振英同学亲自策划、组织并参加了西中班教材的编写工作，包括《中医基础理论》《中药学》《伤寒论释义》《中医内科学讲义》等骨干教材，这套教材在当时的全国影响极大，堪称一流。该班从招生、教学、实习、专题研究、考核、学员管理以及毕业颁证等方面都是振英同学亲自筹划与操办，故而形成了当时一流的教学管理模式。在省

---

①本文由原甘肃省卫生厅副厅长，甘肃省预防医学会会长马登科完成于2011年11月1日。

西中班，学员们尊称振英为教务长，张汉祥老院长则戏称振英为基辛格。正是由于这三个一流，使我省西中班一举成为全国典型，振英同学因此代表我省筹备并参加了全国西学中经验交流会，并出席了1976年在北京举行的全国卫生工作会议。甘肃两年制西学中班第3～6期为中西医结合事业培养了342名骨干人才，促进了我省中西医结合事业的发展，而全权负责教务工作的振英同学为此倾注了全部心血，做出了历史性的贡献。

## 苍生大医　以德入药

振英同学毕业于大学本科医学专业，原来就具有扎实的医学基础，经过西中班十年刻苦学习，系统掌握了中医学的基本理论和方法，80年代初又在北京中国中医研究院研修一年，之后还在兰州医学院第二医院内科研修协作三年，在知识的海洋里，他如饥似渴地吸收营养，并积累了丰富的临床经验。不论在主持肿瘤内科工作期间，还是退休后自营雁慈堂诊所中，他始终坚持患者至上的原则，崇尚医德，倡导中西医结合，在医疗实践中试行他关于"病证结合"模式的最新理念（同病异治者：以病为主，以病带证，病中辨证，病证结合；异病同治者：以证为主，以证带病，病间辨证，病证结合），以及"病理过程"与"证"结合的医学假说。在保证疗效的前提下，尽量让患者少花钱，努力减轻病人负担。雁慈堂诊所开诊六周年之际，他的老同学昝钦明先生等送给他的贺匾曰："大道至简，大医至爱，适者有寿，仁者无敌。"他称得起是一位苍生大医。他的好朋友朱玉厚先生在振英七十大寿时所赠贺联中，誉称其高尚的医疗道德为"以德入药"（联曰：长眉酝睿智，博古今。研修不倦，澹功名，笑对浊流。大浪淘沙，我行我道，阅尽江湖春花秋月；壶颜酿良方，步前贤。辨证施治，肝胆照，以德入药。走笔岐黄，中西融通，不枉此生夏荷冬雪）。我认为这是最贴切、最恰当的评语。长期大量的中西医结合临床实践也为他的新作积累了科研资料，为他的科学假说提供了论据。

## 著书立说　昭示后学

振英学贯中西，思维敏捷，才智过人，勇于探索，善于总结，在中西医结合理论与实践研究领域辛勤耕耘，成果丰硕，先后发表论著多篇（部），《中西医结合点之研究》为其中西结合临床理论研究新起点之作。本书的特色在于涵盖了他1983年至2010年，二十七年的中西医结合理论研究的成果，揭示了中医"证"的本质，提出了一个全新的假说，即中医"证"与西医"病理过程"结合的假说。"证"的病理生理学基础就是"病理过程"，"证"的本质就是与之相关的"病理过程"所包括的代谢、机能和形态结构的异常变化。本书的研究确是一部思路新颖、见解独到，且具有原创性的论著，对中西医结合理论与实践研究和发展具有重要意义。作者关于本书的研究结果，诠释了"病证结合"模式的理念与方法，从理论上揭示了"疾病"与"证"的结合点。这也是本书的学术价值的集中表现。

时下，物欲横流，金钱至上，道德滑坡，虽非社会主流，但日益严重，而一个已迈入从心之年的中西医结合研究者为了中西医结合事业，为了昭示后学，仍坚守阵地，孜孜不倦，执着追求，矢志不渝，令人感佩。这种精神值得我辈同道者永远学习。

回首往事，历历在目。在20世纪70年代的两年制西医离职学习中医班里，振英同学给予我很多帮助与支持，终生难忘。两年学习受益匪浅，使我成为一名真正的中西医结合医师，为从事中西医结合临床的科研乃至后来的卫生管理工作奠定了坚实基础。也是西中班这段经历，使我的人生轨迹发生了历史性转折，我愿借此机会向振英学友和我们的教务长表示衷心感谢。

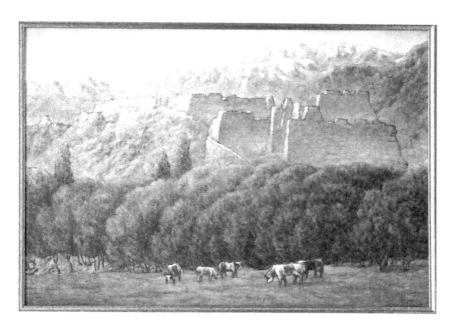

李振英先生医学专著首发志庆

张　兴　梁尊中　张仲泰　温卫东

舟立言　韦博文　张国祥　　　　同贺

若夫不刻意而高，與仁義而修，無功名而治，無江海而閑，不道引而壽，無不忘也，無不有也，澹然無極而眾美從之，此天地之道，聖人之德也。

右書庄子刻意篇語錄以自勉 長眉庅翁李振美于辛卯初冬

# 编后记

　　《中西医学融合之道》是对《中西医结合点之研究》一书的修订、增补与充实。从1983年算起，至今三十四个年头，实际上写了同一本书，是同一个写作过程。这个过程可归纳为三个阶段。

　　一、偶然发现

　　1983年春，我在讲授病理生理学课程之"总论"时发现，现代医学"病理过程"的一个基本特征（同一种疾病的不同阶段，可存在不同的病理过程；不同疾病的某一阶段，可出现同一个病理过程）与我国传统医学"证"的一个基本特征（同一种疾病，在不同的发展阶段，可出现不同的证候；多种疾病，在发展过程的某个阶段，可出现相同的证候）存在着平行相关关系。于是，提出了一个"'证'与'病理过程'平行相关"的医学命题。必然性寓于偶然性之中。没有病理生理学，没有我省自编的西医学习中医试用教材，就不可能有"病理过程"与"证"的概念出现在眼前，也就不会有这个医学命题的产生。这一命题，在1999年得到了我的老师许自诚教授"思路新颖、见解独到"的评语。这对我来说，是鼓励，也是动力。

　　二、大胆假设

　　2002年9月，出席在北京召开的第二次世界中西医结合大会，我和张性贤主任、许自诚教授、吴世华教授署名，以《现代医学"病理过程"与我国传统医学"证"结合假说》为题，在大会理论研究组由我宣读了这个"假说"，而后又以《中西医结合点之研究》为题，联名在《中国中西医结合杂志》2005年第25卷第3期上发表了这个"假说"。提出这个假说的依据：一是我们从理论上所阐述的"病理过程"与"证"的五个共同的病理生理学特征；一是国内中西医结合大师沈自尹、邝安堃、吴咸中、陈可冀、匡调元、杨麦青和许自诚等名流的研究成果与临床经验。

389

编后记

三、小心求证

1.求证于我国传统医学的三部经典，即《伤寒论》《温病条辨》和《金匮要略》。通过对三部经典中主要病证的现代类编，认识到这些主要病证都是可解的，在现代医学中，它们都有其比较明确的病理生理学基础。这些存在于不同疾病过程中的带有共性和规律性组合性质的"证"，涵盖着其时已知的传染性和非传染性疾病。由这些主要病证所构成的临床医学，是横向思维的产物，可谓之"横断医学"。

2.求证于现代医学的病理生理学。病理生理学所研究的存在于不同疾病过程中的带有共性和规律性组合性质的"病理过程"，正是主要病证的病理生理学基础。这也是横向思维的产物，亦可谓之"横断医学"。

3.求证于临床实践。二十多年来，通过对慢性非传染性疾病的中医辨证论治，认识到：在临床医学范围，中西医结合实质是两个"横断医学"的系统融合。这是时空的巧合，也是历史的必然。没有中医，就没有中西医结合。以高血压病为例，根据高血压病患者的血压升高与RAS活性相对或绝对升高相关的病理生理学原理，病理生理学将高血压病分为两个基本类型，即容量依赖型与肾素依赖型，传统中医则根据肝、肾真脏脉与其相关症、征的临床特征，将高血压病分为两个基本证型，即脾虚肝亢与肾精亏损。脾虚肝亢者，类同于容量依赖型高血压。肾精亏损者，类同于肾素依赖型高血压。对慢性阻塞性肺疾病、功能性胃肠病、变态反应性疾病、细胞异常增殖性疾病和血栓性疾病的辨证论治，也进行了这样的尝试（关于营养学和养生学，我们所推介的一些理念与方法，有助于拓展中西医结合临床服务的范围）。

这使我们认识到，"病理过程"与"证"的结合可以填充"病""证"交叉点上的"缺口"；还可能逐步达到匡调元教授所企望的"疾病"与"证"的完全统一，疾病过程中代谢、机能与结构异常变化的统一，以及中西医两个理论体系的统一；甚或成为许自诚教授所前瞻的中西医结合临床理论研究的新起点。这种认识，包括这个"假说"，还需要长期地、反复地求证。错误在所难免，诚望批评指正。

于振英

谨记于2017年9月4日